# 寒温融新

## ——何炎燊伤寒温病医验集

宁为民·主编

全国百佳图书出版单位

中国中医药出版社

·北 京·

**图书在版编目（CIP）数据**

寒温融新：何炎燊伤寒温病医验集 / 宁为民主编 . —
北京：中国中医药出版社，2022.12
ISBN 978-7-5132-7254-4

Ⅰ . ①寒…　Ⅱ . ①宁…　Ⅲ . ①伤寒（中医）—医案—
汇编 ②温病—医案—汇编　Ⅳ . ① R254

中国版本图书馆 CIP 数据核字（2021）第 212301 号

---

**中国中医药出版社出版**

北京经济技术开发区科创十三街 31 号院二区 8 号楼
邮政编码　100176
传真　010-64405721
保定市西城胶印有限公司印刷
各地新华书店经销

开本 710×1000　1/16　印张 22.25　字数 340 千字
2022 年 12 月第 1 版　2022 年 12 月第 1 次印刷
书号　ISBN 978 - 7 - 5132 - 7254 - 4

定价　85.00 元
网址　www.cptcm.com

**服 务 热 线　010-64405510**
**购 书 热 线　010-89535836**
**维 权 打 假　010-64405753**

**微信服务号　zgzyycbs**
**微商城网址　https://kdt.im/LIdUGr**
**官 方 微 博　http://e.weibo.com/cptcm**
**天猫旗舰店网址　https://zgzyycbs.tmall.com**

如有印装质量问题请与本社出版部联系（010-64405510）

## 《寒温融新——何炎燊伤寒温病医验集》编委会

主　审　叶国华　邓伟均

主　编　宁为民

副主编　刘石坚　房志科　黎润林

编　委　（以姓氏笔画为序）

　　　　　王洪华　王超凡　叶立昌　冯年春

　　　　　李国顺　李俊强　李瑞华　陈泽康

　　　　　罗惠青　庾国桢　温玉平　赖权财

# 沈　序

中医药学是源远流长、博大精深的传统文化瑰宝，它与西医学共同为防病治病，为中华民族的繁衍昌盛作出了重要贡献。

国家中医药管理局高度重视中医药的传承创新。20世纪90年代，人事部、卫生部和国家中医药管理局联合印发了《关于采取紧急措施做好老中医药专家学术经验继承工作的决定》，近年来又在全国范围内相继遴选出数百名中医名家，成立了全国名老中医和国医大师工作室，这是进一步努力发掘中医药学伟大宝库的重大举措。

我认为，把名老中医丰富的治疗经验传承给其继承人，积极地整理名老中医的学术思想和临床经验，是发展中医药的当务之急。

何炎燊（1922—2020），主任中医师，教授，是首批"全国继承老中医药专家学术经验指导老师"。何老从事中医临床工作70余年，坚持临床一线，在临床、教学、科研工作中积累了丰富经验，培养了一大批中医和中西医结合优秀人才，为继承和发扬中医药学作出了重要贡献，荣获"全国卫生文明先进工作者""广东省名老中医"和"优秀共产党员"等称号，是享受国务院政府特殊津贴的专家。

今有何老的学术继承人——广州中医药大学东莞医院副院长、东莞市老年病防治研究所主任宁为民教授领衔的学术团队，撰成《寒温融新——何炎燊伤寒温病医验集》。

全书共分上篇、中篇、下篇和附篇四部分。上篇为"医论医著"，汇编何老在从事中医教育中编著的各类讲义，着重展示了何老伤寒和温病学术思想的独特精华。中篇"临证效方"以《何炎燊临证试效方》《何炎燊临证试效方（增补修订本）》中的"外感热性病篇（伤寒温病）"为主，尤其对于伤寒和温病的不少经典方剂进行了阐明和发挥，以期启迪后辈开阔临床思路。下篇"临床验案"共入选验案 74 例，可贵的是，案例中所有按语都为何老自己撰写，应用的方药均体现了何老"寒温融新"的学术思想。书末所载附篇是何老整理当地名医的学术经验，体现了何老治学严谨、博采众长的优良学风和医风。

《寒温融新——何炎燊伤寒温病医验集》一书系统总结了全国名老中医何炎燊教授颇具创新的学术思想和丰硕的临床经验成果。本书贴近临床，具有较高的理论参考价值和临床实用价值。我的优秀门生宁为民教授在该书即将付梓面世之际索序于我，今谨以此文表达我的颂贺之忱。

国医大师　沈宝藩

2022 年 6 月

# 禤　序

　　何炎燊老中医是当代岭南中医的杰出代表，他一生勤耕不辍，胸怀宽广，临床务实，在学术思想和临床效验上都卓有建树，是享誉海内外的著名中医学家。

　　何老一生中经历了多次传染病流行。他运用伤寒、温病理论诊治传染病，积累了丰富的经验。每当有重大传染病疫情发生时，他都挺身而出，带领大家攻坚克难。现由何老的学生宁为民教授牵头组织编写的《寒温融新——何炎燊伤寒温病医验集》一书，全面总结了何老诊治伤寒、温病的学术思想。该书上篇"医论医著"整理了何老从事中医教育工作时留下的关于伤寒、温病的论述；中篇"临证效方"以《何炎燊临证试效方》《何炎燊临证试效方（增补修订本）》中的"外感热性病篇（伤寒温病）"为主，旁参《常用方歌阐释》；下篇"临证验案"选取《竹头木屑集》《双乐室医集》等著作中关于伤寒、温病的医案；附篇为何老整理东莞名医钱颖根先生的著作，其按语体现了何老辨治暑热病的思想。

　　本书反映了何老治学伤寒、温病的主要成就，本书的出版是岭南中医学术发展史中的一件大事，故乐之为序。

国医大师

2022 年 6 月

# 前　言

何炎燊（1922—2020），著名中医临床学家、全国名老中医，是首批"全国继承老中医药专家学术经验指导老师"。其幼时从宿儒习文，继而自学成医，从医不久即享盛名。他自21岁起以医术闻世，经历近80年临床实践磨炼，积累了极为丰富的临证经验，形成了具有自身特色的学术思想。多年来，何老发表学术论文60余篇，相继出版了《竹头木屑集》《双乐室医集》《何炎燊医著选集》《中国百年百名中医临床家丛书·何炎燊》《岭南中医药名家何炎燊》等著作。这些论文和专著从不同角度反映了他的学术思想，也是我们继承的精华。何老长期从事临床一线工作，对中医药治疗急危重病、疑难病别具心得。其验案朴实醇厚，启后学临证之困惑；验方行之有效，能救人治病于顷刻。

何老几十年来苦心钻研伤寒、温病，师古而不泥于古，能撷采各家之长，治病不拘一格，将伤寒、温病熔于一炉，形成了独特的岭南外感病临证思想。在岭南（尤其是东莞）发生诸如鼠疫、病毒性脑炎、肠伤寒、"甲流"、登革热、"非典"及基孔肯雅热等传染病流行时期，他充分发挥中医药的独特优势，守护一方水土。

何老不幸驾鹤于2020年，亦正值新型冠状病毒肺炎流行之时。思及何老于伤寒温病之造诣，便请问其家人，又多方收集何老从事临床、中医教育工作时手稿及未出版著作，其中竟有涉及伤寒、温病学相关讲义、纲要。其内容辨析寒温之学术思想，主张寒温合流，融合创新。临证实践中灵活运用伤寒、温病的辨证思路及理法方药，并结合自身临床体会，能尽显其伤寒温病学术思想，意义重大，故有必要整理出版，以慰何老。

忆及何老生前谆谆教诲，其音容笑貌似在眼前。回想起以前，每有疑难重病，患者从各地远道而来，当时旅店费用不菲，何老均让我收治入院，并嘱咐我，患者诊病不易，费用能省则省。对于这些患者，何老经常天没亮就到病房查房。我在此期间侍诊，收获极大。其思路之丰富，辨证之详尽，处方之精巧，取效之迅捷，无不令我受益终身。我曾向何老感叹中医之路艰苦，就像攀登一座高峰，穷我之力，也只能在山腰仰止。何老鼓励我，要坚持以苦为乐，努力攀登，"路虽远，行必至"，这使我终生难忘，并努力奋斗至今。何老曾言："我把未来希望寄托在年轻的医学人才身上，希望你们不负我的所托，不负我的期望。"何老为中医药事业毕生奋斗之精神，鼓励我们坚定地走中医药道路，继承及发展何老"寒温融新"学术思想，我辈义不容辞。

寒温之争，一直是学派、学术上绕不过去的问题，冀何老"寒温融新"之思想，能给各位同道以很好的思路和启发。面对迅猛发展的西医学及浩如烟海的中医学宝库，虽然我们也在不断地继承和发展，但在整理及编写过程中难免会存在错误和不足，殷切期望得到各位同道斧正。

此外，非常荣幸能够得到沈宝藩、禤国维两位德高望重的国医大师为本书作序，感谢两位前辈对本书的肯定。本书编撰过程中，得到了医院领导及何老家人的大力支持，在此一并表示诚挚的谢意！

宁为民

2022 年 6 月

# 编写说明

何炎燊（1922—2020），著名中医临床学家，广东省名老中医，东莞市中医院名誉院长。他出生于商人家庭，从9岁起，在宿儒李仲台老师的专家馆读书5年，打下了深厚的古文基础。17岁他在东莞中学读书时，遇日寇入侵华南，东莞沦陷，适逢他父亲病逝，家产荡然，致半途失学，乃刻苦自学中医。他从21岁起，以医术问世，积累了非常丰富的临床经验，形成了较为系统的学术思想；他又从事中医教育工作，先后举办四届中医学徒班、一届赤脚医生班、两届西医学习中医班，培养中医、中西医结合新生力量300余人。何老是首批"全国继承老中医药专家学术经验指导老师"，1991年获得国务院政府特殊津贴。于2020年2月7日逝世，享年98岁。

何老在从事临床工作与中医教育工作时，留下不少从未出版过或流传甚少的手稿，其中涉及《伤寒论》和温病学相关讲义、纲要、授课笔记，医古文讲义，《东莞文史》中的中医史料和名人轶事手稿，以及编辑整理的东莞名医钱颖根著作等。本次兹取与临床密切的《伤寒论》和温病学部分，先整理出版。这部分是何炎燊关于《伤寒论》和温病学未出版过的讲义、著作，同时汇集了何老对《伤寒论》和温病学运用的医论医著、临证效方及临床验案，较为全面地反映了何老在伤寒、温病经典运用中形成的独特学术思想。本书共分为上篇、中篇、下篇和附篇。

上篇"医论医著"，为何炎燊在20世纪70至80年代从事中医教育时关于伤寒、温病的讲义和著作。于东莞市档案馆可见的相关讲义有《学习〈伤寒论〉辨证论治的精神实质吸取营养充实自己》《用历史观点学习〈伤寒论〉重视后世医家的发展补充》《温病学讲义》及《伤寒温病学说的临床应用》四篇，相关著作有《伤寒纲要》《温病辨证论治纲要》《温病学讲义授课笔记》三部，全部为手写稿。

我们在整理过程中，力求保留何老的原文原意，只进行繁简体、异简体的改正，如"石羔"更为"石膏"、"括蒌"更为"瓜蒌"、"元参"更为"玄参"。原稿中根据《中国药典》改为水牛角的犀角等，具有年代特性，保留下来未进行更改。《温病学讲义》《伤寒纲要》较多自注，以文下注标识。《温病学讲义授课笔记》有些部分重复，但文字表述略有差异，如"伤寒与温病之鉴别""温病六经辨证厥阴病篇""何炎燊重编察舌歌"等，将重复部分并列一处。另外，阅读此部分时参考了1961年上海科学技术出版社出版的《温病学讲义》教材。

中篇"临证效方"，以《何炎燊临证试效方》《何炎燊临证试效方（增补修订本）》中的"外感热性病篇（伤寒温病）"为主，旁参《常用方歌阐释》中相关方剂解释。按卫气营血收入《何炎燊临证试效方》一书中"肠伤寒"篇为剂，虽主治肠伤寒，但症状与湿温、暑温及伏暑等入营相类，合中医异病同治思想，以期开阔临床思路。《常用方歌阐释》中有不少对于伤寒、温病经典方剂的解释与发挥，因篇幅所限，暂不编入，读者可相互参考。另外，尚有针对因外感热性病引起的其他系统疾病的有效方剂，与下篇部分验案按语有所重复，皆不编入。

下篇"临床验案"，选取《竹头木屑集》《双乐室医集》《何炎燊医案著选集》及《中国百年百名中医临床家丛书·何炎燊》等著作中关于伤寒、温病的医案，凡案中病机涉及温邪、外邪、卫气营血或六经病理等一并选入，删去重复，共计74则。验案的体例，采用西医学病名与中医辨证结合，案中内容广泛，记叙详尽。间附按语，多为何老自按，若内容出现"何老"等为其门人辑按，保持原例，不进行修改。临床验案为何老数十年临证经验的精华，体现了何老用"寒温融新"之思想治疗外感病与杂病，足资临床借鉴。如学者精熟上、中、下三篇，融会贯通，则治寒温无遗蕴矣！

附篇为何炎燊整理东莞名医钱颖根先生的著作，选取了《温病学钱颖根及其遗著》《重订暑证篇》，其中按语部分可体现何老论治暑热病的学术思想。

由于我们学识水平与能力经验有限，其中或有差讹疏漏，恳请各位老师和同道谅解和指正。

《寒温融新——何炎燊伤寒温病医验集》编委会

2022 年 6 月

# 目 录

## 附篇　温病学钱颖根及其遗著

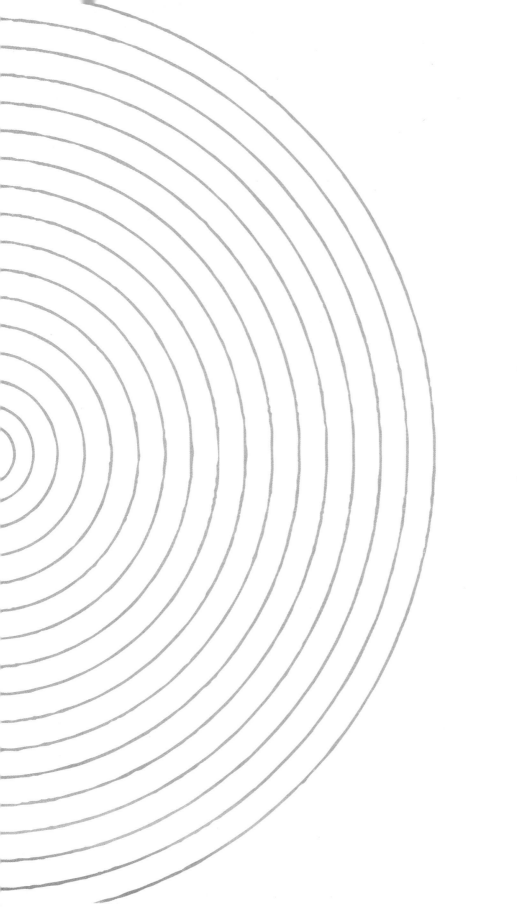

○ 上篇 医论医著

# 第一章　学术思想

## 第一节　学习《伤寒论》辨证论治的精神实质

### 一、为什么要学习《伤寒论》

我们为什么要学习《伤寒论》，首先得弄清楚《伤寒论》是一部什么样的书。我们说《伤寒论》是一部讲述辨证论治的书。辨证论治虽源于《黄帝内经》，而实际是奠基于仲景。仲景在《伤寒论》序言中说："观今之医，不念思求经旨，以演其所知，各承家技，终始顺旧，省疾问病，务在口给，相对斯须，便处方药。"可知当时有许多医生只是墨守祖上传下来的几条所谓秘方，以药试病，不辨证施治，这是仲景所反对的。于是他"勤求古训，博采众方"，吸取汉以前的医学理论和经验，结合自己的临床实践，创立了一套完整的辨证论治方法。

辨证论治，首先是辨证，然后是论治。辨证就是运用四诊的方法，把观察患者所得到的"证"（一组症状和体征，即机体病理反应的信息），进行分析辨别，来判断疾病的病因、病位、性质，并进一步找出它的发生、发展、变化和结局的规律。仲景执简驭繁，创立了以六经为纲的外感热性病的辨证体系。

所谓论治，第一步是根据辨证所得到的结论（理），决定相应的治疗原则（立法）。随着病位的浅深，采用汗、吐或下的方法。依照病势的性质，采用温或清的方法。根据邪正的盛衰，采用消、补或和的方法。我们今天所广泛使用的八法，就是仲景所创立的。法确立以后，论治的第二步就是选方用药。《伤寒论》112方义法森严，因证而立，随证而变，许多名方历用1700多年而不衰，这不能不说是世界医学史上的奇迹。仲景用药也是非常严谨的，有主证则有主方，有兼证变证，则灵活加减，药味药量，一丝不苟，煎法服法，极为讲究。这一套理、法、方、药的辨证论治体系是中医药学的最大特点。柯韵伯说："仲景伤寒，已兼六气，六经主病，已赅杂证，非专指伤寒立言。"因此，我们学习《伤寒论》，不单是要学习外感热性病的治疗方法，而且通过认真学习，去掌握辨证论治的精神实质。离开了辨证论治，就谈不上中医学理论。直到今天，它还显示着强大的生命力和科学性。我们要掌握它、发展它、提高它，就必须从《伤寒论》学起，这才是木有本、水有源。

## 二、六经辨证的整体观

《伤寒论》的主要内容是六经辨证。根据《伤寒论》序，用六经分证源于《素问·热论》，但仲景六经已不是《素问》的原貌，而是经过大大发展的。六经是什么？古今中外医家的解释莫衷一是。朱奉议（即朱肱）强调经络，张隐庵着重气化，程郊倩则区分界域，日本人喜多村认为只是六个符号。柯韵伯则综合诸家，以为六经所谈甚广，包括脏腑、经络、气化、区域等在内。这个说法是比较全面的。近世医家对六经分证的意义，比较一致的看法是：仲景把外感热性病的发生发展过程中人体抗病能力的强弱和病势的进退缓急等，定出六个证候类型，作为治疗的根据。凡是抗病力强盛，病势亢奋的，为三阳证；抗病力减退，病势虚衰的，为三阴证。换言之，六经分证，就是对疾病所表现的六类证候的概括。

应该注意的是：六经分证并不等于机械分型。六经虽各有提纲，各有主证，但它们不是孤立的六个症候群，而是在一个整体中互相联系、互相影响、互相转化着的六个组成部分。以太阳病为例，它本来是风寒初犯机体的表证，但和阳明、少阳两经时刻相关。《伤寒论》云："服桂枝汤，大汗出后，大烦渴不解，脉洪大者，白虎加人参汤主之。"太阳病立刻转为阳明病了。少阳介于表里之间，邪传尤易，故仲景将小柴胡汤证置于太阳病篇中，且云："伤寒中风，有柴胡证，但见一证便是，不必悉具。"这句话颇有深意，说明太阳传少阳的机会很多，但见一证，就应该用小柴胡汤治疗，截断邪传之路，亦上工治未病之法。太阳不但与阳明、少阳关系密切，与阴经也有关系。"少阴病，始得之，反发热脉沉者"，乃太阳表邪内传少阴之里，后人谓之"两感证"。"本太阳病，医反下之，因而腹满时痛，属太阴也"，是太阳与太阴表里同病。此外，如太阴与阳明，由于邪正虚实的变化，常可互传。少阴热化，可兼阳明腑实。厥阴正气来复，呕而发热，转从少阳外解等。可知六经表里相通，纵横交错，是一个不可分割的整体。

六经之所以能够互相联系者，主要是经络和脏腑的作用。《黄帝内经》的整体观念，就是以脏腑活动为中心，通过经络和营卫气血的运行，把机体联系成一个整体。仲景的六经，是根据《黄帝内经》这一精神呢，还是把六经当成符号？我们可以从仲景的话中得到明确的答案。《伤寒论》序云："夫天布五行，以运万类；人禀五常，以有五脏。经络府俞，阴阳会通；玄冥幽微，变化难极。自非才高识妙，安能探其理致哉？"

先说六经与经络的关系，足太阳经起于目内眦，上额交颠，下项循脊而行于人体背部，故太阳病有头项强痛、腰脊酸痛等症。足阳明经起于鼻之交颏中，下循鼻外，其直行者从缺盆下行，经胸腹而至足，主要行于人体前部，故阳明病有面赤、腹胀满痛等症。足少阳经起于目锐眦，上抵头角下耳后，从缺盆下行胸胁，主要行于人体侧部，故少阳病有目眩耳聋、胸胁苦满等症。又如太阴病的腹满时痛，少阴病的咽痛咽干，厥阴病的气上撞心、心中疼热等症，也与三阴经脉循行部位有关。

至于六经与脏腑的关系，则尤为密切，太阳病邪传膀胱，则有蓄水、蓄血证。阳明病邪入胃腑，则为腹痛拒按、便秘的燥实证。少阳病胆热上升则为口苦，胆邪犯胃则为喜呕，不欲食。太阴病的腹满吐利，是脾阳虚衰。少阴病的脉微细，但欲寐，恶寒肢厥，是心肾阳衰。厥阴病的气上撞心，乃由肝气上逆。

如上所述，六经证候实质上是经络脏腑病理变化的反映，而脏腑经络的生理活动是互相联结、互相贯通、互相依存、互相制约的，因而在它们发生病理变化的时候，不但一经之病可以传到他经，而且一经之病不仅是某一脏腑的病变，还可以涉及许多脏腑。例如，太阳病篇中所论述的，并不是足太阳膀胱一经的证候，反而出现手太阴肺经的证候最多。其中发狂、烦渴、小便不利、结胸、痞气、下利等症，又涉及心神、胃、肠、肾等许多脏腑功能变化，确如仲景所说的"玄冥幽微，变化难极"。因此，学习《伤寒论》必先熟悉中医的藏象经络学说与阴阳互根、消长、转化的理论，胸中有了整体观念的基础，自然不会被某些成说所拘，能够独立思考，充实自己，宜紧密结合临床实际，不断地发展提高。

## 三、六经辨证的法则——八纲

仲景是八纲辨证的创立者。日本人多喜村说："六经的三阴三阳，不过假以标表里寒热虚实之义，固非脏腑经络相配也。"这话后半句没有充足的理由，前半句却有点道理。仲景书中虽然没有用上"八纲"这个词，但整部《伤寒论》处处都贯穿着以八纲作为辨证论治的法则。

阴阳——《黄帝内经》云："善诊者，察色按脉，先别阴阳。"故仲景把识别阴阳作为六经辨证的主纲。《伤寒论》云："病有发热恶寒者，发于阳也；无热恶寒者，发于阴也。""问曰：脉有阴阳者，何谓也？答曰：凡脉大、浮、数、动、滑，此为阳也；脉沉、涩、弱、弦、微，此名阴也。"这是教人在诊察疾病的时候，首先从脉与证两方面分别阴阳，然后才能做出进一步的诊断。《伤寒论》中对证候的划分，虽然区别为六经，但是外感热性病发生发展过程中，邪正斗争是主要矛盾，《伤寒论》中用阴阳胜复来说明邪正斗争的具体表现，也就是说，外感热性病自始至终，邪与正两方面都在不断地变化着。人体正气由正常而亢盛，由亢盛而衰竭，由衰竭而恢复。病邪也由微而甚，由甚而衰，也可由热变寒，由寒变热。掌握了这个阴阳胜复的规律，就是掌握了辨证论治的基本大法。当然，阴阳胜复只是一个总纲，在《伤寒论》中又演化为表里、寒热、虚实六个纲。

表里——辨别病位的浅深。众所周知，太阳病在肌肤属表证，宜解表发汗；阳明病在胃腑，属里证，宜清热攻下。但有时症状表现在表里证疑似之间，或表里同病的时候，那么，辨别表里就显得十分重要了。如"伤寒不大便六七日，头痛有热者，与承气汤。其小便清者，知不在里，仍在表也，当须发汗"。头痛发热可以是表证，也可以是里证，而用小便的清与否来进行鉴别，决定用下法或用汗法治疗。

常规治法是先表后里，凡表证未罢者，不应治里，而应先治表，如"太阳病，外证未解者，不可下也，下之为逆"，甚至"阳明病，脉迟，汗多出"，说明里证已具，本应治里，但"微恶寒者，表未解也，可发汗，宜桂枝汤"。

然而，仲景又教人在某些特殊情况下，不能固执先表后里的办法。如"伤寒，医下之，续得下利清谷不止，身疼痛者，急当救里，后身疼痛，清便自调者，急当救表"。这是表里同病，而以里证为急，故先救里，然后再顾其表。更有里证甚重，虽兼表证，但可以专治其里者。如"伤寒病，若吐若下后，七八日不解，热结在里，表里俱热，时时恶风，舌上干燥而烦，欲饮水数升者，白虎加人参汤主之"。此条描述里热甚重，虽有表证，不过"时时"恶风而已，故速投白虎加人参汤以清热救津，不须顾表也。临床实践证明，常有里热得清，而表证自解者。

又有表里同病，治法既不是先表后里，也非先里后表，而是表里同治者。如"本太阳病，医反下之，因而腹满时痛，属太阴也，桂枝加芍药汤主之；大实痛者，桂枝加大黄汤主之"。这是太阳表证未罢，又出现太阴里证，故表里同治。又如"少阴病，始得之，反发热脉沉者，麻黄附子细辛汤主之"。这是太阳少阴两感证，故用发表温经表里同治之法。理解这些规律，临床上对表里同病的治疗，自不致迷失方向。

寒热——辨别病情的性质。一般来说，病势亢奋，阳邪偏盛的为热；病势沉静，阴邪偏盛的为寒。但临床所见，往往不是那么典型，那就要抓住关键之点去分析。如同一下利："自利不渴者属太阴，以其脏有寒也，当温之，宜服四逆辈。""下利欲饮水者，以有热故也，白头翁汤主之。"抓住渴与不渴这个要点，以辨病之寒热，而治法迥异。仲景又教人辨别寒热不能单凭体表的寒热现象，而应该透过现象（甚至假象）找到本质。如"病人身大热，反欲得近衣者，热在皮肤，寒在骨髓也；身大寒，反不欲近衣者，寒在皮肤，热在骨髓也"。因此，仲景很重视真寒假热和真热假寒的辨别。如"前热者，后必厥，厥深者，热亦深，厥微者，热亦微"。这种热闭于内、阳极似阴的热厥证，虽有四肢厥冷的假象，但仔细诊察，必能找到真热的根据，故"伤寒脉滑而厥者，里有热也，白虎汤主之"。虽有厥的假寒象，而脉滑就是真热的实据了。又如"少阴病，下利清谷，里寒外热，手足厥逆，脉微欲绝，身反不恶寒，其人面色赤，或腹痛，或干呕，或咽痛"。这里有许多热证假象，但"下利清谷，脉微欲绝"是真寒的实据，虚假的热象乃阴寒内盛、格阳于外所致，故用通脉四逆汤治疗。

除此之外，《伤寒论》中还有许多寒热错杂之证，如"心下痞而复恶寒汗出者"是内热外寒证。"消渴，气上撞心，心中疼热，饥而不欲食，食则吐蛔，下之利不止"，是上热下寒证。故分别采用寒热并用的附子泻心汤和乌梅丸治疗，这给我们治疗寒热错杂之证一个很好的启发。

虚实——辨别邪正的盛衰。"邪气盛则实，精气夺则虚"。故明辨虚实，应当采用攻邪或扶正的治法，如"发汗后，病不解，反恶寒者，虚故也，芍药甘草附子汤主之；不恶寒，但热者，实也，当和胃气，与调胃承气汤"。同为汗后，一是素体阳虚，一是邪热内传，虚实界限明显。在六经分证中："阳明病，胃家实是也，故阳明病多实热证，宜清宜下。""少阴病，脉微，亡阳故也。"故少阴病多虚寒证，宜温宜补。故后人有"六经实热，总清阳明；六经虚寒，总温少阴"的说法。此言其常，但阳明病也有食谷欲呕、胃阳不振的吴茱萸汤证，少阴病也有热邪亢盛、邪结成实的三急下证。这些都是仲景处处示人以活法，学习《伤寒论》应该懂得这个道理。再有，人身正气的存亡，是疾病生死的关键，故"伤寒，脉结代，心动悸，炙甘草汤主之"。这是气血两虚、心力不足的危候，不论有无邪气，或邪在何经，此时已无攻取之法，故急用益气补血复脉之剂，以续其一线生机。由此可知，仲景教人时刻要照顾人身正气。陈修园说整部《伤寒论》"存津液，是真诠"。津液是人体正气抗邪的物质基础，这是我们在学习时应该很好地领会的。

## 四、六经辨证的知常达变

外感热性病的发生、发展、临床证候和治法方药，都有其一定的共性，故掌握了六经辨证，临床时就有了规律准绳，此言其常。同时，仲景又列举了许多变证的辨证，《伤寒论》大约用了 1/3 的篇幅来论述变证。变证之所以产生，一是由于误治所致，二是由于患者素质影响，如年有老幼、体有强弱、脏有寒热的种种不同，再加上患者宿疾这个因素，如《伤寒论》中所列述的喘家、淋家、疮家、衄家、亡血家等。证变了，治法和方药也就相应而变，不受六经常法的约束，出现多种多样的个性。学习《伤寒论》必须知常达变，临证时才能思路广阔，选方用药才能兼收并蓄，不拘一格。现仅就《伤寒论》中方、药与煎法服法方面，举例说明。

（一）方剂的变化——以桂枝汤为例

桂枝汤主证——柯韵伯说："此为仲景群方之魁，乃滋阴和阳、调和营卫、解肌发汗之总方也。凡头痛发热，恶风，恶寒，其脉浮而弱，汗自出者，不拘何经，不论中风、伤寒、杂病，咸得用此发汗。若妄汗妄下，而表不解者，仍当用此解肌。"

1. 桂枝汤兼证——桂枝汤主证全具，又兼其他症状者，故主方药味药量均不变而加入他药。

（1）兼经输不利，项背强几几，汗出恶风者，用桂枝加葛根汤。

（2）兼有宿喘者，用桂枝汤加厚朴杏子。

2. 误治变证——误治之后，证候有所变化，但仍有部分桂枝汤证存在，除加入他药外，主方的药味药量多随证而变。

（1）汗后表仍未解，而气营两伤，身疼痛，脉沉迟，用桂枝新加汤。

（2）汗后阳虚液泄，遂汗漏不止，恶风，小便难，四肢微急，难以屈伸，用桂枝加附子汤。

（3）太阳病误下后，脉促胸满，表仍未解者，用桂枝去芍药汤。

（4）上条证兼卫阳虚，微恶寒者，用桂枝去芍加附子汤。

（5）本太阳病，误下，腹满时痛，邪陷太阴，仍有表证者，用桂枝加芍药汤。

（6）上条证，大实痛者，邪气已结，用桂枝加大黄汤。

（7）误下伤脾，水气不行，心下满，微痛，小便不利，仍头项强痛，翕翕发热，无汗者，用桂枝去桂（芍药）加茯苓白术汤。

3.桂枝汤变法——病情变化，桂枝汤主证已不存在，但仍可借用桂枝汤加减治疗。

（1）发汗过多，损及心阳，其人叉手自冒心，心下悸，欲得按者，用桂枝甘草汤。

（2）过汗损及心阳，而肾水上逆，脐下悸动，欲作奔豚者，用茯苓桂枝甘草大枣汤。

（3）烧针发汗，针处被寒，核起而赤，发为奔豚，其气从小腹上冲心者，用桂枝加桂汤。

（4）伤寒脉浮，医以火迫劫之，亡阳并惊狂，起卧不安者，用桂枝去芍药加蜀漆龙骨牡蛎救逆汤。

（5）风湿相搏，身体疼烦，不能自转侧，不呕不渴，脉虚浮而涩者，用桂枝附子汤。

（6）伤寒二三日，心中悸而烦，阴阳两虚者，用小建中汤。

（7）患者素禀血虚，复感外寒，手足厥寒，脉细欲绝者，用当归四逆汤，若其人内有久寒者，用当归四逆加吴茱萸生姜汤。

从上面所列举的桂枝汤的运用，就可以看出仲景选方用药是何等精细谨严，又是多么灵活善变。柯韵伯说："常以此汤治自汗、盗汗、虚疟、虚痢，随手而愈，因知仲景方可通治百病。"叶天士虽是温病名家，而所传医案，运用经方甚多而极灵活，都是值得我们学习的榜样。

（二）药量的变化

仲景用药的分量也是十分讲究的，一方之中，由于药物分量的变化，其主要作用也随之而变，我们学习时不要忽略这一点。

1.以桂枝为例。桂枝汤的主要作用是调和营卫，故桂枝、芍药皆用三两。桂枝加芍药汤，芍药倍于桂枝，虽有解表之功，然其主旨在于敛脾阴而缓中止痛。小建中汤再加饴糖，则桂枝在大队酸甘药中，不再是解肌，而是温煦中阳了。桂枝加桂汤，桂枝用至五两，又变解表剂为平冲降逆之剂。徐灵胎云："重加桂枝，则不特御寒，且药味重则能达下，故治奔豚。"后人所谓"治下焦如权"的法则，就是由此推演出来的。

2.以麻黄为例。麻黄汤麻三桂二，是以桂枝助麻黄，旨在发汗。大青龙汤麻黄用至六两，旨在峻汗。小青龙汤麻桂相等，但配五味子、芍药之酸敛，故虽解表而不峻，加上生姜、细辛、半夏之辛通，旨在祛寒逐饮。麻杏石甘汤中麻黄用至四两，但无桂枝之助而有石膏之制，其作用不在发汗而在宣肺平喘了。麻黄附子细辛汤治太阳少阴两感，既不能不发汗，又防过汗亡阳，故麻黄仅用二两，配以附子温经，则内外咸调，风寒散而阳气振。

3.以石膏为例。白虎汤用以清阳明火热故用至一斤，配知母之寒降。麻杏石甘汤证虽有里热，但程度有别，故只用半斤，而配麻黄之温宣。大青龙汤用石膏仅如鸡子大一枚，只为治疗内热烦躁之兼证，主证仍是表实，故不能重用以掣麻黄之肘也。

4.以黄连为例。治痞之五泻心汤黄连皆只用一两，因为痞证的病机是患者胃气素虚，内又无痰水实邪，所谓"病发于阴，而反下之，因作痞""按之自濡，但气痞耳"。故见证是寒热虚实交错，非真有实热，且病位在上，故仅用一两（小陷胸汤亦用一两）。但葛根芩连汤证、白头翁汤证、黄连阿胶汤证等，或实热在里，或火毒炽盛，且病位在下，故黄连用至三两或四两。

5.以附子为例。逐阴回阳，须用生附子，取其力猛，但生用有毒，故《伤寒论》凡用生者皆只一枚。病情危急之通脉四逆汤证，也不过用大者一枚而已。温经散寒则用熟附子，用炮后则毒性减，温补性强，故用量较大，如附子汤用二枚，桂枝附子汤则用至三枚。

6.以大黄、枳实、厚朴为例。三承气汤皆用大黄四两，大承气汤既有芒硝，且枳实、厚朴用量大，故能峻下。小承气汤既无芒硝，且枳实、厚朴用量大减，故曰："微和胃气，勿令大泄下。"若调胃承气汤无枳实、厚朴之破，而有甘草之缓，故曰"调胃"。

综上所述，可见仲景用药，一丝不苟，轻重之别而所治不同，其义深矣。

（三）煎法服法的变化

《伤寒论》方剂的煎法也宜细究。如解表剂中的主药麻黄、葛根皆先煎，取其力厚。独桂枝汤中的桂枝不但不先煎，且用文火煮，因桂枝为辛温之品，含挥发油，猛火久煎则失其解肌作用。又如桂枝人参汤，即理中汤加桂枝，理中汤宜久煎，故桂枝后下，才能共奏温中解表之功。

大黄黄连泻心汤治心下痞，按之濡，其脉关上浮，可知并无实邪，当泄其浮热，故用麻沸汤浸药须臾取汁，取其轻清之气而不取其味。若复恶寒汗出，须加附子，故附子别煎取之，取其醇厚之性以复阳止汗。徐灵胎云："此乃法之最奇者，回阳欲其熟而性重，开痞欲其生而性轻也。"

三承气汤煎法不同，作用亦异。大承气汤乃峻下之剂，故先煮枳实、厚朴，后入大黄。小承气汤微和胃气，故大黄不后下，调胃承气汤亦然。

《伤寒论》112方中以炙甘草汤药量最重，用水最多（水八升，酒七升），久煎浓稠，大凡滋补药煎法皆宜仿此。

《伤寒论》中的服药方法也非常具有科学性。方药一剂大多数分作三服，少数分作二服，一次顿服者极少（如桂枝甘草汤、干姜附子汤）。以桂枝汤为例，首先："温服一升，若一服汗出，病瘥，停后服，不必尽剂，若不汗，更服如前法；又不汗，后服小促其间，半日许令三服尽。"这种服药方法颇具至理，既教人按剂审慎，不可孟浪，最主要的是用大剂分服的方法，使体内长期保留一定的药效，有利于愈病。清代罗芝园在广东高雷琼海一带治鼠疫，用王清任解毒活血汤加减，重症原方双剂合服，日夜各一服，危重者双剂日夜连三服，明曰："急追速服法。"当时存活甚众，此种服法即原出于《伤寒论》，与西医学使用抗生素须在血液中保持一定浓度之理不谋而合。

此外，如桂枝汤之须啜粥，麻黄汤之不须啜粥，一表虚一表实故也。大承气汤分两服，泻下，则停后服，调胃承气汤服法却是"少少与之"，一峻下一缓攻故也。苦酒汤治咽痛生疮，故须"少少含咽之"。桃花汤治下痢脓血，赤石脂一半同煎一半为末和服，取其留滞涩肠。这些都是很科学的方法，目前有些医家对此并不加深究，不是太可惜了吗？

总之，正如吕炳奎同志所说："中医药学这个伟大宝库，它从基础理论到临床治病，从四诊八纲到药物方剂，它是一个完整的理论体系。它的经典著作，大量的文献记载，我认为精华是大量的，糟粕是少数的。我们要坚定不移地、刻苦地继承、发掘、整理它，发展它，并实现其现代化。"这是我们学习《伤寒论》时所必须具备的态度。

东莞县中医学会

## 第二节　用历史观点学习《伤寒论》，重视后世医家的发展补充

《伤寒论》是中医药学中最早的有系统地论述外感热性病的经典著作，开创了中医辨证论治的独特的理论体系，对中医学术的发展起着巨大的作用。张仲景的成就是伟大的，因此为历代医家所尊敬，甚至称他为"医圣"，犹儒家之孔子。然而，在漫长的封建社会，不可避免地出现一些个人崇拜和厚古薄今思想，以为圣人能够阐阴阳之秘，泄天地之藏，《伤寒论》不仅可以统治所有外感病，甚至百病之治亦在其中，只要在《伤寒论》中按图索骥，自然会得心应手。于是有的人言必称仲景，非仲景之法不遵，非仲景之方不用，把仲景灵活的理法方药变成死教条，他们自己也违背了仲景的"博采众方"之训，一味地区分派性，变成了固执的崇古遵经者。例如，清末民初一个自命为仲景之徒的医家，著书立说，排斥异端，在《伤寒论》中寻找治白喉的方法，发现麻杏石甘汤治白喉其效如神。又言："必用在初期，其毒未溃之时，大约在喉间见白腐之后二十四点钟乃至三十六点钟之内，过此则毒溃，麻杏石甘汤不能治，喉症血清亦然，此初学者不可不知也。"他摆起老夫子的架子，言之凿凿，真若可信，其实不然。

历史是发展的，中医学也和其他科学一样，不断向前发展，正如万里长江，源远流长。《伤寒论》和一切经典著作是"源"，后世医家的发展补充是"流"。不学习经典著作，就不能溯本求源，但若把后世的发展补充视为离经叛道，那

就等于求其源而断其流，不是变成一潭死水了吗？这里谈谈后世医家对《伤寒论》理法和方药两方面的发展和补充，可知中医学术是在不断地发展、充实、提高的。

## 一、后世医家对《伤寒论》理法的发展补充

由晋至清，历代医家对《伤寒论》的阐发，有如百花齐放，不遑详述。现以北宋时期的朱肱、金元时期的刘完素、明清时期的吴又可为代表，略述于下。

### （一）朱肱

北宋名医朱肱，精研《伤寒论》数十年，造诣很深，他结合自己的临床体会，既深知仲景之所长，也知其有所不足，乃著《南阳活人书》加以发展补充。

**1. 对六经证候的补充**

《南阳活人书》第一卷首论经络，朱肱倡言："治伤寒先须识经络，不识经络，触途冥行，不知邪气之所在。"他用经络循行来解释六经证候，后世医家多批评他以经络界限六经，但是他在论述经络主证中发展了《素问·热论》，有许多是补充仲景六经证候之不足者。

阳明病，仲景以"胃家实"为提纲，论其外证则是"身热，汗自出，不恶寒，反恶热"。朱肱用经络学说补充阳明病的证候为"身热、目痛、鼻干、不得卧"，这是符合临床实际的。

少阴病，仲景以"脉微细，但欲寐"为提纲，朱肱却认为"伤寒热气入于脏，流于少阴之经，少阴主肾，肾恶燥，故渴而引饮。又经发汗、吐下之后，脏腑空虚，津液枯竭，肾有余热亦渴，故患者口燥舌干而渴"。这里值得注意的有两点：仲景论少阴病，偏重于寒邪入脏，朱肱则只提"伤寒热气入于脏"。仲景论少阴病机，多是阳气衰亡，朱肱则只提津液枯竭。可知他在临床中已经观察到外感热性病后期往往伤及真阴这一现实了。

厥阴病一篇，自古至今，聚讼纷纭，莫衷一是。究竟厥阴病的主证是否就是仲景所说的"消渴，气上撞心，心中疼热，饥而不欲食，食则吐蛔"？临床上见过多少具备这些证候的病例？古今许多注家由于过分尊崇仲景，"注不破

经"，只好随文敷衍。朱肱论厥阴病，"根据其脉循阴器而脉络于舌本也，脉弗荣则筋急，筋急则引舌与卵，故唇青、舌卷而卵缩，知厥阴受病也"。此论与仲景所说的完全不同，而与外感热性病邪陷厥阴、肝风内动的临床表现颇为吻合。

**2. 对六气致病的补充**

《伤寒论》序云："余宗族素多，向余二百，建安纪年以来，犹未十稔，其死亡者，三分有二，伤寒十居其七。"可知这十年，是外感热性病流行猖獗的十年，人们所患的不仅是"冬伤于寒"一病，而且仲景著书，既"撰用《素问》《九卷》《八十一难》"，可知仲景所说的伤寒，就是《素问·热论》的"今夫热病者，皆伤寒之类也"，也就是包括《难经》所提出的"伤寒有五，有中风，有伤寒，有湿温，有热病，有温病"的广义伤寒，已无疑义。但从现存的《伤寒论》来看，所论述的确是详于前一者而略于后二者。

如湿温，《伤寒论》虽有论湿病数条，多是风寒湿相搏之证，又夹发黄一条，与《金匮要略》同，皆非湿温之正局。

又如热病（暍），只有三条，除白虎加人参汤一条是对证之外，另一条身热疼重而脉微弱，说是水行皮中所致，主以一物瓜蒂散，令人摸不着头脑。再一条发热恶寒，身重而疼痛，其脉弦细芤迟……有证无方，治暑之法，可谓十分残缺。但仍有人侈言这三条是"三法鼎峙，暑证已无余蕴，东垣清暑益气汤，未免蛇足"，这种极端的厚古薄今思想，殊非正确的学习态度。

又如温病，只有两条，无法也无方。而崇古尊经者流，硬说温病治法，已尽载阳明病篇中，连邪陷心包、神昏痉厥之证也强指为胃病，竟说"胃热之甚，神为之昏，从来神昏之病，皆属胃家"。这种主观武断的态度，是十分不科学的。

但朱肱毕竟和这些先生们大不相同，他确认广义的伤寒包括多种不同的外感热性病，应该分别对待，《南阳活人书》第六卷说："此一卷论伤寒、伤风、热病、中暑、温病、温疟、风温、温疫、中湿、湿温、痉病、温毒之名。天下之事，名定而实辨，言顺则事成。又况伤寒之名，种种不同，若识其名，纵有差失，功有浅深，效有迟速耳。不得其名，妄加治疗，往往中暑乃作热病治之，反用温药，湿温乃作风温治之，复加发汗，名实混淆，是非纷乱，性命之危，危于风烛。今于逐问下，详载疾状而名之曰某病，庶几因名识病，因病识证，如暗得明，胸中晓然，无复疑虑，而处病不差矣。"这段话说得很确切，他不但把广义伤寒所包括的多种疾病条分缕析，互相鉴别，而且强调每一种疾病都有其自身规律，医者须先识病，然后将辨病与辨证结合起来，才能诊治无误，这不能不说是朱肱的真知灼见。此外，朱肱还大胆地指出："仲景药方缺者甚多，至如阴毒伤寒、时行瘟疫、温毒发斑之类，全无方书。"因而他撷采汉代以后名方百余首，以补其不足，如治风温之葳蕤汤、治湿温之白虎加苍术汤、治时疫的人参败毒散等，都是疗效昭著，足补仲景之缺典，与那些不敢越仲景雷池半步者，不可同日而语。

由此可知，到了北宋，对伤寒的六经证候和各类型伤寒的鉴别治疗，比仲景时已有所发展了。

（二）刘完素

金代河间人刘完素，行道六十年，积累了丰富的临床经验。他从实践中体会到外感病就是热病，他指出："人之伤寒，则为热病，古今一同，通谓之伤寒。病前三日，巨阳、阳明、少阳受之，热在于表，汗之则愈；后三日，太阴、少阴、厥阴受之，热传于里，下之则愈。六经传变，由浅至深，皆是热证，非有阴寒之证。"这明明是反对《伤寒论》三阴寒化之理。他根据《黄帝内经》病机十九条中属火热者有九条之多，于是首创"六气皆从火化"之说。六气之中，暑火两气固不待言，其余风、寒、湿、燥四气，河间的见解如下。

首言风，河间谓："风属木，木能生火。""火本不燔，遇风烈乃焰。"这是说风可以生火。他又指出："风本生于热，以热为本，以风为标，凡言风者，热也。"这是说热极又可以生风。故他强调风与火热常多兼化，阐发《黄帝内经》"风淫于内，治以辛凉"之旨，为后世温热学说开辟了新的途径。

至于寒气，河间一方面承认有"中寒"之病，"乃阳衰之体，感受阴寒所致"。另一方面，如非阳衰之体，若外感寒邪，或内伤生冷，这时"冷热相并，能使阳气怫郁，不能宣散，便可生热，不可便认为寒"。他认为多数寒邪是郁而化热的。

谈到湿气，他也认为寒湿是有的，但比较少见："虽病水寒不得宣行，亦能为湿，虽有此异，亦以鲜矣。"而更多、更重要的是"湿从热"。一方面是"积湿成热"，另一方面是"湿本不自生，因于火热怫郁，水液不能宣通，即停滞而成水湿也"。这个把湿从热化视为常理、湿从寒化视为变异的论点，对后世影响很大。王孟英强调"太阴湿土之气，内应于脾，然热化者夫运之自然，寒化者体气之或尔"，其说盖本源于河间。

关于燥气，河间认为《黄帝内经》病机十九条缺少燥病，便补充了一条："诸涩枯涸，干劲皴揭，皆属于燥。"并进行了解释："涩，物湿则滑泽，干燥则涩滞；枯，不荣王也；涸，无水液也，干，不滋润也；劲，不柔和也；皴揭，皮肤启裂也。"至于燥病的性质，他说："燥金虽属秋阴，而其性异于寒湿，而反同于风热火也。"此说实开喻嘉言秋燥论之先河。

刘河间的六气皆从火化之说，虽未免有所偏执，但确能突破魏晋隋唐几代墨守仲景成规的风气，正如他自己说的："余自制双解、通圣辛凉之剂，不遵仲景法桂枝麻黄发表之药，非余自炫，理在其中矣。"他大胆地设想，锐意创新，给后世医家以很大的启发。


（三）吴又可

如果说朱肱和刘河间发展和补充了广义伤寒的疾病类型和病机传变，但立论还离不开六经和六气，至明末清初的吴又可（有性）著《瘟疫论》，倡言戾气致病不同于六气，而传入途径、病位和传变也不同于六经。至此，中医对外感热性病的认识和治疗又发展到一个新阶段，开始跳出伤寒圈子了。兹将吴氏所论与仲景不同之点简述于下。

病原不同——吴氏从明末的瘟疫流行中体会到天地间有一种异气存在，"夫瘟疫之为病，非风、非寒、非暑、非湿，乃天地间别有一种异气所感"，他叫此气为"疠气"，亦名"戾气"，虽然说："此气无象可见，况无声无臭，何能得睹得闻？人恶得而知是气也？"但是，他从临床实践确实体察到此种戾气的存在。他说："疫者感天地之疠气，在岁运有多寡，在方隅有厚薄，在四时有盛衰，此气之来，无论老幼强弱，触之者即病。"吴氏当时确实已经知道传染病了。

传入途径、病位和传变的不同——吴氏认为戾气侵入人体，并不像伤寒从皮毛传入，而是从口鼻传入。既非从皮毛传入，则发病之始病位便不在太阳经了。他说："邪自口鼻而入，则其所客，内不在脏腑，外不在经络，舍于伏膂之内，去表不远，附近于胃，乃表里之分界，是为半表半里，即《针经》所谓'横连膜原'者也。"至于疫邪传变，他通过长期临床观察，将其归纳为九种类型，即所谓"疫病九传"，不外表里两字，而异于伤寒的六经传变。

治疗的不同——吴又可治疫的最大特点是强调逐邪。他认识到天地之间，一物必有一物制之，"如猫制鼠，鼠制象之类"，戾气既是物，必有可以制之之药，因此，他希望能找到一种针对病原体的特效药物，但在未发现此种药物之前，应该采用攻击疗法。他说："至于受无形杂气为病，莫知何物之能制矣。惟其不知何物之能制，故勉用汗、吐、下三法以决之。嗟乎！即三法且不能尽善，况能知物乎？能知以物制气，一病只有一药，药到病已，不烦君臣佐使、品味加减之劳矣。"这种找寻特效药物的思想，在300多年前实在是很先进的。当然在吴又可所处的时代，这种理想不可能成为现实，因而他就提出了逐邪为主的攻击疗法。他说："今时疫首尾一于为热，独不言清热者，是知因邪而发热，但能治其邪，不治其热而热自已。大邪之与热，犹形影相依，形亡而影未有独存者。"又说："大凡客邪贵乎早逐，乘人气血未乱，肌肉未消，病人不至危殆，投剂不要掣肘，愈后亦易平复，欲为万全之策者，不过知邪之所在，早拔去病根为要耳。"他立达原饮为治疫主方，用消磨疏利之药以攻其邪；表里俱实者，则加解表攻里之品，名三消饮。因为他处方是直接针对病邪的，所以组方稳定，用方不多。后世其说者，如杨栗山以升降散为治疫总方，虽有清热攻下十多条加减方子，而总不离蝉蜕、僵蚕两味。余师愚治疫的清瘟败毒饮，更是"不论始终，以此方为主"。这些瘟疫专家虽各有短长，但是他们具有大胆创新的精神，敢于冲破前人框框，提出新的见解，是极为可贵的。他们已经不仅是补充仲景之书，而且越出了仲景的轨道之外，在当时便遭到了强烈的抨击，甚至被视为怪物。然而，就在崇古尊经之流的猛烈围剿中，在吴又可等人的启发下，中医外感热性病的理论和治疗又得到了更大的发展，清初的温热学说不久便诞生了。

## 二、后世医家对《伤寒论》方药的发展补充

《伤寒论》组方严谨，选药精细，堪为后学楷模，已如前述。然而《伤寒论》中 112 方，用药仅 82 种，不但温热暑湿诸病方药不全，就从狭义伤寒而论，方药亦有不完备之处。崇古尊经者之流说仲景之书已包罗万象，夫子之道，游夏之徒不能赞一辞，这是违背历史唯物观点的。其实后世许多医家总结了自己成功的经验和失败的教训，对仲景方药有所发展补充，比如仲景当时确实提高一大步，下面顺手拈来的几个例子，足以说明问题。

太阳病表证，仲景有麻黄汤治表实，桂枝汤治表虚之法，众所周知，此虚实乃相对而言，非真虚也。至于少阴里虚，风寒复客太阳之表者，仲景仅有麻黄附子细辛汤与麻黄附子甘草汤两方。临床常见患者素禀阳衰，外寒甚重之证，如陶节庵所描述的"尺中迟弱，而头痛项强，发热恶寒无汗，服发汗药一二剂，汗不出者，为阳虚不能作汗，名曰无阳证"，老人、幼儿、产妇及有阳虚宿疾者多有此变，陶节庵出一再造散，在桂枝汤的基础上加羌活、防风、川芎、细辛，以助其发表之力，重用人参、黄芪、附子以补益阳气，实可补《伤寒论》之缺典。

伤寒温热暑湿诸病，其重者常出现表里俱实之证，仲景方药也不完备，只不过桂枝加大黄汤、大柴胡汤、柴胡加芒硝汤等方。三阳合病，仲景示人独清阳明，以中土乃万物所归之故，然亦仅出一白虎汤，不及其他。临床上常见的热邪充斥内外，表里三焦俱实，气血怫郁之证，如已见憎寒壮热，头痛骨楚，又见目赤耳聋，咽干口苦，咳逆上气，且腹满便秘，谵妄惊狂，甚至手足瘛疭者，《伤寒论》中并无对证之方，刘河间出一防风通圣散，发表、攻里、清热、透邪、解毒、活血，此方上下分消，表里交治，用以多种重型急性传染病，确能顿挫病势，非《伤寒论》诸方所能及，今日有研究中医之所谓"截断疗法"者，当以此方为嚆矢。

阳明腑实、少阴传经热邪，仲景主急下存阴，法垂千古，然救治之法，仅大承气汤一方，甚至热灼神明，昏不识人，循衣摸床，惕而不安，直视微喘，或目中不了了，睛不和等危候迭见，既是里邪壅盛，同时元气消亡，《伤寒论》

还是用大承气汤，无非孤注一掷，胜于束手待毙而已。陶节庵出一黄龙汤，于大承气方中加人参补气、当归大枣养血，用以救治正虚失下之证，多可救回。吴又可又变通其法为养荣承气汤，吴鞠通又发展为宣白承气汤、导赤承气汤、牛黄承气汤诸方，俞根初又发展为三仁承气汤、犀连承气汤、解毒承气汤等，真如百花齐放，治阳明之法灿然大备，虽仲景立法于先，亦后贤发展之成就也。

少阴病死证最多，因病位在心肾两脏，关系到生命之根，此时阴寒极盛，阳气欲绝，救治不及则阳气涣散而死。仲景治此证用四逆汤，生附子配干姜以破阴回阳。但奇怪的是，少阴病虽然出现许多系统器官功能衰竭的危象，如《伤寒论》所描述的恶寒、身蜷、烦躁、四逆、吐利、口鼻出血、息高、眩冒等，均用四逆汤治疗，不加任何药物，甚至在阴盛格阳、脉绝不出的危笃关头，也不过是加重附子、生姜的用量而已。柯韵伯对此早已有所怀疑，认为四逆本应有人参才是，不能不说是独具卓识。而陶节庵通过实践，立一回阳救急汤，此方曾被人贬为"此市医得意之方也"。其实，陶氏当时用此方挽救垂危病者，确有其"得意"之处，他在四逆汤的基础上，加入温煦血分的肉桂，取气为血帅、血为气母之意，加人参、五味子补敛离散之元气，以复心脉，又用六君者，乃是观察危重患者常并见寒痰潮涌，而用麝香通窍回苏之妙。在400年前便有此成就，可知其确从丰富之实践经验得来，并非纸上谈兵之辈。无怪何廉臣称此方为"回阳固脱，益气生脉之第一良方"，难道我们不应该重视这些成就，以充实《伤寒论》的内容吗？

此外，如白虎加苍术汤之治湿温，白虎汤加玄参、犀角（化斑汤）之治阳斑，玉女煎治气血两燔，皆推广了白虎汤的应用。又如丁蔻附桂理中汤之治寒霍乱，小陷胸汤加枳实之治脘痛便秘，皆从仲景原方开拓出来，确实提高了疗效，扩大了应用范围。像这样的例子，真是不胜枚举。中医药学之所以能够成为一个伟大的宝库，正是因为它不是一两个圣人所创造，而是几千年来无数人智慧的结晶之故。

"后之观今，犹今之观昔"，我们学习《伤寒论》，应该在继承发扬的基础上，永不故步自封，为中医学术的进一步发展而努力。

# 第二章　伤寒纲要

伤寒有广义与狭义之分。广义伤寒，是一切外感热性病的统称，即《素问·热论》所说："今夫热病者，皆伤寒之类也。"狭义伤寒，是指外感寒邪即发的病变。《难经》说："伤寒有五，有中风，有伤寒，有湿温，有热病，有温病。"所谓伤寒有五，是指广义的伤寒；五种之一的伤寒，是指狭义的伤寒。

汉代张仲景《伤寒论》[1]所论述的伤寒，是广义的伤寒，该书是一部论述多种外感病的专书。《伤寒论》的主要内容是六经证治，就是把外感热性病演变过程中所表现的各种症状，以及人体抗病力的强弱与病势的进退缓急各方面，进行分析综合，找出其一定的演变规律，归纳其证候类型，而作为治疗的依据。凡是病势亢奋、抗病力强盛的为三阳证，治疗以祛邪为主；病势虚衰、抗病力衰减的，为三阴证，治疗当以扶正为主[2]。

## 【注释】

[1]《伤寒论》：晋代王叔和编次，宋代林亿校正 113 方，实 112 方，396 法。

[2] 六经与脏腑经络是不可分割的。阳经从太阳开始，次第传入少阳或阳明，正气不足，传入三阴。阴经从太阴开始，次第传入少阴、厥阴，正气充足，传出三阳。又有表里相传，表现为太阳—少阴—少阳—厥阴—阳明—太阴。一般规律为由表入里，由实到虚。

# 第一节 太阳病

"太"是开初之意，外感病初起，正气尚盛，抵抗力较强，证候表现多属阳性，故太阳病[1]就是外感热病的初期阶段。

太阳病的主要脉证——太阳之为病，脉浮[2]，头项[3]强痛而恶寒[4]。

## 一、太阳病的类型和治疗

太阳病可分经证和腑证两大类型，经证为邪在肌表的病变，腑证是太阳经之邪不解而内传于膀胱所引起的病变。

### （一）经证

由于受邪不同和体质的差异，同是太阳表证，而有中风、伤寒、温病的证候差异。

#### 1. 中风

中风即外伤风邪之意，主要脉证为头痛、发热、恶风、自汗出、脉浮缓[5]，或有鼻鸣干呕[6]，即所谓表虚证[7]，表虚是意味着肌腠疏松。自汗出，是与下面表实无汗的太阳伤寒相对而言，并非绝对的虚证，桂枝汤主之。

桂枝三两，芍药三两，炙甘草二两，生姜三两，大枣十二枚，服后啜稀粥助微汗出，不可如水淋漓，病必不除。

方解：桂枝发散而温通卫阳，芍药和营而敛阴，两药配合，发表中寓有敛汗之意，和营而有调卫之功。生姜佐桂枝解表，大枣佐芍药和营，甘草调和诸药。可知桂枝汤不是取其直接发汗，而是取其调和营卫，营卫和则汗自出，肌腠之邪亦随之而解[8]。

#### 2. 伤寒

这里的"伤寒"，是指狭义的太阳伤寒，即寒邪外袭，卫阳被遏，腠理致密的表实证，主要脉证为或已发热，或未发热[9]，必恶寒、体痛[10]，无汗而喘[11]，脉浮紧，麻黄汤主之。

麻黄三两（去节），桂枝二两，炙甘草一两，杏仁七十枚（去皮尖），服后不须啜粥，温覆取汗。

方解：麻黄开表发汗，桂枝温通卫阳助麻黄发汗之功，杏仁宣肺降气，助麻黄平喘之力，且肺主皮毛，肺气畅而表气亦宣，甘草调和诸药。此方乃发汗峻剂。

**3. 温病**

这里的"温病"，是指里阳素盛、外受温邪的病变，主要脉证是发热，不恶寒而渴。温病不能用辛温之剂发汗，若误用，则身灼热，成为"风温"坏证（与后世风温不同），《伤寒论》云："脉阴阳俱浮，自汗出，身重，多眠睡，鼻息必鼾，语言难出。若被下者，小便不利，直视失溲；若被火者，微发黄色，剧则如惊痫，时瘛疭，若火熏之。一逆尚引日，再逆促命期。"论治可详见《温病纲要》。

（二）腑证

太阳经邪不解而内传膀胱，即为太阳腑证。由于病邪有传入气分与血分之不同，故有蓄水和蓄血两类病变。

**1. 蓄水**

脉浮、发热、恶风[12]、小便不利[13]、消渴[14]，或水入则吐[15]，是由太阳经邪内传膀胱，气化失职，水气不能输化所致，五苓散主之[16]。

猪苓十八铢，泽泻一两六铢，白术十八铢，茯苓十八铢，桂枝半两。

方解：桂枝辛温通阳，既可解散表邪，又能化气行水，白术助脾燥湿，猪苓、茯苓、泽泻导水下行，通利小便，故能使经腑之邪并解，但本方主要作用是通阳化气行水，表证有无，不居主要地位。

**2. 蓄血**

少腹急结或硬满[17]，如狂发狂[18]，小便自利[19]，脉沉涩或沉结[20]，或身体发黄[21]，乃邪热与瘀血结于下焦少腹部位的一种病变，桃核承气汤主之。

桃仁五十个（去皮尖），大黄四两，桂枝二两，甘草二两，芒硝二两。

方解：此方即调胃承气汤加桂枝、桃仁。桃仁活血通瘀，桂枝宣通经络，佐调胃承气汤之泻下祛热，使瘀热得从肠腑而出。

## 【注释】

[1] 三阳寒热头痛鉴别：太阳恶寒发热同见，头痛后头与项为甚。阳明发热不恶寒，头痛前额为甚。少阳寒热往来，头痛额角甚。

[2] 《难经》云："脉在肉上行。"正气抗邪向外。

[3] 太阳经脉从头到足，行于背。

[4] 外邪侵袭，卫阳被郁，恶风恶寒与发热同时出现，但不言发热者，因有已发热或未发热之分。

[5] 阳浮则热自发，卫阳浮亢于外以抗邪，故发热。阴弱则汗自出，营阴不足。卫阳不固失其开阖作用，营阴不能内守，故汗自出，由于汗出，肌腠疏松，故脉虽浮而缓和软弱。

[6] 鼻鸣干呕是风邪壅塞，影响肺胃。

[7] 表虚与表实，乃相对而言。

[8] 柯韵伯：群方之冠，乃滋阴和阳，调和营卫，发汗解肌之总方也。

[9] 未发热者，寒邪初袭，卫阳被遏，未与邪争，是初病时短暂现象，不久便会发热。恶风与恶寒并无性质上的不同，只有程度上的差异。

[10] 体痛：卫阳被遏，营阴郁滞，筋骨失其煦濡，故痛，腠理密致无汗，正欲向外而寒邪束表，故脉浮紧。

[11] 肺合皮毛，皮毛闭塞无汗，影响肺气不宣，故喘。

[12] 表证仍在。

[13] 州都之官，津液藏焉。气化不行。

[14] 津液不升，饮水不解。

[15] 多饮而不化，水饮停胃则吐。

[16] 兼治：①水湿泄泻，小便无。②寒湿伤脾，水肿。③脐下悸，吐涎，眩晕。

[17] 瘀热阻滞，有形。

[18] 心主血，神明所出。热入血分，心气被扰，神明纷乱。

[19] 邪在血分，气化未受影响。

[20]血滞，脉道流行不畅。

[21]血瘀，营气不能敷布。

## 二、太阳病兼证治疗

太阳病未解，而又兼见其他证候，在治疗上既不能和太阳本病完全一样，亦与合病、并病不相同，与变证亦不一致，应该很好区别。

现将其主要兼证论述如下。

1. 太阳病兼项背强几几，乃项背部津液失却濡养所致。如属表虚汗出者，用桂枝加葛根汤[1-2]，如属表实无汗者，用葛根汤[3]（即桂枝汤加葛根、麻黄）。

2. 太阳病内夹水饮，如表实无汗，气喘咳嗽[4]、干呕[5]，或渴或噎[6]，或小便不利者[7]，属外寒夹饮，小青龙汤主之。

麻黄、芍药、细辛、干姜、炙甘草、桂枝各三两，五味子、半夏各半升[8]。

方解：本方以麻黄、桂枝、芍药行营卫而散表邪，以干姜、细辛、半夏行水气而止咳呕，以五味子之酸而敛肺之逆气，以甘草之甘而缓和诸药，即《黄帝内经》所谓"以辛散之，以甘缓之，以酸收之"之意。

3. 太阳病兼里虚不足，心中悸而烦者[9]，或阳脉涩[10]（浮取），阴脉弦[11]（沉取），腹中急痛者[12]，小建中汤[13]主之。

桂枝三两，炙甘草二两，大枣十二枚，芍药六两，生姜三两，胶饴一升[14]。

方解：从药物来看，是桂枝汤加胶饴，但方义与桂枝汤完全不同，桂枝汤主药是桂枝，旨在解表，本方主药是胶饴、芍药，旨在温养中脏。胶饴甘温，合芍药之酸，则酸甘化阴；合桂枝之辛，则辛甘养阳，合姜、草、枣养胃和中，故能温养中气而平补阴阳。

4. 伤寒，脉结代[15]，心动悸者[16]，此气血亏乏，心力不足，炙甘草汤主之[17]。

炙甘草四两，生姜三两，人参二两，生地黄一斤，桂枝三两，阿胶二两，麦冬半升，火麻仁半升，大枣三十枚，水酒各半煎。

方解：本方以炙甘草为君，合生姜、大枣，所以温养胃气以资营血之源，人参、桂枝补气通阳，生地黄、阿胶、麦冬、火麻仁滋阴养血，共奏滋阴生血、补气复脉之功，又加清酒，使之迅行脉道，又名复脉汤。

## 【注释】

［1］葛根辛、甘，微寒，解肌退热，鼓舞清阳，津液上行，宣通脉络。

［2］此方治鼻炎有效。

［3］表实无汗，照理应该用麻黄汤加葛根，何以葛根汤中仍是用桂枝汤加葛根、麻黄？因麻黄汤是发汗峻剂，汗泄太过，津液更不能输布筋脉，故仍用桂枝汤加麻黄、葛根，既能发汗，又不致汗泄太过。

［4］水气在上。

［5］水气在中。

［6］水气不输布。

［7］水气在下。

［8］烦躁者有加石膏之法。此方能治寒性哮喘及水肿。

［9］心筑筑然而动谓之悸，烦扰不宁谓之烦。阳气虚则心悸，阴血弱则心烦。此悸不同于水气凌心，此烦也非热扰胸膈。既是里虚不足，里急者当先救里，不管表证已解未解，总以救里为急矣。

［10］涩为气血虚。

［11］弦为肝气横。

［12］脾主大腹，急痛者乃土衰木横之兆。

［13］此方治虚寒性腹痛、虚劳久嗽诸不足、亡血失精、四肢痛、虚热、畏寒、胃溃疡、自汗等病。

［14］加黄芪治虚劳诸不足。

［15］结代脉是阴血大虚，真气不续。

［16］动悸者，筑筑然动而且快也，心动过速，比上条更重，说明心力不足。

［17］感染性疾病继发心肌炎，吴氏用加减复脉汤，近人加桑叶、木通，名清复汤。此方可治：①肺痿咳唾，痰热带血。②虚劳不足，汗出而闷。③冠心病，心功能不全。

## 三、太阳病变证治疗

太阳病为疾病的初期阶段，治之恰当，固能很快痊愈；治不如法，也容易引起变端。《伤寒论》中太阳病篇内容最多，亦较复杂，大部分是误治后变逆的证治，如误汗、误下、火逆等。这些变证的产生，虽然多是由于治疗不恰当引起的，但亦常有由于患者的体质关系，或受邪较重，而疾病自趋变化的。我们应根据证候的性质而辨证论治，有是证即可用是药，不必拘泥于误汗、误下、火逆而印定眼目。

### （一）误汗后变证

1.太阳病，发汗[1]，遂漏不止[2]，恶风[3]，小便难[4]，四肢微急，难以屈伸者[5]（此乃阳虚液泄）[6]，桂枝加附子汤主之。

即桂枝汤加附子一枚（炮）[7]。

方解：桂枝汤调和营卫，附子复阳固表。阳回腠密，则漏汗自止，恶风自罢。表固汗止，则津液自回，津回则小便自利，四肢拘急自伸。

2.太阳病，发汗后，身疼痛[8]，脉沉迟者[9]，乃汗后气营两虚，桂枝新加汤主之。

即桂枝汤加芍药、生姜各一两，人参三两[10]。

方解：发汗者，气营两虚，筋脉不荣，故身痛、脉沉迟，与表证之身痛由于卫阳被遏者有别，亦与少阴病真阳衰微者不同，营阴不足，故重芍药，气虚故加人参，加重生姜者取其振奋胃气。

3.太阳病若吐，若下后[11]，复发汗，心下逆满[12]，气上冲胸[13]，起则头眩，身为振振摇者[14]，乃脾阳不健而夹水饮，苓桂术甘汤主之[15]。

茯苓四两，桂枝三两，白术、炙甘草各二两。

方解：本方以术、草健脾以制水，苓、桂温阳以利水，脾运健，水气去，则诸症自除。

4.身无大热[16]，汗出[17]而喘[18]，乃热邪迫肺[19-20]，麻杏石甘汤主之[21]。

麻黄四两，杏仁五十个，石膏半斤，炙甘草二两。

方解：麻黄发汗，须合桂枝，不合桂枝而合石膏，但能宣畅肺气而治喘咳。石膏治阳明大热须合知母，不合知母而合麻黄，则能宣泄肺家郁热，更以杏仁苦降宣肺以佐之，甘草甘缓以和之，故本方作用不在发表，而在宣畅肺气，清泄肺热。凡肺热喘咳、外邪不甚者，无论有汗无汗，均可使用。

（二）误下后变证

1. 太阳病，桂枝证，医反下之[22]，利遂不止[23]，脉促者，表未解也，喘而汗出者，葛根黄芩黄连汤主之[24]。

葛根半斤，黄芩三两，黄连三两，炙甘草二两。

方解：误下，阳邪尽陷于里，肠胃热盛上迫致喘而汗出，下迫遂利不止，葛根轻清升发，能从里达外，能从下腾于上，黄芩、黄连苦寒直清里热，坚肠胃以止泻，甘草和中，合为清热止利之剂[25]。

2. 太阳病，外证未除，数下之[26]，利下不止[27]，心下痞硬[28]，脾胃阳衰，表里不和者，桂枝人参汤主之。

桂枝四两，炙甘草四两，白术三两，人参三两，干姜三两。

方解：此即理中汤加桂枝，一以温补中焦之阳，一以解未尽之表，故能治中焦虚寒之利下不止，心下痞硬，且微兼表证者。

3. 患者素有痰水内积，误下后，邪热内陷，与之相搏，则为结胸证[29]，心下按之痛[30]，脉浮滑者[31]，小陷胸汤主之。

黄连一两，半夏半升，瓜蒌实大者一枚[32]。

方解[33]：热结于胸，故以黄连苦寒，苦以开其结，寒以解其热。热结不行，痰饮留聚，故以半夏之辛温滑利，化痰蠲饮，而散其滞结。瓜蒌实甘寒滑润，既可以佐黄连清热，又可助半夏化痰，痰热一除，结胸自愈。

4. 如患者胃气较虚，误下后邪热内陷而无痰水相搏，则为痞证[34]。痞者，按之柔软，或虽硬而无痛，自觉胸闷不舒之意，泻心汤主之[35]。

大黄黄连泻心汤证——心下痞，按之濡，关上脉浮[36]，乃热陷于胃，故治以苦寒清热消痞。大黄二两，黄连一两[37]（诸家认为应有黄芩）。

附子泻心汤证[38]——心下痞，复恶寒汗出[39]，乃热陷于胃，同时阳虚于外，故治以扶阳泻痞。大黄二两，黄连一两，黄芩一两[40]，附子一枚（炮），别煮，取汁[41]。

生姜泻心汤证——心下痞硬，干噫[42]食臭，腹中雷鸣下利，乃中土较虚，热陷成痞，胃气未和，复夹水寒所致，故治以散水泻痞。生姜四两，炙甘草三两，人参三两，干姜一两，黄芩三两，半夏半升，黄连一升，大枣十二枚[43]。

甘草泻心汤证——心下痞硬，下利日数十行，食谷不消[44]，腹中雷鸣[45]，干呕[46]，心烦，乃胃中虚甚，客气上逆，但不夹水气，治以补中和胃泻痞[47]。炙甘草四两[48]，黄芩三两，干姜三两，半夏半升，大枣十二枚，黄连一两（诸家均认为应有人参）。

半夏泻心汤证——心下痞满，呕而肠鸣，尤以呕为主证，乃中虚热聚而胃气上逆，治以降逆泻痞。半夏半升[49]，黄芩、干姜、人参、炙甘草各三两，黄连一两，大枣十二枚[50]。

5. 若心下痞硬，噫气不除者，旋覆代赭汤主之[51]。

旋覆花三两，代赭石一两[52]，人参二两，半夏半升，炙甘草三两，生姜五两，大枣十二枚。

方解：病由气虚不运而无热聚，故不用黄芩、黄连，且无水寒下利，故不用干姜，而气逆为甚，故于补中和胃方中，加旋覆花降逆，代赭石重镇[53]。

6. 若邪热流连胸膈，尚未陷入心下[54]，为心中懊恼[55]，不能安眠，甚则胸中痞塞者[56]，栀子豉汤主之。

栀子十四个，香豉四合[57-58]。

方解：本方之作用为泄热除烦，栀子苦寒，善泄郁热，使热邪不留扰胸膈，香豉轻浮上行，化浊为清，能透邪解郁，方简而效确。

（三）火逆变证

火法如烧针、温熨、火熏、艾灸等，意在温阳发汗。误用生变，多属火邪内攻，如吐衄、烦躁、谵语、咽痛等，此等病变，已转属他经，故太阳病篇不载，所载者乃汗出[59]多而心气受损的病变，见证惊狂卧起不安[60]者，桂枝去芍药加蜀漆牡蛎龙骨救逆汤[61]主之。

桂枝三两，炙甘草二两，生姜三两，大枣十二枚，蜀漆三两，牡蛎五两，龙骨四两。

方解：汗多则阳气虚，故以桂枝汤复其表阳，去芍药之酸寒，以亡阳不宜寒之故，重加龙骨、牡蛎，一以复心阳，一以敛汗，至于蜀漆[62]之用，诸家谓取其通泄阳邪，其实于证不合，有疑是茯苓之误，颇有理。

## 【注释】

[1] 误用麻黄汤，或发汗不得其法。

[2] 汗出淋漓。

[3] 汗多阳气外泄。

[4] 汗多津液消耗。

[5] 《难经》云："液脱者，骨属屈伸不利。"

[6] 尚未到亡阳程度，故不用四逆辈。

[7] 此方可治产后风，汗多头眩，亦可治阳虚自汗。

[8] 身疼痛，是表证犹未解。

[9] 但不现浮脉而反沉迟，是阳气阴血两伤。

[10] 此方可治风湿病在表而偏虚者。

[11] 汗吐下后，阳气已受损伤。

[12] 水气停蓄于中。

[13] 水气上逆。

[14] 脾阳式微。

[15] 此方可治脾虚泄泻兼胸中满者。此方乃治痰饮、用温药和之的祖方。

[16] 表热不甚。

[17] 里热迫汗自出。

[18] 肺为热郁，肺气不宣故喘。

[19] 兼咳嗽不爽，舌苔黄，但未伤津之候。

[20] 麻黄汤证是表实，无汗而喘，身热，脉浮紧，此是里热，而表热不甚，故有汗而喘，脉浮滑数。

［21］①治热性哮喘。②治肺炎。

［22］表邪下陷于里。

［23］《素问·至真要大论》云：“暴注下迫，皆属于热。”

［24］葛根芩连汤证之喘而汗出，与麻杏石甘汤证之汗出而喘应进行鉴别：葛根芩连汤证之喘而汗出，乃因热盛于里，故呼吸气粗似喘，喘而致出汗，故并无痰嗽的肺家病变，而有下利的胃肠病变。麻杏石甘汤证之汗出而喘，是说发表之后，出了汗，表证渐微，但里热仍盛，故虽然发表出汗后，还有肺热喘咳见证，并无胃肠病变的下利。

［25］治热利之祖方。

［26］正气内伤。

［27］邪陷于里。

［28］中阳虚而气机不运。

［29］热与水结为大结胸，热与痰结为小结胸。

［30］心下至少腹硬满而痛不可近者，为大结胸，现只在心下，按之始痛，故病较轻。

［31］浮为阳热，滑为有痰。

［32］附大陷胸汤：大黄、甘遂、芒硝。

［33］清代马元仪善用此方治伤寒温病。张路玉说凡咳嗽面赤，胸胁常热，手反凉，脉盛者。此方有良效。

［34］常有不经误下而成痞者。

［35］此等证都是热邪内陷于胃，而胃气稍偏于虚者之治法，而一般胃炎也。若属温热暑湿之邪不虚者，则人参、生姜、大枣可除，王孟英有昌阳泻心之法。

［36］浮为阳邪，中焦有热。

［37］此方治血证，又治钩端螺旋体病发黄。

［38］用麻沸汤渍之，绞去滓，服。

［39］无头痛发热之表证，则恶寒，汗出是阳虚矣。

［40］三黄仍用麻沸汤浸取汁。

［41］同和服。

［42］噫即哕，这句是说，哕气带有食物臭味。

［43］以生姜为君，即半夏泻心汤减干姜之量，加生姜四两，此方可治病后胃虚，强食过度成痞。

［44］脾胃受下法损伤。

［45］气流走动。

［46］胃虚气上逆。

［47］此方可治噤口痢。

［48］以甘草为君，而半夏泻心汤加重甘草为四两。

［49］以半夏为君，此方可治霍乱。

［50］石菖蒲、黄芩、黄连、半夏、紫苏叶、厚朴、竹茹、枇杷叶、芦根。昌阳泻心汤治霍乱后，胸前痞塞，汤水碍下，或渴或呃，此泻心汤证也。何必另立治法？以暑热秽浊之邪与伤寒不同，故无泻心汤为引用，岂徒无益已哉。兹以石菖蒲为君，辛香不燥，一名昌阳者，谓能扫涤浊邪，而昌发清阳之气也，合诸药以为剂，共奏蠲痰泄热，展气涌津之结，已历验不爽矣。

［51］经汗吐下之后，胃气虚弱，清气不升，浊气夹饮上泛，虚则痞硬而不痛，浊气上逆则干噫不除，而无食臭，与生姜泻心汤证不同。

［52］分量太少，疑误。一两即一钱二分多，又分三服，每服数分，何以重镇乎？

［53］代赭石、旋覆花——降气镇逆；生姜、半夏——和胃化饮；人参、炙甘草、大枣——补益胃气。前二组药物可浊降，后二组药物可清升，共用则痞噫自除。

［54］无形邪热留扰为患，心神受其干扰。

［55］烦乱不宁。

［56］比懊侬更进一步，但仍不至于痛，故未可用陷胸。

［57］原文有"得吐，止后服"，故后世注家多认为此乃催吐之剂，随文敷衍，皆未经临床之谈，原文可能有误，此方并不催吐。

［58］王孟英《霍乱论》云："栀子苦寒，善泄郁热，豉经蒸腐，性极和中，如偶以金银花、竹叶清暑风，配以白豆蔻、石菖蒲宣秽浊，湿甚者臣以滑、朴，热胜者佐以芩、连，同木瓜、扁豆则和中。合甘草、鼠粘而化毒。其有误投热药而致烦乱躁闷者，亦可借以为解救，厥功懋矣！"

［59］心阳外泄。

［60］神明失守。

［61］桂枝加附子汤证是伤卫阳（见前），此方证是伤心阳，真武汤证是伤肾阳。

［62］蜀漆即常山苗，苦寒有毒，劫痰催吐，克伐正气，于证完全不对，有些注家解释得神乎其神。其言曰："先煮蜀漆，使其飞腾，劫去阳分之痰，以救散乱之神明，并赖其性急引领龙牡镇惊固脱。"可谓信口开河。

# 第二节　阳明病

阳明就是"两阳合明"之意，也就是指太阳病少阳病进一步发展，而为阳气亢旺、邪热最盛的阶段。阳明病[1]其病理是"胃家实"，实即邪盛，不专指实滞，若不夹燥矢则为阳明经证，夹燥矢则为阳明腑证，都是胃肠实热里证[2]，如果胃气虚弱，中阳衰惫，太少之邪必从虚化寒，故曰："阳明为三阴之外蔽。"

阳明病形成的原因有三：①所受病邪较重，发汗解表后未能逐邪外出，依然传里化热。②病者阳气素盛[3]，外邪最易入里化热。③过用辛温发汗，误治伤津，或早用攻下，耗伤阴气[4-5]。

"阳明居中土，万物所归"，故三阳之邪可向里发展为阳明病，即三阴之邪，当正气恢复，阴退阳盛，亦可转归阳明，是为出路。

阳明病主要脉证——脉大[6]，身热[7]，自汗出[8]，不恶寒[9-10]，反恶热[11]。

## 一、阳明病类型和治疗

### （一）经证

经证是阳明无形邪热，怫郁于里，主要脉证是壮热、汗出，不恶寒，反恶热，口渴[12]，脉洪大。若热极阳郁不伸，四肢厥冷，脉沉而滑，白虎汤主之。

石膏一斤，知母六两，炙甘草二两，粳米六合。

方解：石膏辛寒，辛能解肌热，寒能清胃火，辛能走外，寒能沉内，两擅内外之能，故以之为君，知母苦寒泻火，故以之为臣，粳米、甘草生津液，养胃气，使大寒之剂无损伤脾胃之虑。

若大汗出，心烦口燥，脉大而芤，微喘，甚则鼻扇者，乃热伤气阴，汗出过多所致，白虎加人参汤主之[13-14]。

即原方加人参三两。

（二）腑证

腑证是阳明邪热与宿垢糟粕相搏，成为痞满燥实之证，按其程度不同，可分为四个类型。

**1. 大承气汤证[15]**

阳明腑证，日晡潮热，谵语，烦躁，腹胀坚满，疼痛拒按，甚至喘冒不得卧，腹中矢气频转，大便秘结，或热结旁流，脉沉实或迟滑，宜急下其痞满燥实，大承气汤主之。

若热灼神明[16-18]，谵语如见鬼状，昏不识人，循衣摸床，惕而不安，直视微喘，或目中不了了，睛不和，里邪壅塞，销烁气阴，宜急下存阴，大承气汤主之[19-20]。

若四肢厥逆[21]，面赤溲迟，腹满坚痛，脉沉有力，此火极似水，热深厥深，宜下其热结，大承气汤主之。

大黄四两，厚朴半斤，枳实五枚，芒硝三合（先煮枳实、厚朴）。

方解：大黄苦寒荡涤实热，厚朴、枳实苦辛破气导滞，使大黄泻下之力更强，配芒硝咸寒泻火，软坚润燥，合而为泻下峻剂。

**2. 小承气汤证**

阳明腑证，不大便，或大便硬，谵语，潮热，心烦，腹部胀满[22]而坚痛较轻，脉实或滑数者，小承气汤主之。

大黄四两，厚朴二两，枳实三枚（大者），三药同煎。

方解：去芒硝之软坚，减枳实、厚朴之量，且三药同煎，泻下功已减，故曰小承气汤[23]。

### 3.调胃承气汤证

邪热初传阳明，肠中燥热，胃气不和，腑实未甚，或误用汗下，津液亏耗，肠中干燥，腹胀不大便，或热结旁流，心烦谵语，宜调和胃气，调胃承气汤主之[24]。

大黄四两，芒硝半斤，炙甘草二两。

方解：去枳实、厚朴之破气，加甘草之和养胃气，以缓芒硝、大黄之急，是泻下的缓剂。

### 4.脾约证

由于汗出多，小便数，津液外越，而胃中有热，脾阴不足，以至大便坚硬难下，此名脾约，宜润燥通肠，麻子仁丸主之。

麻子仁二升，芍药半斤，枳实半斤，大黄一斤，厚朴一尺，杏仁一升。

方解：大黄、枳实、厚朴即小承气汤，改为蜜丸，不但用量大减，而作用亦缓，无泻下之力，而有导滞通便之功，合芍药滋脾阴，火麻仁、白蜜润肠，杏仁降肺气，成为润下之剂。


## 【注释】

[1] 太阳病，若发汗，若下，若利小便，此亡津液，胃中干燥，因转属阳明。

[2] 经证与腑证之分，在于肠中燥矢之有无，常有经证未罢，腑证已成者，亦有初传阳明即现腑证者，亦多始终散漫为经证，不里结者。

[3] 津液素虚。

[4] 太阳病，服桂枝汤，大汗出，大烦渴不解，脉洪大，白虎加人参汤主之。

[5] 少阳病不可发汗，发汗则谵语，此属胃。

[6] 洪大有力，阳热内盛。

[7] 日晡甚，蒸蒸发热，与太阳翕翕发热不同。

[8] 液为热迫，腠开汗出。绵绵不绝，有如蒸炊，与桂枝证汗出不爽有别。

[9] 无表邪。

［10］在腠开汗多情况下，今有背微恶寒，或时时恶风。

［11］里热甚。

［12］口干舌燥，渴喜冷饮不止，与五苓散证得水则呕不同。

［13］温疟，骨节疼烦，时呕，加桂枝；阳明湿温，脉长大，汗多身重，胸痞加苍术；气血两燔，加生地黄、麦冬，即玉女煎；加玄参、犀角，即化斑汤。

［14］加葛根，治阳明头痛。

［15］胃家实。

［16］阳明兼见少厥，热邪吸尽阴液。

［17］脉弦者生，涩者死。

［18］引吴又可"注意逐邪，勿拘结粪"一段话。

［19］三承气比较：①调胃承气汤（实而燥坚）：大黄、芒硝、甘草。②大承气汤（痞满燥实坚）：大黄、芒硝、厚朴、枳实。③小承气汤（实而痞满）：大黄、厚朴、枳实。④大黄——泻实，厚朴——除满，枳实——泻痞，芒硝——润燥软坚，甘草——和中。

［20］此病邪浑正竭，急下之中还须扶止，单用大承气汤恐不胜任，陶氏有黄龙汤，即本方加人参、当归、大枣、甘草。

［21］真热假寒。

［22］邪滞内阻，气机不定。

［23］下法的禁忌：①表未解不可下。②邪热在经不可下。③邪在上焦不可下。④胃气虚寒不可下。⑤营血虚衰不可下。⑥津亏便秘，而非邪实者不可下。

［24］津亏之甚者，舌质干红，苔燥裂，可加增液汤。

## 二、阳明病变证治疗

### （一）栀子豉汤证

阳明病下后，余邪未尽，留于胸膈之间，或邪从太阳内传，蕴结膈上，尚未归并中焦，出现心中懊侬而烦，饥不能食，但头汗出，舌有黄苔等，宜用栀子豉汤宣透膈间邪热（方见太阳病篇）。

（二）猪苓汤证

阳明里热，下移膀胱，水气不得下溲，出现脉浮发热，渴欲饮水[1]，小便不利，舌赤苔黄（此与五苓散证之主要辨别）者，猪苓汤主之。

猪苓、茯苓、泽泻[2]、滑石[3]、阿胶[4]各一两。

方解：五苓散证是太阳表邪传入膀胱，阳气不行，故用辛温温阳化气行水，猪苓汤证是阳明热邪传入膀胱，热盛伤津，水气不行，故用咸寒滋阴清热行水，此五苓散用桂枝、白术，猪苓汤用阿胶、滑石，不同之点在此。

（三）发黄证

阳明病发黄的原因是"瘀热在里"，所谓"瘀热"，是指湿热痰热不行，故阳明病无汗，则热不能外越，小便不利，则水湿不能下行，热与湿郁于中土，故发黄。此为阳黄，与太阴寒湿所发之阴黄有别。

1.茵陈蒿汤证——阳明发黄，如橘子色；但头汗出[5]，小便不利，渴欲饮水，腹部痞满，此中焦瘀热内实，宜清热利湿兼泻实热，茵陈蒿汤主之[6]。

茵陈蒿六两，栀子十四枚，大黄二两，服后小便当利，黄从小便去。

方解：三药性味均属苦寒，苦胜湿，寒胜热，大黄佐茵陈则清泄之力更著，故阳黄兼里实者宜之。

2.栀子柏皮汤证——身热发黄，小便黄赤，无表里证[7]，宜清热利湿，栀子柏皮汤主之。

肥栀子十五枚，炙甘草一两，黄柏二两。

方解：栀子、黄柏均能清热利湿，因无腑滞腹满，故不用大黄之峻，而用甘草之缓。

3.麻黄连翘赤小豆汤证——本太阳病失于发汗，与阳明湿热交郁，表实无汗[8]，身痛发黄，小便不利，宜清热利湿兼解表邪，麻黄连翘赤小豆汤主之。

麻黄二两，连翘二两，杏仁四十个，赤小豆一升，大枣十二枚，生梓白皮一升，生姜二两，炙甘草二两。

方解：麻黄、杏仁、生姜外解表邪，连翘、赤小豆、生梓白皮清热利湿，大枣、炙甘草和中，合而为表里兼治之方，故阳黄兼表实者宜之。

## 【注释】

[1] 有呕吐，但无多饮则呕。

[2] 与五苓散同。

[3] 彼有表寒用桂枝，此有内热有滑石。

[4] 彼属阳气不足故用白术，此属阴虚有火故用阿胶。

[5] 剂颈而还。

[6] 先煮茵陈。

[7] 里指里实。

[8] 当有恶寒发热。

# 第三节　少阳病

少阳在三阳经中，其病位已离太阳之表，而未入阳明之里，故曰"少阳为枢"，是半表半里的病变，少阳病[1]由于邪不在表，故禁发汗，邪不在里，故禁攻下，邪不在胸膈之上，故禁催吐，而适用和解一法。

少阳病主要脉证——口苦，咽干，目眩，往来寒热，胸胁苦满，默默不欲饮食，心烦喜呕，脉弦细。

## 一、少阳病的治疗

主证——伤寒五六日中风，往来寒热，胸胁苦满，默默不欲饮食，心烦喜呕，或胸中烦而不呕，或渴，或腹中痛，或胁下痞硬，或心下悸，小便不利，或不渴，身有微热，或咳者，小柴胡汤主之。

柴胡半斤，黄芩三两，人参三两，半夏半升，炙甘草三两，生姜三两，大枣十二枚。

若胸中烦[2]而不呕者[3]，去半夏、人参，加瓜蒌实[4]一枚；若渴，去半夏[5]加人参[6]合前成四两半，栝楼根[7]四两；若腹中痛[8]，去黄芩[9]加芍药[10]三两；若胁下痞硬[11]，去大枣[12]加牡蛎[13]四两；若心下悸[14]，小便不利者[15]，去黄芩[16]加茯苓[17]四两；若不渴[18]，外有微热者[19]，去人参[20]加桂枝[21]三两；若咳者，去人参、大枣、生姜，加五味子半升，干姜二两[22]。

方解：本方是和解少阳、旋转枢机之总方，柴胡解其外，黄芩清其内，则少阳之邪热可除，更以半夏降逆理气，以调枢机，人参、甘草、生姜、大枣补中和胃，助邪外达。仲景云："有柴胡证，但见一证便是，不必悉具。"当察其邪在半表半里所引起的疾患，即可用本方治疗[23]。

## 【注释】

[1] 胆热上腾则口苦，津为热灼则咽干，少阳风火上腾，目为之眩。寒热往来是寒热交替出现，恶寒时不热，发热时不寒，一日数发，无有定时，正不胜邪则恶寒，正胜邪则发热，乃邪正互争表现。胸胁为少阳经循行部位，无形邪热，故只觉苦满而无硬痛等痰水互相郁结。胆火犯胃，故默默不能食，火气上逆则心烦，木气横逆则侮胃善呕。肝胆属木，木应弦。

[2] 热聚胸膈不宜补。

[3] 胃气不逆不须降。

[4] 涤除胸中烦热。

[5] 热邪内迫伤津，去半夏之燥。

[6] 生津。

[7] 清热。

[8] 木横。

[9] 不宜苦寒伤中。

[10] 培土平木。

[11] 痰阻少阳之络。

[12] 甘壅滞气。

［13］软坚化痰。

［14］水气凌心。

［15］阳气不行水不下输。

［16］苦寒伤阳。

［17］淡渗通阳。

［18］津液未伤。

［19］表证未除。

［20］不须补。

［21］解表。

［22］咳者，水气上泛，肺气上逆，故不用人参之补，生姜、大枣之和营卫，加干姜、五味子，一以温肺，一以敛肺。

［23］本方运用得宜，可治诸多病证。①治疟。②治肋间神经痛。③治胃炎吐酸不食。④治热入血室。⑤治恶阻。

## 二、少阳病兼证变证治疗

### （一）兼太阳表不解证

发热，微恶寒，肢节烦疼[1]，心下支结[2]，微呕，此太阳与少阳同病，柴胡桂枝汤主之[3]。

桂枝一两半，黄芩一两半，人参一两半，炙甘草一两，半夏二合半，芍药一两半，大枣六枚，生姜一两半，柴胡四两。

方解：本证是太阳少阳同病，故合柴胡、桂枝二方，以两解太少之邪，因其症状较轻，故方药亦各取其半。

### （二）兼阳明里实证

少阳证具，见郁郁微烦[4]，心下急，腹满痛，呕不止者[5]，此少阳病兼阳明腑实，大柴胡汤主之[6]。

柴胡半斤，枳实四枚，生姜五两，黄芩三两，芍药三两，半夏半斤，大黄二两，大枣十二枚。

方解：此即小柴胡汤加减而成，因其存在少阳证，故用柴胡、黄芩，又因里实已成，故加大黄、枳实攻下，芍药缓痛和营。不用人参、炙甘草，恐其补中留邪，反阻碍攻邪作用，故本方为外解少阳、内通阳明之剂[7]。

（三）兼里虚证

伤寒阳脉涩，阴脉弦，腹中急者，此少阳病兼里气不足，先予小建中汤，后予小柴胡汤。

方解：脉浮取而涩，是里气不足，沉取而弦，是木来侮土，故腹中拘急而痛。里虚者先当救里，故先用小建中汤温中补虚，里虚得复，再以小柴胡汤以解少阳之邪（方见前）。

（四）邪气弥漫，虚实互见证

伤寒下后，胸满[8]烦惊[9]，小便不利[10]，谵语[11]，一身尽重，不可转侧[12]，此阳邪内陷，弥漫表里，虚实交错，柴胡加龙骨牡蛎汤主之。

柴胡四两，龙骨、牡蛎、黄芩、生姜、铅丹[13]、人参、桂枝、茯苓各一两半，大黄二两，半夏二合半，大枣六枚。

方解：方以小柴胡汤诸药以和解少阳，旋转枢机，使表里通彻，桂枝解外，以达邪于表，大黄攻实，以逐邪于里，龙骨、牡蛎、铅丹镇心神而止惊烦，茯苓利决渎而行小便，则错综复杂之邪可以内外尽解。

（五）上热下寒证

伤寒胸中有热，胃中有邪气，腹中痛，欲呕吐者，此邪热传里，其人胃气素寒之故，黄连汤主之[14]。

黄连三两，炙甘草三两，干姜三两，桂枝三两，人参二两，半夏半升，大枣十二枚。

方解：本方以黄连为君，清胸中之热，干姜为臣，温胃中之寒，虚则补以人参、炙甘草、大枣，更以半夏佐黄连以降逆止呕，桂枝佐干姜以散寒止腹痛[15]。

（六）夹热下利证

太阳少阳合病，自下利者[16]，黄芩汤主之。

黄芩三两，芍药二两，炙甘草二两，大枣十二枚。若呕者加半夏半升，生姜一两半。

方解：太阳少阳合病，病势趋外者，可用柴胡桂枝汤。而此则病势趋内，胆热下迫大肠，逼液下趋为利，故用黄芩苦寒清里热，合芍药敛阴，炙甘草、大枣和中，邪热清，阴液敛，则下利自止。

（七）热入血室[17]

妇人中风，发热恶寒，经水适来，得之七八日，热除而脉迟，身凉，胸胁下满，如结胸状，谵语者，此为热入血室，当刺期门。若续得寒热，发作有时，如疟状者，小柴胡汤主之。

方解：热退身凉，并非邪解，乃邪陷入血室，故血行凝滞而脉迟，邪热内郁，故为结胸，营血受邪，神明不安而谵语，期门乃肝之募穴，肝藏血，故用刺法泻其邪[18]。若寒热如疟，是正气有抗邪外出趋势，故用小柴胡助其旋转枢机，领邪外出。

【注释】

[1] 太阳表证，但不甚重。

[2] 少阳证，亦不甚重。

[3] 此少阳病向外解。凡病由里向外者必较轻，故用药亦轻。

[4] 原心烦变郁郁微烦。

[5] 原来胸胁苦满变成心下急，腹满痛，原来善呕变成呕不止，皆热邪向里传也。

[6] 凡病由外向内者，证较重。

[7] 此方可治胆囊炎、胆石症、胰腺炎，甚至腹膜炎、阑尾炎、急性肝炎。

[8] 少阳之胸胁苦满。

[9] 正虚心神浮越。

［10］三焦决渎失职。

［11］阳明热盛。

［12］阳明主四肢，少阳枢机不利。

［13］铅丹即黄丹，乃黑铅用硫黄、硝石煅后氧化而成赤黄色重粉末，辛微寒
　　　无毒，坠痰镇心，通神明。

［14］此方与半夏泻心汤相比，两方均能止呕，但彼有黄芩，此有桂枝。彼则
　　　呕吐兼胸痞，无腹痛，此则呕吐兼腹痛，并无胸痞。

［15］喻嘉言解释此方与小柴胡汤相比，小柴胡汤治表里之邪，故用柴胡、生
　　　姜、黄芩。黄连汤治上下之邪，故用桂枝、干姜、黄连。相同：人参、
　　　半夏、炙甘草、大枣。故加减用之，可治关格。

［16］伴有肛热下重。

［17］热入血室是指发病的成因，而不是指发病的部位，古人有时候强调"血
　　　室"是何物，莫衷一是，有说是冲脉，有说是子宫，有说是肝脏，其实
　　　三者之间皆有联系，而本论原文，并不指某一脏器，而是指热病过程中
　　　经水适来适断，因而热邪陷入血分为病。

［18］募穴在胸腹部体表，乃脏腑经气聚集之处，与脏腑生理病理有较大关系。

# 第四节　太阴病

脾与胃为表里。胃属阳明，脾属太阴。胃阳旺盛则邪从燥热而化，脾阳不足，则邪从寒湿而化，故阳明病属燥热伤津的里实热证，而太阴病则属寒湿为患的里虚寒证。又因脾胃同处中州，互为表里，所以两经见证可以相互转化，如阳明病而中气虚者，可转为太阴，太阴病而中阳渐复者，亦可转为阳明。又临床所见，凡三阳病而中气虚转为脾胃虚寒的证候者，称为"传经"；如里阳素虚，始病即见虚寒证者，称为"直中"[1]。

太阴病主要脉证——腹满而吐[2]，食不下[3]，自利益甚，时腹自痛[4]，口不渴[5]。

## 一、太阴病治疗

太阴病，自利不渴，腹满痛，食不下，或吐者，宜理中四逆辈。

理中汤方：人参、干姜、炙甘草、白术各三两。

方解：《伤寒论·辨太阴病脉证并治》中本无理中汤，只云"宜四逆辈"，现从《伤寒论·辨霍乱病脉证并治》中补出，方中以人参、炙甘草补益中气，白术健脾胜湿，干姜温中散寒，合而为脾阳不足、寒湿为患的主方，寒甚者加附子，一以补火生土，一以同干姜散寒。

## 【注释】

［1］太阴病是局部虚寒证，少阴病是全身虚寒证。

［2］脾脏虚寒，运化失职，气机不行，故腹满，此腹满应与阳明腹满相鉴别，阳明有形热结，满痛必甚，而胀实拒按。太阴无形寒气，故"腹满时减"，不胀实，而充气，喜温喜按。

［3］吐而食不下，脾寒影响及胃也。下利溏白，或完谷不化，与热利不同。

［4］有时阵痛，与实证有别。

［5］或渴喜热饮。

## 二、太阴病兼证、变证治疗

有下利腹痛的里虚寒证，又有身体疼痛的太阳表证，在这种里虚夹表的情况下，当先温里，再治其表，温里用理中汤，解表用桂枝汤。也可以用桂枝人参汤（即理中汤加桂枝，方见太阳病篇）表里同治。

太阳病误下后，表犹未解，又引起腹满时痛，也属太阴病范畴，但没有自利呕吐，不属虚寒，而仅由于误下所伤，故不用四逆汤或理中汤，而用桂枝加芍药汤治疗，重用芍药和脾而除腹痛，仍用桂枝汤以解表邪。方即桂枝汤加芍药成六两。

# 第五节 少阴病

少阴病的性质，总的来说属于全身性虚寒证。少阴包括心肾二脏，为人身根本，心肾功能衰减，抗病力量薄弱，则为少阴病变。由于少阴本阴而标阳，故既可从阴化寒，又可从阳化热，因而临床见证有寒化和热化两种不同类型。

## 一、少阴寒化证治疗[1]

寒化证是少阴病的主要类型，多为阳气不足，病邪入里，从阴化寒，呈现全身性的虚寒证。主要脉证：无热恶寒，脉微细，但欲寐。根据其证候不同，分述如下。

### （一）阳虚阴盛，厥逆下利证

寒化证的主要病机是阳虚阴盛，两者互为因果，阳气虚导致阴寒盛，阴寒盛亦可使阳气虚，但毕竟以阳虚为主因，故治疗上重在扶阳抑阴。因其证候不同，方药亦随之而变。

**1. 阳微肢厥下利证**

四肢厥逆[2]，脉沉微而细，下利清谷[3]，不能食[4]，或食入即吐，乃脾肾阳虚，治以回阳救逆，否则，烦躁不安等虚阳外脱危象必接踵而至，四逆汤主之。

炙甘草二两，干姜一两半，附子一枚（生）。

方解：附子温肾回阳，生用则力猛效捷，干姜温中散寒，佐以炙甘草甘温补中，则逐阴回阳之功更著，肾阳鼓，脾阳振，阴寒消，则脉升，利止，肢温。

**2. 阴盛于内，格阳于外证**

下利清谷，里寒外热，手足厥逆，脉微欲绝[5]，反不恶寒，其人面色赤者，乃里寒太甚，阳气被格于外，故见外假热象，病势较前为重，通脉四逆汤主之[6]。

炙甘草二两，附子大者一枚（生），干姜三两（强人可四两）。

方解：本方与四逆汤药味相同，而剂量有异，因病势危急，非大剂扶阳抑阴则不足以挽救将脱之阳，故附子用大者一枚，而干姜加倍，服后脉出则病愈，故名"通脉四逆汤"[7]。

**3. 阴盛于下，格阳于上证**

恶寒[8]，四肢厥冷，脉微，下利，面赤[9]，此阴盛于下，阳浮于上，治宜祛阴寒，宣通上下阳气，白通汤主之。若服后下利不止，厥逆无脉，面赤干呕而烦者，乃阳药为阴寒所格[10]，白通加人尿、猪胆汁汤主之[11]。

白通汤：葱白四茎，干姜一两，附子一枚（生）。

白通加人尿猪胆汁汤：上方加人尿五合，猪胆汁一合[12]。

方解：阴盛格阳于上，故证如四逆，而多面赤，但不发热，仍有恶寒，又与通脉四逆证之格阳于外者不同，故于干姜、附子回阳祛寒之中，去甘草之缓，加葱白之宣通上下阳气。服后症不减，反而无脉，干呕心烦者，是下焦寒甚，阳药为阴寒格拒不下，故于温热药中加人尿、猪胆汁苦咸寒降之品，为反佐疗法。

（二）阴盛阳虚水气为患证

少阴寒化证候，除了上述的厥逆下利病变外，还能导致水气为患。固足少阴肾为寒水之脏，肾阳衰微，水气不能蒸化，则潴留为患。

**1. 阳虚气弱，寒邪郁滞证**[13]

口中和，背恶寒[14]，身体痛，手足寒，骨节痛，脉沉，此乃阳气衰微，水寒之气失却运化，浸渍于筋脉骨节之间，治宜温补元阳以运水湿，附子汤主之[15]。

附子二枚（炮），茯苓三两[16]，人参二两，白术四两，芍药三两。

方解：本方以熟附子温经助阳，散寒镇痛，茯苓、白术培土利水，芍药宣通血痹，人参辅助正气，合成温经散寒、化水镇痛而偏重于温补元阳的方剂[17]。

**2. 下焦阳虚，水气不化证**

腹痛下利，小便不利，四肢沉重疼痛，身瞤动，振振欲擗地，心下悸，头眩，此脾肾阳虚，水气内外横溢为患，治宜温阳行水，真武汤主之[18]。

茯苓三两，芍药三两，生姜三两，白术二两，附子一枚（炮）[19-20]。

方解：本方以茯苓、白术培土利水，熟附子、生姜温阳散水，芍药宣通血痹，与附子汤仅差一味，而作用不同。附子汤附子用量较重，配人参而不配生姜[21]，是以偏于温补元阳。本方附子用量较轻，配生姜而不配人参，是以偏于温散水气[22]。

### （三）虚寒滑脱下利脓血证

下利脓血[23]，滑脱不禁[24]，小便不利[25]，腹痛[26]，口中和，此乃脾肾阳虚，下焦不固，营血阻滞，治宜温中散寒，涩肠固脱，桃花汤主之[27]。

赤石脂一斤（一半全用入汤，一半筛末和服），干姜一两，粳米一斤[28]。

方解：赤石脂涩肠止痢，干姜温运中阳，粳米补益脾胃，且赤石脂一半筛末和服，尤能发挥其固涩作用[29]。

## 【注释】

[1]"无热恶寒者，发于阴也"，即《黄帝内经》所言"阳虚则外寒"，此与太阳病未发热而恶寒者不同，少阴恶寒，在阳气未复之前必不能自罢，衣被覆盖亦难解，脉微细，微为阳气虚，细为血不足。"阳气者，精则养神"，今阳气不足，故有神情衰惫和迷糊状态，非真能入睡也。

[2]冷过肘膝。

[3]火衰土败。

[4]中下焦阳微，阴寒上逆。

[5]病更甚。

[6]柯韵伯说：四逆及通脉四逆应有人参。

[7]陶节庵有回阳救急汤，用附子、肉桂、干姜回阳逐阴，人参、五味补敛元气，六君子汤补中涤痰（亡阳之证多寒痰上涌，此与现代医家所言呼吸衰竭相似），又加麝香强心通脉，比四逆诸方强得多。

[8]有恶寒，不是格阳于外。

[9]阴盛于下，格阳于上，以此两症为主（下利、面赤）。

［10］病情甚重。

［11］"热因寒用""甚者从之"。

［12］"服汤，脉暴出者死，微续者生。"暴出者是无根之阳发露无遗，微续者是被抑之阳，来复有渐。

［13］阳气不行，水寒郁滞浸渍于筋骨肌肉之间，故身体骨节痛，此证是肾阳虚衰，寒邪不太重，故只是手足寒，并无厥逆。

［14］白虎汤证亦有背恶寒，但口中燥热，此则口中和，说明非热象，而是虚寒。

［15］此大温大补为少阴固本御邪之剂也。

［16］附子配茯苓，善于行水。附子配白术，善治风湿痹重。附子配白芍，善治内外诸痛。附子配人参，善于补益元阳。

［17］①治风寒湿痹。②治冠心病，阳气不足者。③妇人妊娠虚寒、胞冷。

［18］真武汤用生姜，附子汤用人参，药差一味，而作用不同，可知配方之妙。

［19］四逆汤、白通汤用生附子，长于温经散寒，性烈而走，佐干姜则温经散寒之力更著。附子汤、真武汤用熟附子，长于温阳补火，性缓而守，配生姜则益阳逐饮，配人参则壮阳益气。芍药与附子同用，刚柔相济，宣通血痹而止痛，故附子汤借以治肢体疼痛，真武汤借之治肢体沉重腹痛。

［20］①治慢性肾功能不全、心源性水肿。②治慢性支气管炎。③治高血压（阳虚型）。

［21］白术加倍。

［22］五苓散、苓桂术甘汤功效为通阳利水，主要是因为有桂枝。真武汤有附子，所以功效是温阳利水。

［23］色泽暗晦。

［24］无里急后重。

［25］津液从后阴而泄。

［26］寒邪郁滞。

［27］寒性下利脓血——色暗晦，腥而不臭，成块不胶黏，滑脱失禁；热性下利脓血——色鲜红，臭而不腥，胶黏不成块，里急后重。

[28] 涩可固脱——赤石脂；辛可散寒——干姜；甘可补中——粳米。此方用
炮姜较好。

[29] ①治久泻久痢。②治肠伤寒肠出血。③治小儿疳泻。

## 二、少阴热化证治疗[1]

少阴热化是阴虚阳盛，与寒化的阳虚阴盛恰恰相反，根据原文的精神，少
阴热化证候大致可分为四个类型。

### （一）阴虚火旺证

少阴病，得之二三日以上，心烦，不得卧，口燥咽干，脉细数，舌赤，乃
里邪从火化热，灼伤阴液，水亏不能上济心火，治宜育阴清火，黄连阿胶汤主
之[2]。

黄连四两，黄芩二两，芍药二两，鸡子黄二枚，阿胶三两。

方解：黄连、黄芩清心中之烦热，阿胶滋养肾阴。鸡子黄佐黄芩、黄连于
泻心中补养心血，芍药佐阿胶于补阴中敛阳气，且苦寒之气必得精血有情之属
配伍，才能使心肾交合，水升火降，则心烦不寐自疗[3]。

### （二）阴虚水热相搏证

少阴病，下利[4]，小便不利，咳嗽，呕吐[5]，口渴，心烦不得眠，此乃阴
虚而热邪与水相搏，水气不化，治宜育阴清热利水，猪苓汤[6]主之（方见阳明
病篇）。

### （三）下利伤阴虚火上浮证

少阴病，下利、咽痛[7]，胸满心烦[8]，此乃下利损及脾阴，脾气不健，而
虚火上浮为患，治宜滋阴降火，健脾止利，甘润平补之剂，猪肤汤主之[9]。

猪肤一斤，白蜜一升，白粉五合。

方解：猪肤滋液润燥，白蜜甘寒养阴，阴液复则虚火降，白粉即米粉，甘缓
和中，扶脾止利，三物合用，既能滋阴降火，又能健脾，为滋润和平之剂[10]。

（四）客热咽痛证

少阴病，二三日，咽痛者，乃邪热客于少阴之经脉（少阴经循喉咙），治宜轻宣清火，桔梗汤主之[11]。

桔梗一两，生甘草二两。

方解：伤寒诸方用甘草者皆炙，唯此生用，取其甘平清火解毒，能除客热，配桔梗升散开结，以利咽喉，为治咽喉痛之祖方。

## 【注释】

[1] 得之二三日以上，包括四五日、六七日，少阴寒化之证，得之甚急，救治须早，若四逆等证，不待二三日而死关，今得之二三日以上，说明并非寒证，而是从阳化热，并不像虚寒证那么急剧，许多注家泥执日数传经，阴阳变化，晦涩难懂。心烦不得卧，乃心火有余，肾水不足，水不升，火不降，故心中烦热，口燥咽干，不能入寐，并无栀子豉汤之懊侬不安、胸膈不舒等症，而舌质红绛，并无黄白苔。

[2] ①治温病伤阴火炽。②治血痢，火伤阴络。叶氏去黄芩，加天冬、生地黄，治火不甚盛而肾水虚者。沈仲圭去黄芩，加麦冬、龙齿、茯神、夜交藤，增强其镇心安神之效。沈越亭去黄芩、黄连，加牡蛎、菊花、生地黄、女贞子、童便，增强其息风作用。

[3] 猪苓汤证之心烦不得眠与黄连阿胶汤证有区别，彼是阴虚阳亢，此是阴虚夹水气，水热互结，心气不行，亦有不得眠。

[4] 下利之故，津从便泄。

[5] 水气上逆肺胃，故咳、呕。

[6] 真武汤证寒与水结下利，猪苓汤证热与水结亦下利，彼属寒，故有腹痛、四肢沉重，此属热，故有心烦不眠、口渴。

[7] 少阴肾经循喉咙，此咽痛不甚红，亦不肿，不化脓。

[8] 热注则下利，下利则阴更伤，阴伤而虚火上扰，故咽痛、胸满、心烦。

[9] 阴虚有火——黄连阿胶汤；阴虚夹水——猪苓汤；阴虚脾不健——猪肤汤。

［10］此补脾阴之祖方，可由此悟出补脾阴之法及脾阴不足之证治。

［11］此是客热，与猪肤汤之虚火不同，故咽喉有轻度红肿。

### 三、类似少阴病证治

少阴病寒化证中以四逆、吐利、烦躁为主证，但这些症状亦有因其他原因引起的，不能一见四逆、吐利、烦躁，都以为是少阴病，应该仔细鉴别。

#### （一）四逆散证

阳郁不伸[1]，其人四逆[2]，或咳[3]，或悸[4]，或小便不利[5]，或腹中痛[6]，或泄利[7]下重者，乃肝气郁结，阳气郁于里而不能透达于外，治宜疏肝解郁，四逆散主之[8]。

炙甘草、枳实、柴胡、芍药各十分为末，白饮和服方寸匕，日三服。

方解：柴胡疏肝解郁，枳实清热破滞，芍药宣通血痹，甘草缓肝之急，肝郁得舒，气血流通，则阳气不致郁结而得伸，故诸恙自愈，手足自温，故此方为疏肝解郁之祖方。

#### （二）吴茱萸汤证[9]

胃虚肝逆，浊阴上泛，吐利，手足厥冷，烦躁欲死者，治宜温中补胃，泄浊通阳，吴茱萸汤主之。

吴茱萸一升，人参三两，生姜六两，大枣十二枚。

方解：吴茱萸温中散寒降逆[10]，生姜化水止呕，合人参、大枣健胃和中，是阳明厥阴同治之法，为中虚阴寒上逆之主方[11]。

### 【注释】

［1］肝气郁结，阳气不达四肢。

［2］不如寒证之甚。

［3］肝气犯肺，少痰，气上冲。

［4］多出现于胁下，乃筋脉悸动之义。

［5］气机不畅，气滞则水不行。

［6］木乘土。

［7］肝之疏泄太过。

［8］日本和田东郭：余用此方于疫证及杂病多年，治种种异证，不可胜计，真稀世之灵方也。①治各种神经官能症而出现于胸胁部者。②治胃痛之由于肝气横逆者。③治急慢性肝炎。④治胆囊炎。⑤治慢性阑尾炎。⑥治腹痛下利及痢疾。⑦治肝气头眩。⑧肝火上郁于肺而成鼻渊。⑨治肝火犯肺吐血。⑩治月经痛。

［9］此证以吐为主，利次之，由于吐甚而导致手足厥冷（此四肢逆冷轻），烦躁，故不用四逆汤，而用吴茱萸汤。

［10］平肝泄胃浊之功甚捷。

［11］①治溃疡病、胃痛呕吐，属寒者。②治肝寒上逆，头目痛。③治产后中虚，食谷则呕。

## 四、少阴病兼证治疗

### （一）兼太阳表实[1]

发热恶寒无汗，足冷，脉反沉者，此乃太阳与少阴两感，治宜温经发表，麻黄附子细辛汤主之[2]。

麻黄二两，细辛二两，附子一枚（炮）[3]。

方解：阳气素虚患者，往往在出现太阳表证之时，兼见少阴虚寒之证。少阴里虚，故以熟附子温经，太阳表实，故以麻黄散寒，细辛既可助附子温经，亦可助麻黄解表。若病势较轻，则不用细辛而用炙甘草二两，以缓麻黄、附子之势，名为麻黄附子甘草汤。

### （二）兼阳明里实

少阴病，二三日以上，口燥咽干，腹胀硬满而痛，不大便，或下利清水，色纯青者，乃阴证转阳，阳明腑实，宜急下其实热，大承气汤主之，然必须审证确切，方可与之（方见阳明病篇）。

## 【注释】

[1] 太阳病发热恶寒无汗，并无足冷之阳虚证，脉应浮而不应沉，则太阳表证
而兼里气虚寒。少阴病足冷脉沉（尚未至下利厥逆），恶寒，但不应发热，
则少阴里寒证而兼太阳之表。此病当是体质虚寒之人而感受外邪，故表里
同病。所谓两感，治法既不能与太阳病相同，又不能与少阴病相同。

[2] 治肾寒久嗽，甚至声哑，清痰为沫。

[3] 附子用炮不用生，可知并非阴寒内盛，而是少阴阳虚。

# 第六节　厥阴病

厥阴病[1]是寒热错杂证。由于厥阴是三阴之尽，又是阴尽阳生之脏，故病
情演变多趋极端，不是寒极就是热极，而阴极生阳，阳极生阴，它的症状特点
就是寒热混同出现。其病理不外两端：一是上热下寒，阴阳各趋其极，阳并于
上则上热，阴并于下则下寒。二是阴阳胜复，由于阴阳之消长，出现四肢厥冷
与发热往复演变[2]。

## 一、厥阴病的治疗

### （一）乌梅丸证

厥阴病，消渴[3]，气上撞心，心中疼热，饥而不欲食，食则吐蛔，下之利
不止[4]，此乃邪热扰于胸膈，而阴寒在下，正气又虚，寒热虚实错杂之证，治
宜温下清上，益气补中，乌梅丸主之[5]。

乌梅三百枚（苦酒浸一宿），细辛六两，干姜十两，黄连十六两，当归四
两，附子六两（炮），蜀椒四两，桂枝六两，人参六两，黄柏六两，米饭与蜜
为丸。

方解：乌梅酒渍，益其酸，急泻厥阴；黄连、黄柏苦寒，以清膈上之热；

干姜、附子、蜀椒、细辛、桂枝辛热，以助下焦之阳；人参、当归以补中焦之气血，且蛔得酸则静，得苦辛则伏，故此方乃辛温祛寒、苦寒清热、制虫安胃之剂[6]。

（二）白头翁汤证

下利脓血，里急后重，渴欲饮水者，此乃厥阴阳热亢盛，灼伤血分[7]，治宜苦寒清泄，白头翁汤主之。

白头翁二两，黄连三两，黄柏三两，秦皮三两[8]。

方解：白头翁凉血清热，秦皮凉肝固下，黄连、黄柏泻中下焦之湿火，四药皆苦寒之性，苦味坚肠，故为清热凉血、燥湿厚肠之剂，是热痢主方。

（三）当归四逆汤证

厥阴病，手足厥寒，脉细欲绝者，此乃血虚受寒，阳气被郁，不能外达，治宜补血散寒，调和营卫，当归四逆汤主之。

当归三两，桂枝三两，芍药三两，细辛三两，炙甘草二两，通草二两，大枣二十五枚。若其人内有久寒，或头颠痛，干呕，加生姜半斤，吴茱萸二升。

方解：手足厥寒[9]，不如少阴厥冷之甚，脉细主血虚，非脉微之阳衰，故不能用少阴之四逆汤，方用当归补肝血而为君，细辛散肝寒为臣，桂枝、芍药、大枣甘调和营卫为佐，通草通利九窍经脉为使，诸药共奏补血散寒、调和营卫之功[10]。

（四）吴茱萸汤证

干呕，吐涎沫，头痛者，此乃中阳不振，厥阴寒气上攻，治宜温中益气，散寒降逆，吴茱萸汤主之（方见少阴病篇）。

【注释】

[1] 厥阴本脏应风木，与少阳相表里，相火内寄，下连寒水，为乙癸同源，上接君火，为子母相应，它本身就是一个阴阳寒热俱备的经脏。

［2］厥阴病之阴阳胜复，有四种情况：①热厥时间相等，是阴阳平衡，病有自愈可能。②发热时间长于厥冷时间，是阳胜阴，病将愈。③厥冷时间长于发热时间，是正气衰退，病情恶化。④厥回之后，发热不止，是为阳复太过，可变为热证。

［3］消渴是木火炽盛，津液被灼，引水自救；气上撞心，心中疼热，是肝气横逆犯胃，化火上扰。

［4］饥不欲食，食则吐蛔，是中焦虚寒，生化无权；蛔得食而动，故吐蛔。若见其上述热象误下之，则虚寒甚而利不止。

［5］乌梅丸可治：①阿米巴痢疾、慢性肠炎之久泻久痢。②蛔虫腹痛，胆道蛔虫症。③慢性胃炎，呕吐脘痛。

［6］得辛则伏，得苦则下。

［7］下迫大肠。

［8］曾有人试用白头翁汤治暑厥，有效；亦取其直折厥阴风火。

［9］血中有寒，非阳微也。

［10］当归四逆汤可治：①冻疮、腹中寒痛、休息痢、月经痛。②加生姜、吴茱萸，可治霍乱转筋、厥阴头痛、寒疝、恶露不绝。

## 二、厥阴病变证治疗[1]

1. 厥阴病，呕而发热者，乃正气未复，病邪从阴转阳，假少阳为出路，小柴胡汤主之（方见少阳病篇）。

2. 厥阴病，下利谵语者，乃厥阴邪热外出，与阳明宿滞相搏，小承气汤主之（方见阳明病篇）。

3. 厥阴病，下利后更烦，按之心下濡者，乃余热未清，留扰胸膈，栀子豉汤主之（方见太阳病篇）。

【注释】

［1］此三条皆阳气胜复，病从阴转阳，有自愈之机者。

## 三、厥逆正治

厥逆是厥阴病主要证候之一。由于厥阴是阴之尽，阳之始，故会出现阴阳的偏盛，兹将《伤寒论》中常见的寒厥、热厥、蛔厥、脏厥分述于下。

寒厥——下利厥逆，大汗出，身微热而恶寒，小便利，脉微欲绝者，乃阴寒内盛，虚阳外越，急温之，宜四逆辈（方见少阴病篇）。

热厥——脉滑而厥，口舌干燥，烦渴引饮者，乃邪热深入，郁结于里，阳气被阻，不能外达四肢，白虎汤主之（方见阳明病篇）。

蛔厥——脉微而厥，肤冷，病者静而复时烦，须臾复止，得食而呕又烦，常自吐蛔，此胃气虚寒，蛔虫内扰，乌梅丸主之（方见前）。

脏厥——脉微而厥，肤冷，躁无暂安时，乃无根虚阳飞越于外（原论无方）。


# 第七节　瘥后劳复

1.瘥后劳复者，乃余热未清，劳则浮越，枳实栀子豉汤主之。

枳实三枚，栀子十四个，豉一升。

方解：栀子泄郁热，香豉宣陈腐，则余邪可解，加枳实疏达气机，则表里调和，邪不可留。

2.伤寒瘥后，更发热，小柴胡汤主之，脉浮者，以汗解之，脉沉实者，以下解之。

3.大病瘥后，喜唾，久不了了，胸上有寒，当以丸药温之，宜理中丸（方见太阴病篇）。

4.伤寒解后，虚羸少气[1]，气逆欲吐[2]，此乃元气津液不足，兼有虚热，竹叶石膏汤[3]主之。

竹叶二把，石膏一斤，半夏半升，麦冬一升，人参二两，炙甘草二两，粳米半升。

方解：本方是人参白虎汤加减而成，病后虚热，非实火可比，故去知母之苦寒，方中以竹叶、石膏除烦清热，人参、甘草益气补中，麦冬、粳米滋养胃液，尤妙在半夏，一以调补药之滞，一以和中降逆，合为滋养肺胃阴气、以复津液之祖方。

**【注释】**

［1］正气已亏。

［2］余热未清。

［3］此方可治：①伤寒温病邪热伤津。②伤暑脉虚发渴。③伏暑成疟。④肺炎咳喘之由于肺胃津伤火盛者。

（1977年春东莞新医大学讲义稿）

# 第三章　温病学讲义

## 第一节　战国至元明时期温病学说发展概述

### 一、战国至魏晋时期

#### （一）《黄帝内经》有关论述

《素问·生气通天论》云："冬伤于寒，春必病温[1-2]。"

《素问·金匮真言论》云："夫精者，身之本也。故藏于精者，春不病温[3]。"

《素问·热论》云："今夫热病者，皆伤寒之类也，凡病伤寒而成温者，先夏至日者为病温，后夏至日者为病暑[4]。"

《素问·评热病论》云：帝曰："有病温者，汗出辄复热[5]，而脉躁疾[6]，不为汗衰，狂言[7]不能食[8]，病名为何？"岐伯曰："病名阴阳交，交者死也[9]。"

《素问·刺志论》云："气盛身寒[10]，得之伤寒[11]；气虚身热[12]，得之伤暑。"

《素问·论疾诊尺》云："尺肤热甚[13]，脉躁盛者，病温也；其脉盛而滑者[14]，病且出也。"

《素问·玉版论要》云："病温虚甚死。"

【按】这几条是《黄帝内经》论温病的主要经文，这几条经文说明：

①伤寒是外感病的总称，且明确指出，温病和暑病都属于伤寒（广义）范畴，都是热性病，只不过是发病的季节不同而已。②温病的成因，一是冬伤于寒，一是冬不藏精，而"冬伤于寒，春必病温"一语，成为2000多年来争论的焦点。③描述温病的脉象和部分临床表现，都是一派阳热亢盛、阴精损耗之象。

## 【注释】

[1]《素问·阴阳应象大论》云："喜怒不节，寒暑过度，生乃不固。故重阴必阳，重阳必阴。故曰：冬伤于寒，春必病温。"

[2]原文：凡阴阳之要，阳密乃固。两者不和，若春无秋，若冬无夏，因而和之，是谓圣度。故阳强不能密，阴气乃绝；阴平阳秘，精神乃治；阴阳离决，精气乃绝。因于露风，乃生寒热。是以春伤于风，邪气流连，乃为洞泄。夏伤于暑，秋为痎疟。秋伤于湿，上逆而咳，发为痿厥。

[3]与"冬不藏精，春必病温"不同。

[4]马元台注：此言温病暑病，各有其时，伤寒（广义）之发于冬者为正伤寒（狭义），其有所谓温病者，则夏至以前发者为病温。

[5]人之所以汗出者，皆生于春，春生于精，本素汗出，是邪却而精损，热应退，今汗出复热，是正不胜邪。

[6]汗出脉静则邪却，躁疾是精却而邪留。

[7]失志者死。

[8]精无俾也。

[9]交者交错之谓，阴液外泄，阳邪内陷。

[10]无发热但恶寒。

[11]推原受病之始。

[12]不恶寒，反恶热。

[13]前臂内侧，自肘关节至腕关节的皮肤。

[14]邪机向外。

（二）《难经》有关的论述

《难经·五十八难》云："伤寒有五，有中风，有伤寒，有湿温，有热病，有温病，其所苦各不同。中风之脉，阳浮而滑，阴濡而弱[1]；湿温之脉，阳濡而弱，阴小而急[2]；伤寒之脉，阴阳俱盛而紧涩[3]；热病之脉，阴阳俱浮[4]，浮[5]之而滑[6]，沉[7]之散涩[8]；温病之脉，行在诸经，不知何经之动也[9]，各随其经所在而取之[10]。"

【按】《难经》这一条是对《素问·热论》"今夫热病者，皆伤寒之类也"的阐释，进一步指出外感病（广义伤寒）包括五种不同的疾病，不但患者的临床症状不同（"其所苦各不同"），而且脉象也有差异。

## 【注释】

[1] 阳经之脉，风为阳邪，故阳脉浮滑，阳浮则阴不足故濡弱。

[2] 湿为阴邪，伤阳气，故阳脉濡弱，湿邪内盛故阴小而急。

[3]《伤寒论》中云："脉阴阳俱紧。"诸紧为寒，寒凝血不畅，故涩。

[4] 阳热亢盛。

[5] 浮取之。

[6] 热邪盛。

[7] 沉取之。

[8] 阴为热所伤。

[9] 温病之脉不一，中于何经即现何经之脉，徐洄溪曰："温病现何脉，越人无明文，当以《伤寒论》补之，风温之为病，脉阴阳俱浮是也。"

[10] 柳宝诒却说寒邪伏于少阴，随气而动，流行于诸经，路径多歧，随处可发。

（三）《伤寒论》有关的论述

《伤寒论·辨太阳病脉证并治》云："太阳病，发热而渴，不恶寒者，为温病[1]。若发汗[2]已，身灼热者[3]，名风温。风温为病，脉阴阳俱浮[4]，自汗出[5]，身重[6]，多眠睡[7]，鼻息必鼾[8]，语言难出[9]。若被下者，小便不利[10]，直视失溲[11]；若被火者，微发黄色[12]，剧则如惊痫[13]，时瘛疭[14]，若火熏之。一逆尚引日，再逆促命期。"

【按】本条指出温证的脉证，与太阳中风、太阳伤寒都有不同，同时较详细地描述误治后的变证。但仲景没有提出具体的治法和方药，以致后人众说纷纭[15]，有的说原书经兵火之余，亡佚了这一部分，有的说阳明病篇[16]就是专论温病的治法等，莫衷[17]一是。

## 【注释】

[1] 有人说是类伤寒与之鉴别，因太阳病必有恶寒也，尤在泾、方有执皆主新感，周禹载、章虚谷、王孟英皆主伏气，由内达外，无恶寒也。

[2] 辛温。

[3] 热邪更盛。

[4] 热邪充斥表里。

[5] 阴液外泄。

[6] 伤气。

[7] 热灼神明。

[8] 热邪充斥。

[9] 肺胃。

[10] 水源枯竭。

[11] 精神昏愦，二便失约。

[12] 阳热盛，水枯上燥。

[13] 神明进一步为热灼，较多眠睡为甚。

[14] 肝风内动。

[15] 各持异议。

[16] 陆老太爷说，即陆懋修。

[17] 决定。

（四）王叔和《伤寒论》有关的论述

《伤寒例》："《阴阳大论》云：春气温和，夏气暑热，秋气清凉，冬气凛冽，此则四时正气之序也。冬时严寒，万类深藏，君子固密，则不伤于寒，触冒之者，乃名伤寒耳。其伤于四时之气者，皆能为病，以伤寒为毒者，以其最成杀厉[1]之气也。中而即病者，名曰伤寒；不即病者，寒毒藏于肌肤，至春变为温病，至夏变为暑病。暑病者，热极重于温病也。是以辛苦之人[2]，春夏多温热病，皆由冬时触冒寒冷所致，非时行之气也。凡时行者，春时应暖而反大寒，夏时应热而反大凉，秋时应凉而反大热，冬时应寒而反大温。此非其时而有其气，是以一岁之中，长幼之病多相似者，此则时行之气也。"

【按】王叔和这段说得很清楚。他把所有的外感病分为三种：第一种是四时正病。他认为人体应该适应四时的寒暑递变，阴阳消长，才能康强无病，否则，春风、夏暑、秋燥、冬寒皆能致病，其中以伤寒为较重而已。第二种是寒邪伤人不即病，藏于肌肤而化热，至春变为温病，至夏变为暑病，这就是所谓"伏气"之病。第三种是由于气候反常（太过或不及），因而发生一种沿门阖户，不论长幼，病多相似的"时行病"。

王叔和这段理论，成为后世论述新感、伏气、时疫的蓝本[3]，赞同和反对者都据此发挥。

【注释】

[1] 既然如此，何以能伏藏？
[2] 贫穷不能如君子固密深藏。
[3] 著作所根据的底本。

## 二、隋唐至元明时期

王叔和以后，历南北朝至隋唐，对外感热病的理论仍沿袭仲景《伤寒论》之旧，《诸病源候论》虽有论温病热病证候四十条之多，而立论仍踵叔和，还没有成为系统。这一时期有些治疗温病的方药，仅散见于《外台秘要》《备急千金要方》诸书中。

北宋朱肱著《南阳活人书》，他明确指出《黄帝内经》所说的伤寒，是包括多种外感热性病，而"仲景方药缺者甚多，至于阴毒伤寒、时行瘟疫、温毒、发斑之类，全无方书"。因此，他把广义的伤寒分出"伤寒、伤风、热病、中暑、温病、温疟、风温、温疫、中湿、湿温、痓病、温毒之名"。名既不同，实亦有异，他认识到每一种外感热病都有其独特的证候和规律，若"名实混淆，是非纷乱，性命之寄，危于风烛[1]"。他将上述各种疾病逐条论述其症状和治法，"寒""温"之分，始具雏形[2]。

金刘完素（河间）在长期的医疗实践中，认识到"人之伤寒，则为病热""六经传变，由浅至深，皆是热证，非有阴寒之证"。于是首创"六气皆从火化"之说，旗帜鲜明地反对"三阴寒化"的病机。其实河间所指的伤寒，就是我们今天所说的温暑等病。他立论虽有所偏，但确能突破魏晋隋唐几代墨守仲景成规的风气。他说："余创双解通圣[3]辛凉之剂，不遵仲景桂枝麻黄发表之药，非余自炫，理在其中矣。"故后来叶天士每言："仲景伤寒，先分六经，河间温热，须究二焦。"刘河间用寒凉药治温病，从理论到实践都已初具规模，是温热学说逐渐从《伤寒论》范围内分离出来的先导，所以后人有"伤寒宗仲景，热病崇河间"之说。

刘河间的理论观点，虽然在当时被视为偏激，且有"朴而少文，简而未畅，杂而不精"的品评，但他对外感热性病的临床实践和理论探讨，确实起着推动和革新的作用，对后世影响深远。如元代的王履（安道），本是朱丹溪弟子，但对温热病的论述却宗河间。如说："伤寒发于天令寒冷之时，而寒邪在表，闭其腠理，故非辛温之剂不足以散之。温病热病发于天令暄热之时，怫热自内而达于外，无寒在表，故非辛凉或苦寒或酸苦之剂不足以解之。"又云："世人治温热病虽误攻其里，亦无大害；误发其表，变不可言，足以明其热之自内达外矣。"故吴鞠通说："由王安道起，'始脱却伤寒，论证温病'。"

明代汪机（石山）的《证治要诀》说："苟但冬伤于寒，至春而发，不感异气，名曰温病，病稍轻。温病未已，更遇温气，变为温毒，病较重。此伏气之温病也。又有不因冬月伤寒至春病温者，此特春温之气，可名曰春温[4]，如冬之伤寒,秋之伤湿,夏之中暑相同。此新感之温病也。"从此,认为温病一定是伏寒化热的传统观念开始被打破,新感之说渐为医家所重视。

总的来说,由晋初至明末这一漫长岁月(280—1640),是温病学说由萌芽而缓慢地发展的时期。

【注释】

[1]古乐府:百年未几时,奄若风吹烛。

[2]锄,小鸡,事物初步形成状貌。

[3]即防风通圣散又加重滑石、甘草而已,刘氏云通圣、天水各半名双解也。

[4]此即新感,与今天春温为伏气者,名同实异。

# 第二节 明末至清末民初时期温病学说发展概述

## 一、明末至清末时期

明末清初,温病学说渐趋成熟。尽管有少数盲目崇古尊经之流,对这一新兴学说肆意攻击,但是中医学术还是遵循着自己的规律向前发展。此后200多年间,名家辈出,各有建树,大大丰富了中医防治外感热性病的学术宝藏。由于学术思想不同,这一群温病名家粗略可分成两个流派,就是温疫学派和温热学派。前者以吴又可、杨栗山、余师愚等为代表,后者以叶天士、薛生白、吴鞠通、王孟英为代表,现分别简介如下。

### (一)温疫学派

#### 吴有性

吴有性(又可),明末苏州人。1642年写成《瘟疫论》,当时是历史上一个大动乱时期,据吴氏《自序》所记:"崇祯辛巳(1641)疫疠流行,山东、浙省、南北两直[1]感者尤多,或至阖门传染。"吴氏通过大量的临床实践而成此书，在温病学说发展史上起着承前启后的作用。

如上所述，自从《黄帝内经》提出"冬伤于寒，春必病温"的训律以来，历代医家对温病的研究都以五运六气为依据。吴又可在临床中体察到瘟疫的发生和发展，并不遵循五运六气[2]的旧辙。因此，他首先对王叔和的"伏气变温"和"非其时而有其气则为时行"这两个论点进行了详尽的批驳。

一是批驳"时行"之论。"昔叔和云，凡时行者，春时应暖而大寒，夏时应热而反大凉，秋时应凉而反大热，冬时应寒而反大温，非其时而有其气，是以一岁之中，长幼之病多相似者，此时行之气，指以为疫。余论则不然，夫寒热温凉乃四时之常，因风雨阴晴稍有损益。假令秋热必多晴，春寒因多雨，较之亦天地之常事，未必多疫也。伤寒与中暑感天地之常气，疫者感天地之疠气。"

二是批驳伏气之论。"《伤寒例》言，冬时严寒所伤，中而即病者为伤寒，不即病者至春变为温病，至夏变为暑病。然风寒所伤，轻则感冒，重则伤寒。即感冒一证，风寒所伤之最轻者，尚尔[3]头疼身痛，四肢拘急，鼻塞声重，咳嗽喘急，恶寒发热，当即为病，不能容隐[4]。今冬时严寒所伤，非细事也，反能藏过伏时而发邪？"

"更问何等[5]中而即病？何等中而不即病？何等中而即病，头痛如破，身痛如仗，恶寒项强，发热如灸……至后传变，不可胜言，仓卒失治，乃致伤生。何等[6]中而不即病者，感后则一毫不觉，既而延至春夏，当其已中之后，未发之前，饮食起居如常，神色声气，纤毫不异，其已发之证，势不减于伤寒？况风寒所伤，未有不由肌表而入，所伤皆营卫，所感皆系风寒，一者所何其蒙懵，藏而不知；一者何其灵异，感而即发？同源而异流，天壤之隔，岂无说耶？"

吴又可否定了五运六气、阴阳消长的异常为瘟疫的病因，他创立了一种与传统伤寒理论不同的新说，其要点有三。

**1. 病原**

他认为："夫瘟疫之为病，非风，非寒，非暑，非温，乃天地间别有一种异气所感。""唯天气之杂气，种种不一，疫者亦杂气之一，但有甚于他气，为病颇重，因名之曰疠气（又名戾气）。"

**2. 传染途径及病位**

他认为："疫者感天地之疠气，在岁运有多寡，在方隅[7]有厚薄，在四时有盛衰。此气之来，无论老少强弱，触之者即病。邪自口鼻而入，则其所客，内不在脏腑，外不在经络，舍于伏膂[8]之内，去表不远，附近于胃，乃表里之分界，是为半表半里，即《素问·疟论》所谓横连募原者也……其热淫之气，浮越于某经，即能显某经之证。"

**3. 注重逐邪及找寻针对性药物**

"故万物各有所制，如猫制鼠、鼠制象之类。至于受无形杂气为病，莫知何物所制矣。唯其不知何物之能制，故勉用汗、吐、下之法以当之。能知以物制气，则一病只有一药之到病已，不烦君臣佐使品味加减之劳矣"。吴氏当时既然不可能找到针对病原的特效药物，于是他强调逐邪："今时疫首尾一于为热，独不言清热者，是知因邪而发热，但能治其邪，不治其热，其热自已。夫邪之与热，犹形影相依，形亡而影未有独存者。""大凡客邪贵乎早治，乘人气血未乱，肌肉未消，津液未耗，病人不至危殆，投剂不至掣肘[9]，愈后亦易平复。欲为万全之策，不过知邪之所在，早拔去病根为要耳。"故吴氏治疫以邪入膜原，分传表里立论。初起以达原饮消磨疏利之品，攻逐伏邪，使其溃散，速离伏藏之所。若表里皆病者，尤重攻下逐邪，勿拘结粪，里滞一通，则表和热散。吴氏对于下法的运用，确有许多独到之处。

**【注释】**

[1] 直隶北京者，河北、山东、河南一部；直隶南京者，江苏、安徽。

[2]《天元纪大论》《五运行大论》《六元正纪大论》。

①五运，见表3-1。

表3-1　五运

| 阳 | 甲 | 乙 | 丙 | 丁 | 戊 |
|---|---|---|---|---|---|
| 阴 | 己 | 庚 | 辛 | 壬 | 癸 |
| 五行 | 土 | 金 | 水 | 木 | 火 |

阳为太过，已为不及。

②主气（分至如四节，由大寒起，年年不变）：厥阴风木→少阴君火→少阳相火→太阴湿土→阳明燥金→太阳寒水。

③客气，见表3-2。

表3-2　客气

| 岁 | 子 | 丑 | 寅 | 卯 | 辰 | 巳 |
| | 午 | 未 | 申 | 酉 | 戌 | 亥 |
|---|---|---|---|---|---|---|
| 司天 | 少阴<br>君火 | 太阴<br>湿土 | 少阳<br>相火 | 阳明<br>燥金 | 太阳<br>寒水 | 厥阴<br>风木 |
| 在泉 | 阳明<br>燥金 | 太阳<br>寒水 | 厥阴<br>风木 | 少阴<br>君火 | 太阴<br>湿土 | 少阳<br>相火 |

④客主加临（编者按：原稿无具体说明）。

⑤今年壬戌，木运不及，太阳寒水司天，太阴湿土在泉——燥气盛，民病中寒。

[3] 这样。

[4] 容纳隐藏。

[5] 哪一种，哪一类型？

[6] 哪一种，哪一类型？

[7] 四方与四隅。

[8] 背部脊柱骨左右两侧的肌肉群。《素问·疟论》云："邪气客于风府，循膂而下。"

[9]《吕氏春秋》：宓子贱治亶父，吏二人书，宓时掣其肘，书不善，为报鲁君，君叹曰："谏寡人之不肖也。"

# 杨 璿

杨璿（栗山），清代成都人，约生于康熙四十四年（1705），稍晚于叶天士。他壮年业医，79岁时（1784）著《伤寒温疫条辨》。杨氏也反对王叔和，赞扬和发展了吴又可的瘟疫学说。"人知仲景之法自叔和而明，不知亦自叔和而晦"。他在《自序》中说："有晋以后读温病者，皆伪学也。唯刘河间《直格》[1]、王安道《溯洄》[2]以温病与伤寒为时不一，温清不同，然于温病之所以然之故，卒未能阐发到底。"一日读《瘟疫论》，至"伤寒得天地之常气，温病得天地之杂气，而心目为之一开"。在此基础上，杨氏进一步阐述了两者的不同病因病机："风寒得天地之常气，风寒外感自气分而传入血分；温病得天地之杂气，邪毒入内，由血分而发出气分。一彼一此，乃风马牛不相及[3]也。何以言之？常气者，风寒暑湿燥火，天地四时错行之六气也；杂气者，非风非寒，非暑非湿，非燥非火，天地间疫疠烟瘴之毒也。故常气受病在表，浅而易；杂气受病在里，深而难。"

杨氏治疫的方法较之吴又可，又有所发展。他的治疗原则是："急以逐秽为第一义。上焦如雾[4]，升而逐之，兼以解毒；中焦如沤[5]，疏而逐之，兼以解毒；下焦如渎[6]，决而逐之，兼以解毒。"

在制方上，他认为辛凉宣透为治瘟疫之重要环节。他"推广河间用双解、三黄之意"，但加以增损。杨氏认为："河间双解散、三黄石膏汤俱用麻黄，仍是牵引叔和伏寒暴寒旧说。盖温疫热郁自里达表，亦宜解散，但以辛凉为妙。""温病表里三焦大热，渴欲饮水，烦躁不安，多见奇怪不测之状，增损三黄石膏汤[7]，增损双解散[8]，升降散三方并为对症之剂，余每随症用之，救坏病得生者若许人，真稀世之珍也。"

他制订轻则清之八方，重则泻之六方，"而升降散，其总方也"，共十五方。十五方中共用药五十味，均以蝉蜕[9]、僵蚕[10]为主药，其次则为清热解毒（黄连解毒汤和金银花、连翘等）与攻下逐邪（大承气汤）。重病则辛凉宣透、清热解毒、攻下逐邪三法合用。这些方剂不但适用于温疫，也适用于四时温病。他说："风温、暑温、湿温、秋燥，乃时行之气所发，与温病根源不同，而怫热自内达外，与温病证治相同，余每以温病十五方视其轻重而施之屡效。盖能涤天地疵疠之气，即能化四时不正之气。"近世蒲辅周对杨氏十分推崇，认为治疗急性传染病，必须研究《寒温条辨》。

**【注释】**

[1] 伤寒。

[2]《医经溯洄集》释：溯洄从之，道阻且长，追求祖源也。

[3]《左传》楚君谓齐侯曰："君处北海，寡人处南海，唯是风马牛不相及也。"风，放也。

[4] 水谷精气敷布。

[5] 浸渍腐熟。

[6] 沟渠。

[7] 治表里三焦火热（《外台秘要》原治表证未解，三焦里热已炽）：黄芩、黄连、黄柏、栀子、豆豉、薄荷、石膏、知母、蝉蜕、僵蚕（编者按：麻黄为《外台秘要》原方组成之一）。

[8] 僵蚕、蝉蜕、姜黄、荆芥、防风、薄荷、当归、芍药、黄芩、黄连、栀子、连翘、桔梗、甘草、滑石、石膏、芒硝、大黄，称此方散阴阳内外之毒，无所不至矣。

[9] 蝉蜕散风热，宣肺止痉，治破伤风、中耳炎、目赤、结膜炎、瘾疹、痘疹。

[10] 白僵菌侵袭幼蚕致病而死，成为僵蚕，有抑菌作用，能合成类皮质激素，祛风解痉，化痰散结，治喉风、丹毒、瘾疹；姜黄宣中行气，活血止痛。

# 余　霖

余霖（师愚），清安徽桐城人。《温热经纬》载："纪文达公[1]云，乾隆癸丑，京师大疫，以景岳法治者多死，以又可法治者亦不验，桐乡[2]冯鸿胪星实姬人[3]，呼吸将绝，桐城医士[4]投大剂石膏药，应手而瘥。踵其法者，活人无算。"桐城医士就是余师愚。他总结治疫的经验，著《疫疹一得》。他看出了吴又可治疫强调邪在膜原，妄用寒凉则损生气这个论点的缺憾，认为达原三消，承气诸方仍是附会表里之意，他汲取了吴氏忽视清热解毒的教训，创制了大寒解毒之剂清瘟败毒饮，凡一切大热、表里俱盛之证，悉以此方为重[5]。

余氏论疫疹之脉，有独到的经验之谈："疫疹之脉，未有不数者，有浮大而数者，有沉细而数者，有不浮不沉而数者，有按之若隐若现者，此《灵枢》所谓阳毒伏匿之象也。诊其脉即知其病之吉凶：脉大而数者，其毒发扬，一经凉散，病自霍然。沉细而数者，其毒已深，大剂清解，犹可扑灭。至于若隐若现，或全伏者，其毒重矣，其证险矣！"

余氏治疫，固然反对用伤寒麻桂之法辛温发表，先伤其阳，但又不主张用下法。他说："疫热乃无形之毒，病形虽似大热，而脉象细数无力，所谓壮火食气是也。若以无形之火热而当硝黄之猛烈，热毒焉有不乘虚而入耶？"

余氏又不同意吴又可膜原之论。他说："奈何以疫气从口鼻而入，不传于胃而传于膜原，此论似有语病。"他认为疫疹邪毒在胃："胃为十二经之海，上下十二经都朝宗于胃。胃能敷布十二经，荣养百骸，毫发之间，靡所不贯。毒既入胃，势必敷布于十二经，戕害[6]百骸，使不有杀其炎炎之势，则百骸受其煎熬，不危何待？"因此，他独重用石膏："疫证乃外来之淫热，非石膏不能取效。石膏者，寒水也，以寒胜热，以水胜火，投之百发百中。"所立清瘟败毒饮一方，沿用至今，治热疫确有实效。正如王孟英所言："余读之（指《疫疹一得》）虽纯疵互见，而独识淫热之疫，别开生面，洵补昔贤之未逮。"

## 【注释】

[1] 昀，晓岚，礼部尚书，协办大学士，修《四库全书》。

[2] 浙江北部。

[3] 鸿胪寺卿，掌朝祭礼仪，九卿之一。

[4] 古称儒者为士，"无恒产而有恒心者，唯士为能"。

[5] 石膏、犀角、生地黄、黄连，四主药；知母、牡丹皮、赤芍、玄参、栀子、黄芩、桔梗、连翘、甘草、竹叶。

[6] 杀戮。

# 小　结

吴又可、杨栗山、余师愚都是温疫学派的代表人物，三人的成就虽有不同，运用方药也有差异，但这一学派确有其共同的特点：

1.强调瘟疫是由特殊的致病因素引起——吴杨都认为是杂气所感，余氏则认为是运气之变发为时疫。

2. 瘟疫有相对稳定的病变部位——吴又可认为邪踞膜原而分传表里，杨栗山说是邪毒怫郁三焦，余师愚则强调邪毒入胃而敷布十二经。

3. 在治疗上着重祛邪，用药则注意直达病所——他们所用的最多是辛凉宣透、清热解毒、苦寒攻下三种方法，都主张祛除病因。同时选择一些直达病所的药物，所谓单刀直入，捣其巢穴。如达原饮的槟榔、草果、厚朴，以除伏邪之盘踞；杨栗山的蝉蜕、僵蚕，余师愚的石膏，都是此义。

4. 组方稳定，用方不多——吴又可以达原饮、承气汤为主方，衍化为三消饮[1]等。杨栗山十五方都有蝉蜕、僵蚕，以升降散为主方。余师愚则自始至终都用清瘟败毒饮加减，更为突出。

## 【注释】

[1] 加葛根、柴胡、羌活、大黄，疫邪踞膜原，分传表里。

（二）温热学派

# 叶　桂

叶桂（天士），号香岩，清初（1667—1746）吴县人。如上所述，温热学说发展到明末清初是成熟时期，那就自然会出现叶天士这样的人物。叶氏综合各家理论成果，总结自己丰富的临床经验，创立了温热病的系统的辨证纲领与完整的治疗法则，对中医学术的发展作出了特殊贡献。叶氏温热学派的价值，归纳起来有下面五点（根据金寿山教授的文章加以补充）。

**1. 继承性**

如辛凉解表，是继承刘河间的《宣明论方》，温邪上受从口鼻入，是继承吴又可的《温疫论》，逆传心包是继承盛启东[1]的《医经秘旨》，暑病首用辛凉，继用甘寒，再用酸泄酸敛，是继承张凤逵的《伤暑全书》等，反映了温病学说是在继承前人成就的基础上，日积月累发展起来的。

**2. 独创性**

以卫气营血作为温病的辨证纲领[2]，是叶氏所独创。叶氏认为："大凡看法，卫之后方言气，营之后方言血。在卫汗之可也，到气才可清气[3]，入营犹可透热转气[4]，入血就恐耗血动血，直须凉血散血[5]。"作为温热病的辨证施治纲领，大体上反映了温病的发展规律，有效地指导着临床实践。

又如，外感热性病，包括多种疾病，古今名目繁多，然按其性质，则不外温热病与湿热病两大类。叶氏早已揭示这个问题，他认为，治疗温病，开首就要辨别其有无夹风夹湿。"或透风于热外，或渗湿于热下，不与热相搏，势必孤矣"。如果病情进一步发展，那就"风夹温热而燥生，清窍必干，谓水主之气，不能上荣，两阳相劫也；湿与温合，蒸郁而蒙蔽而上，清窍为之壅塞，浊邪害清也"。把外感热性病的传变区分为"燥化""湿郁"两大类，是完全符合临床实际的。其至邪入营分，悉从火化，叶氏还告诫说："如从风热陷入者，用犀角竹叶之属[6]，如从湿热陷入者，犀角花露之品[7]。"热与湿之辨，十分精细。又燥热燔灼则耗伤津液，湿邪黏滞，则阻遏气机，故叶氏提出救阴与通阳为治热邪与湿邪的两大法门。但是，"热病救阴犹易，通阳最难，救阴不在血而在津与汗[8]，通阳不在温而在利小便[9]，然较诸杂病，有不同也"。这些都是叶氏精辟的见解。

**3. 总结性**

《温热论》中所谈，大部分是经验的总结，如察舌、验齿、辨斑疹白㾦，都是发前人所未发，谈前人所未谈。特别是察舌之法，可以觇[10]正气之虚实，邪气之进退，津液之盈亏，对温病的诊断最为重要。自此以后，察舌才成为中医诊断的常规。可以说，叶氏对中医诊断学也有重要贡献。

**4. 博采性**

叶氏除了"勤求古训"之外，还"博采众方"。世传其年十四丧父，从父之门入学，先后更十七师，乃能淹有众长。在《温热论》中也反映出了这一点。其云："如近世之杏蔻橘桔等[11]，是轻苦微辛，具流动之品。""邪留三焦，亦如伤寒中少阳病也。彼则和解表里之半，此则分消上下之势，如近时杏朴苓[12]等类，或如温胆汤之走泄[13]。"一云"近世"，一说"近时"，显然是指当时江浙医家用药的经验，叶氏把它吸收过来的。

**5. 灵活性**

叶氏创立卫气营血辨证之说，重点是在识别邪气之浅深，作为施治的准则，不是泥执板法和一成不变的。陆九芝[14]举出嘉道年间某些所谓"防其之医"，尾随病象，步步"防其"而不能防，所防皆不幸而中，病则越治越坏。由此归咎于叶氏的卫气营血学说，这是片面的攻击。试将《温热论》分析一下，三十几条条文之中，用"急"和"急急"者，就有十一处之多。叶氏不但说明温病发病急，而且传变亦急，病万变药亦万变，用药也必须应急。如"烦渴烦热，舌心干四边色红，中心黄或白者，乃上焦气热烁津，急用凉膈散散其无形之热"，这就不是一般治上焦的辛凉透风、甘淡祛湿的常法了。"初病舌就干，神不昏者，急加养正透邪之药"，就不是初起用辛凉轻剂了。至于湿秽浊邪为患，则有"胃中宿滞夹浊秽郁伏[15]，当急急开泄""中夹秽浊之气[16]，急加芳香逐之[17]"和"温疫初入膜原[18]，未归胃腑，急急透解"等灵活措施。一般人以为叶氏慎用下法，"必须验之于舌"，且云"下之宜轻"，甚至怀疑叶氏不敢用下法的。其实，叶氏谆谆告诫者，是教人仔细辨证[19]，"恐其中有湿聚太阴[20]为满，或寒湿错杂[21]为痛，或气壅为胀[22]"，误下则逆。但若"黑苔燥而中心厚痞者，土燥水竭也，急以咸苦下之"，又是何等果断。叶氏又指出"热邪不燥胃津，必耗肾液"，故治疗温病以保津为第一要义。按常理，邪入营血，舌质必绛，常法应当是清营透热和凉血散血，但若是："舌绛而光亮，胃阴亡也，急用甘凉濡润之品[23]。""虽绛不鲜，干枯而萎者，肾阴涸也，急以阿胶、地黄、天冬、鸡子黄等救之，缓则恐涸极而无救也。"上述例子雄辩地证明[24]，叶氏倡言的卫气营血辨证，是示人以规矩准绳，一部《温热论》，却自始至终贯穿着中医辨证论治的灵活性。

可惜的是，叶氏一生忙于诊务，未遑[25]著述（只传《幼科要略》是他手订），顾景文所记与华岫云所辑，未必尽是叶氏原意。而且叶氏学术也非完美无缺，如畏忌柴葛，与吴又可禁用黄连，其失相同。温病后期也会出现阴损及阳的，亦未论及[26]。

**【注释】**

[1]盛寅：吴江人，朱丹溪—戴原礼—王宾—盛寅，明永乐中，治病奇验，为

太医院御医，诊太子妃血疾，赐千金，后从成祖比征，掌太医院事，子孙世其业，著《医经秘旨》。

［2］上海沈庆法把卫气营血辨证总结为轻、透、救三字，辛凉轻剂，在卫汗之，根据《黄帝内经》"其轻者，因而扬之"，汗多确诊为病毒感染性疾病，曾用多种退热药及抗生素无效，用叶氏轻而扬之方法取效，非是轻淡之焉也。

［3］如有透邪外出之意，如战汗透邪、转疟等。

［4］一方面清解营阴，一方面透邪外出，如竹叶、金银花、连翘、栀子、豆豉，入心包之开窍也是透。

［5］微循环衰竭、弥散性血管内凝血、凝血、高凝阶段，凉血散血；低凝阶段救肾阴（救肺津，救胃液，救正气）——弥漫性血管内凝血与感染性休克互为因果，低凝阶段，血小板、纤维蛋白原、凝血酶均大量消耗。

［6］辛凉透风，又入心营。

［7］既入心营又芳冽透湿。

［8］吴氏条辨论汗，说汗以阴精为材料，以阳气为运用，温病阳气有余，阴精不足，阳气有余，则汗大出，故用辛凉以止其自出之汗，阴精不足则汗不出，故用甘凉甘润治其阴精以为正汗之地。

［9］湿为阴邪，阻遏气机，本应通阳，但湿热交混，开之以温通，又助其热，故曰通阳最难，唯有用河间宣化分消之法，气化则三焦决渎水道畅行，湿从小便去，热亦透解，并非一定要用淡渗之剂。

［10］迁，窥看。

［11］胸脘痞满，非泻心汤证，不用苦泄，宜从开泄，宣通气滞，以为达于肺。

［12］杏仁（上：宣降）；厚朴（中：运化）；茯苓（下：渗泄）。

［13］宣化气机，泄热渗利。

［14］陆懋修，元和人（属苏州），儒生而误医，著《世补斋医书三十三卷》，崇古尊经，泥执运气，抨叶氏与王清任，说王清任亲自脏腑，是教人于杀人场上、腐骨堆中学医道，又反对湿热学说，抨击叶氏。

［15］舌上苔如碱者。

［16］舌绛，上有黏腻，似苔非苔者。

［17］石菖蒲、郁金、藿香。

［18］苔白如粉而滑，四边色紫绛者。

［19］即今云所谓鉴别诊断，因腑实以满、痛、胀为主证，故加以鉴别。

［20］平胃散证。

［21］正气散证。

［22］四磨汤证。

［23］如麦门冬汤、玉竹、石斛之类。

［24］孟子：继之以规矩准绳，以改方圆平度。

［25］闲暇。

［26］《六因条辨》就有用十四味建中汤者，十全大补，加附子、肉苁蓉、半夏、麦冬、生姜、大枣（营卫气血，先天后天均照顾）。

# 薛　雪

　　薛雪（生白），号一瓢，与叶天士同郡同时，现传的《湿热条辨》是他所著。叶天士《温热论》虽然揭示外感热性病的温热与湿热两大类型，但对湿病的治疗只有原则性论述，以致后来吴鞠通在著《温病条辨》时，只好在《临证指南医案》中搜求叶氏治湿的方案了。薛氏此篇专论湿邪为患，特别是对湿热病的传变，条分缕析，十分详尽，因此被视为第一部论湿热证治之书，乃医家所必读。

　　薛氏首先指出湿热的病变中心在脾胃："湿热病属阳明太阴者居多。"并且进一步说明："中气实则病在阳明，中气虚则病在太阴。"这就是说，外感的湿邪可随患者的体质不同而改变它的性质，或是"热重于湿"（邪在阳明），或是"湿重于热"（邪在太阴），这与叶氏所说的"面色白者须要顾其阳气，面色苍者须要顾其津液"，其理正同。章虚谷说："六气之邪有阴阳不同，其伤人也，又随人身之阴阳强弱变化而为病。"这种"从化"理论，是构成中医学整体观念的一个重要部分，在薛氏《湿热条辨》中突出地加以发挥。

　　薛氏说"要之湿热之病，不独与伤寒不同，且与温病大异"，明确地提出外感病有寒、热、湿三种不同的性质。"而提纲中不言及脉者，以湿热之证，脉无定体，或洪或缓或伏或细，各随证见，不拘一格，故难以一定之脉，拘定后人眼目也"。这确是经验之谈，与那些面壁[1]虚构、纸上谈脉者不可同日而语。

世俗皆云湿热病忌下，但《湿热条辨》中用下法者就有三条（第六条[2]、第三十五条[3]、第三十六条[4]）。正如王孟英所云："湿热病原有可下之证……如已燥结亟宜下夺，否则垢浊熏蒸，腐肠烁液，莫可挽回，较彼伤寒下不厌迟，去死犹速也。"

《湿热条辨》中选方用药，或变通古法，或自出心裁[5]，用于临床，皆著实效，非老于此道者不能为。薛氏虽精医理，但一生以诗文书画酬唱自娱，不以医行世，故有人怀疑此书非薛所作。

## 【注释】

[1] 达摩。

[2]（《湿热条辨》第六条）湿热发痉神昏，邪蕴胸肠或闭结肠胃，用凉膈散、承气汤。

[3]（《湿热条辨》第三十五条）津枯邪滞，昏谵撮弱，苔黄起刺，用生地黄、何首乌、芦根、糯稻根须、大黄。

[4]（《湿热条辨》第三十六条）神昏痉笑，撮空，苔黄黑，热邪闭结胃腑，用承气汤。

[5] 如参麦散、五叶芦根汤、葶苈枇杷六一散、连苏饮。舌白，液不升则口渴，用半夏、厚朴、石菖蒲、草果，张聿青以燥治燥。

# 吴　瑭

吴瑭（鞠通），清代中叶（1758—1836）淮阴人。学宗叶桂，以《温热论》言简意赅，乃撝[1]采叶氏医案有关温热暑湿诸条及参考前人学说，著《温病条辨》，对九种[2]温病提出了具体治法。

**1. 创三焦之说，与叶氏卫气营血之说相辅相成**

其内容包括：①辨别病位：上焦病在肺与心包，中焦病在脾胃，下焦病在肝肾，亦有病变波及两焦或三焦同病者。②反映疾病发展趋势：温病九种，皆始于上焦，上焦不治则传中焦，中焦不治则传下焦，表示病邪由浅入深，病情由轻到重。③确定治疗原则："论上焦如羽，非轻不举，治中焦如衡，非平不安，治下焦如权，非重不沉。""在上焦以清邪为主，清邪之后，必继以存阴；在下焦以存阴为主，存阴之先，若邪尚有余，必先以搜邪。"④虽说病情自上而下，逐渐深入，但三焦均有死证，反以上中两焦为多。吴瑭认为："温病死状百端，大约不越五条：在上焦有二，一曰肺化源绝者死，二曰心神内闭，内闭外脱者死。在中焦亦有二，一曰阳明太实，水克土者死，二曰脾郁发黄，黄极则诸窍为闭[3]，秽浊塞窍者死。在下焦，则无非热邪深入，消灼津液，涸极而死也。"

三焦辨证，较易掌握，故此书一出，不胫而走[4]，治外感者多宗其说。但后来学者多指出他不明伏气，界划三焦的缺点。王孟英说："是鞠通排定路径，必欲温热病遵其道而行，有是理乎？"虽然此书错漏之处不少，但毕竟是瑕[5]不掩瑜[6]的。

**2. 着重存津液，救真阴**

吴氏论汗说："汗之为物，以阳气为运用，以阴精为材料……其有阳气有余，阴精不足，又为温热升发之气所烁，而汗自出或不出者，必用辛凉以止其自出之汗，用甘凉甘润培其阴精为材料，以为正汗之出，本论之治温热是也，本论始终以救阴精为重。"他扩展吴又可之法，创立五汁饮[7]、增液汤以救肺胃津液。又把叶氏"甘寒之中加入咸寒"的治则具体化，立三甲复脉汤、大定风珠等方以救下焦阴精[8]，都是可法可师的。

**3. 重视逐邪**

吴氏除了注重救阴精之外，也同样重视逐邪。他所用的下法，既采《伤寒论》《瘟疫论》与前贤之所长，又加以发展。如正虚失下之用新加黄龙汤[9]，津枯热结之用增液承气汤[10]，肺与大肠同病之用宣白承气汤[11]，大小肠同病之用导赤承气汤[12]，两少阴合治之牛黄承气汤[13]，上中焦兼治之陷胸承气汤[14]等，足补前人所不及。至于下后余邪复聚之用护胃承气汤[15]，以及湿温腑气不通[16]之用小陷胸汤加枳实等，都有巧思。总的来说，叶氏之论，得吴氏书而发扬，吴氏不愧为叶氏功臣。

**【注释】**

[1] 宜，拾也。

[2] 风温，湿热，温疫，温毒，暑湿，湿温，秋燥，冬温，温疟。

[3] 重症肝炎、肝昏迷。

[4] 刘昼文云："玉无翼而飞，珠不胫而走。"言不待推行便迅速传播也。

[5] 玉之斑。

[6] 玉之光泽。

[7] 梨、藕、荸荠、苇根、麦冬。

[8] 加减复脉汤甘寒，三甲复脉汤咸寒。

[9] 调胃，增液，人参、当归、海参、姜汁。

[10] 增液，芒硝、大黄。

[11] 便闭，喘促，痰盛，北杏仁、瓜蒌皮、石膏、大黄。

[12] 溺赤涩痛，芒硝、大黄、黄连、黄柏、地黄、芍药。

[13] 神昏，舌短，便秘，大黄、安宫牛黄丸。

[14] 热渴，脉躁，痰涎壅盛，舌金黄（小陷胸汤、小承气汤）。

[15] 增液汤，牡丹皮、知母、大黄；下后热不退，口干，咽燥，苔黄黑。

[16] 暑兼湿热，身热口渴，呕，胸痛，便闭。

# 王士雄

王士雄（孟英，1808—1866？），清代浙江钱塘人，对温热病证治与理论造诣颇深，他"以轩岐仲景之文为经，叶薛诸家之辨为纬，纂为《温热经纬》五卷"。此书乃温病学说成熟之后的第一次大总结，是温病学的主要著作。王氏治学严谨，阐发叶氏之说，有许多精辟的见解。

**1. 辨明六气阴阳属性，驳阴暑之说**

"所谓六气，风、寒、暑、湿、燥、火也。分其阴阳，则《素问》云：寒暑六入。暑统风、火，阳也。寒统燥、湿，阴也。言其变化，则阳中唯风无定体，有寒风，有热风。阴中则燥、湿二气，有寒，有热。至暑，乃天之热气，流金铄石[1]，纯阳无阴。或云阳邪为热，阴邪为暑者，甚属不经……盖在天为热，在地为火，其性为暑，是暑即热也，并非二气。或云暑必兼湿者，亦误也。暑与湿原是二气，虽易兼感，实非暑中必定有湿也。譬如暑与风，亦多兼感，岂可谓暑中必有风耶？若谓热与湿合，始名为暑。然则寒与风合，又将何称？更有妄立阴暑、阳暑之名者，亦属可笑。如果暑必兼湿，则不可冠以阳字。若知暑为热气，则不可冠以阴字。其实彼所谓阴者，即夏月之伤于寒湿者耳。设云暑有阴阳，则寒亦有阴阳矣。不知寒者，水之气也；热者，火之气也。水火定位寒热，有一定之阴阳……故寒暑二气，不比风、燥、湿，有可阴可阳之不同也。"这一段话，对六气属性之发挥，发人深省。

### 2. 发挥叶氏顺传逆传之说

"盖温邪始从上受，病在卫分，得从外解，则不传矣。第四章云：不从外解，必致成里结，是由上焦气分以及中下焦者为顺传。唯包络上居膻中，邪不外解，又不下行，易于袭入，是以内陷营分者为逆传也。然则温病之顺传，天士虽未点出，而细译其议论，则以邪从气分下行为顺，邪由营分内陷为逆也。"

### 3. 新感与伏气并重

吴鞠通说："凡病温者，始于上焦，在手太阴。"王孟英批评他未读《黄帝内经》，指出："伏气为病，自内而发，唯冬春风温、夏暍、秋燥，皆始于上焦。若此等界限不清，强欲界划以限病，未免动手即错矣。夫温热须究三焦者，非谓病必上焦始而渐及中下也。伏气自内而发，则病起于下焦者有之，胃为藏垢纳污之所，湿温疫毒，病起于中者有之，暑邪夹湿者亦犯中焦；又暑属火而心为火藏，同气相求，邪极易犯，虽始上焦，亦不能必其在手太阴一经也。"

由于王氏既重外感，又重伏气，他编纂的《温热经纬》，把《黄帝内经》《伤寒论》的某些条文和叶薛诸家著作区分为"外感"与"伏气"两类，并加阐注。如对叶氏"卫之后方言气，营之后方言血"这一条文的注释说："外感温病，如此看法。若伏气温病，自里出表，乃先从血分，而后达于气分。故起病之初，往往舌润而无苔垢，但察其脉软而或弦或微数，口未渴而心烦恶热，即宜投以清解营阴之药，迨从气分而化，苔垢渐布，然后再清其气分可也。伏邪重者，初起即舌绛咽干，甚至有肢冷脉伏之假象，亟宜大清阴分伏邪，继必厚腻之黄浊苔渐生，此伏邪与新邪先后不同处。更有邪伏深沉，不能一齐外出者，虽治之得法，而苔退舌淡之后，逾一二日，舌复干绛，苔复黄燥，正如抽丝剥茧，层出不穷，不比外感温邪，由卫及气，自营而血也。秋令伏暑证，轻浅者邪伏膜原，深沉者亦多如此，苟阅历不多，未必知其曲折乃尔也。"

伏气的病因病机，目前还是一个有争议的问题。但无可否认，王氏立足于临床，剖析微芒，补叶氏所未及论，嘉惠后学之功不少。

王氏仿效孔子述而不作[2]，故对前贤论著，阐发补正者多，自制方甚少。除拟出滋胃养液、清暑热益元气之方[3]以代东垣清暑益气汤外，晚年重订《霍乱论》所立连朴饮、燃照汤[4]、昌阳泻心汤[5]与驾轻汤[6]、致和汤等虽仅数方，而义法谨严，疗效确实，由此可见王氏严肃的治学态度之一斑了。

**【注释】**

[1] 流、铄：熔化。

[2]《论语》述而不作，信而好古：只阐发前人成见，自己谦逊不创作。

[3] 竹叶石膏汤，以知母、黄连代石膏，去半夏之燥，加石斛、荷梗、西瓜翠衣清暑养胃也。

[4] 栀子、豆豉、黄芩、滑石、半夏、厚朴、佩兰、白豆蔻。

[5] 石菖蒲、黄芩、黄连、半夏、紫苏叶、厚朴、竹茹、枇杷叶、芦根。

[6] 栀子、豆豉、石斛、白扁豆、枇杷叶、橘红、木瓜、竹叶。

温热学说，自叶天士以迄王孟英，百余年间，是全盛时期。由于叶天士"治病多奇中，当时名满天下，而大江南北言医者，辄以桂为宗，百余年来，私淑者众[1]"（《清史稿》）。于是不免有浅尝[2]涉猎之辈[3]，正如华岫云所指出的"但摭拾其辞句，勠[4]袭其方药，藉此行道，以为觅利之计"者，用药轻淡如儿戏，又自诩谓"此法本于叶先生"，成为"时方派"。于以便给崇古尊经的"经方派"以借口，对温热学说进行抨击，演成"寒温之争"，此风至今犹未全息。

**【注释】**

[1] 孟子云："余不得为孔氏徒也，余私淑诸人也。"

［2］浅尝辄止。

［3］浏览而不深入。

［4］与抄通。

## 二、清末民初时期

清末民初的五六十年间（约1870—1925），温病学说已普遍为临床家所接受，此后虽代有名医，如雷少逸、刘松峰、陆子贤、何报之、张聿青、丁甘仁等，有著作名世者，不下百数十人，然论其成就，总不出叶、薛、吴、王规范之外。其中有独抒己见者，或偏激固执，或晦涩难懂。

## 雷　丰

雷丰（少逸）著《时病论》，一方面强调四时伏气为病，固执《黄帝内经》的"冬伤于寒，春必病温；春伤于风，夏生飧泄；夏伤于暑，秋必痎疟；秋伤于湿，冬生咳嗽"为纲，但没有像王孟英那样突出伏气为病的特点，而所立治法，又与新感相同[1]，除了表现他的尊经思想之外，没有什么新的东西。同时，他过分区分瘟疫与温病的不同，甚至说"温病之书不能治瘟疫，瘟疫之书不能治温病"，未免主观武断。他为了标新立异，《时病论》除了引用古人成方外，自创的"拟用诸法"就有五十九法之多。虽则淘沙见金，其中也有不少切病方药，但学者已被搅得眼花缭乱了。

**【注释】**

［1］如辛温解表法、清凉涤暑法、润下救津法等尚可理解，但又涉及八卦，有清离定巽法，政治上有治乱保安法（藿香、乌药、砂仁、苍术、半夏、木香、茯苓），又有二活同祛法（细辛、防风、苍术、甘草），巫师的驱邪辟祟法。

## 柳宝诒

柳宝诒著《温热逢源》，他强调伏气——面对一些内热燔灼、斑疹吐衄、喉痧、发黄、昏蒙、痉厥等证的治疗，有一定的心得体会，但都指为伏邪内发。

他批评吴又可秽浊自口鼻入客于膜原，以及叶天士温邪上受治以辛凉之说[1]，又说刘河间之法"未能随证变化，曲尽病情"，张凤逵论暑，则"议论尤易混淆"，张石顽则"未能寻源溯流，论治亦无确见"，蒋宝素的"伏邪论中，每将膜原之说牵涉掺杂，致学者有多歧之感"等。总之，正如他所说的"温热治法，自仲景以后，无一人得其门径"，正确的只有他自己。故说："诒非好与前人辨难也，亦以病机所在，出入生死之间，不容稍有假借[2]耳。"书名"逢源[3]"，却把前贤一一批驳，只剩下他自己一条"曲径通幽[4]"，哪里是"左右逢源"呢？《柳选四家[5]医案》最令人讨厌的就是柳氏的"按语"，像老学究改文章那样，乱改前人的处方。其实医者病者，其人与骨早已朽矣，只凭留下来的几句简单的脉案，没有亲自诊察过患者，就断定这一味药不妥，要改为那一味，岂不是典型的"纸上谈医[6]"吗？

## 【注释】

[1] 邪伏少阴，由少阳出，用黄芩汤去枣，加玄参、淡豆豉，补水祛邪（外邪及肾邪）。

[2] 宽容也，《战国策》云："愿大王少假借之，使得毕使于前。"

[3] 孟子云："取之左右逢其源。"

[4] 常建《题破山寺后禅院》：清晨入古寺，初日照高林。曲径通幽处，禅房花木深。山光悦鸟性，潭影空人心。万籁此皆寂，唯余钟磬音。《红楼梦》大观园试才，众人入门，挡住一山，苔藓斑驳，藤萝掩映，微露羊肠小径，宝玉题曲径通幽。

[5] 尤在泾、曹仁伯、王旭高、张仲华。

[6] 赵奢善谈兵，后代廉颇为赵将，只依书上所言，不知通变，为秦所败。


# 何廉臣

在这期间对温病学说作出了较大贡献的，当推何廉臣。

何炳元（廉臣）[1]（1861—1929），浙江绍兴人，他最大的贡献有以下两方面。

**1. 致力于寒温合流**

如上所述，清末以来，寒温两派争论不休，何氏则认为温病学说是《伤寒论》的补充和发展，两者应该合流，而不应对立。他的代表作是《重订通俗伤寒论》，曹炳章[2]参与整理这部书的时候说："先师考古证今，发明学理，其实验疗法，皆四十余年心血之结晶，不但四季时病无不具备，而主要杂症，亦无遗漏矣。"何廉臣说此书始出于俞根初，经他祖父何秀山的评议，最后由他自己校勘重订而成。何氏说："其辨析诸证，颇为明晰，其条列治法，寒温互用，补泻兼施，亦无偏重一格之弊。其定方宗旨，谓古方不能尽中今人之病，今人不得尽泥古人之书，全在一片灵机，对症发药。"这是何氏对这本书总的评价。其实，何秀山显然是假托之名，俞根初原著面目如何，也无可稽考。此书实际上就是何氏自己学术观点的反映。徐荣斋在《前序》中说："他综合张仲景以后迄近代各家的伤寒温热学说，加以分析归纳，其理论之详明，方法之适用，在当时推为酌古斟今[3]、通变宜俗的作品。"此书以伤寒六经为纲，以脏腑病机为基础，以表里寒热、气血虚实为辨，把外感病的诊法、本症、兼症、夹症、坏症、复症、瘥后调理等详加论述，共十二章，洋洋四十万言，确是论外感病的第一部巨著，也可以说在王孟英的《温热经纬》之后，外感热性病理论与实践的第二次大总结。由于何氏本着"俱收并蓄，待用无遗"的治学态度，此书引证渊博，卷帙浩繁，未免有鱼龙混杂的缺点。然而，这仅是美中不足而已，何氏把伤寒论和温病学说共治一炉，并加以发展的宏愿，正是我们今天要共同努力，促其实现的。

**2. 发展伏气学说**

如前所述，王孟英对伏气温病的病机与证治已有较前人更为切合实际的论述。何氏继承王氏之说，结合自己的临床体会，确实观察到外感热性病中有许多是"邪从里发，必先由血分转出气分，表证皆里证浮越于外"者，这种病比较危重，但按几千年前《黄帝内经》的遗训去按图索骥，必然迷惘不知所措。因而他把戴北山[4]的《广温热论》重订而增删之，著成《重订广温热论》，创立"伏气温热皆是伏火"之说。《重订广温热论》云："凡病内无伏气，纵感风寒暑湿之邪，病必不重，重病皆新邪引发伏邪者也。""邪伏既久，血分必伤，故治法与伤寒伤暑正法大异；且其气血亦钝而不灵，故清其气机，清其血热，为治伏邪第一要义……医必识得伏气，方不至见病治病，能握机于病象之先。由是观之，同一湿热证，而新感之与伏邪病所之浅深不同，病情之轻重不同，病机之安危不同，故其疗法亦因之而不同。"

何氏按病邪性质，把伏火分为"湿火"与"燥火"两大类。

何氏云："凡湿火证，发于夏至以前者为湿温，发于夏至以后者为湿热，发于霜降立冬以后者为伏暑夹湿，其邪必伏于膜原，其人中气实而热重于湿者，则发于阳明胃肠，中气虚而湿重于热者，则发于太阴肺脾，初起病在气分。"

论燥火，则曰："温热之邪，皆从燥化，其为病也，多燥而少湿，有热而无寒，故只须以中焦津液为主，而清解络热为要。"他认为"不特风温、暑温、伏暑、温毒之伏火证，火易就燥"，而且他认为："湿温久郁，也可燥化。故其病四时皆有，而深秋初冬为尤甚，其邪必伏于血络，《内经》所谓内舍于营是也，而无不累及阳明胃腑者，以胃主一身之津液也。""总之，湿火燥火证治最要分清，唯湿去燥来，燥又夹湿之际，最难调治，稍一偏胜，非液涸即气滞矣。"

"伏火之病，四时皆有"之说，突破了旧伏气学说的狭隘框框，使伏气温病与新感温病具有相同的广泛性。《重订广温热论》一书，是对清末以前伏气学说的集大成之作，所录验方多实效可传，而搜集的新方尤足珍惜。

总之，《重订通俗伤寒论》和《重订广温热论》的问世，是中医温病学说在清末民初时期的一项重大发展。

**【注释】**

［1］印岩。

［2］1977—1956，字赤电，浙宁波人，出身中药店，后从何廉臣学医，对中医药有一定研究，设"和济药局"，对中药进行改革，又与何创办《绍兴医药月报》，所集《中国医学大成》对保存与普及医学文献有一定贡献。

［3］商讨考虑，以定取舍。

［4］天章，麟郊。

（1982 年 4 月 14 日夜脱稿）

# 第四章 伤寒论和温病学说的临床应用

## 第一节 《伤寒论》辨证方法摘要及临床应用

### 一、从中医热谈起

外国人掀起中医热，而我们有许多中医正在放弃中医。有人说中医是传统医学，外国许多传统医学（经验医学）已被西医学所取代，但中医并非是经验医学，而是非常科学的医学，Selly 于 20 世纪 70 年代说过：西医学在微观结构方面取得了非常伟大的成就，但在宏观整体调节研究方面还是薄弱，将要求助于东方医学，21 世纪是中国医学大放异彩的世纪。

例如，阿司匹林的研究是精细入微的，如何吸收分布、排泄，作用于哪个环节才导致出汗退热，研究得十分清楚。但不能用此来对待伤寒温病的发热，伤寒温病有翕翕发热、大热、灼热、日晡潮热、往来寒热、午后身热、五心烦热、夜热早凉等，完全没有逢热必退地像阿司匹林那样对症治疗。中医的用药指征是非常严格的，这就是中医学辨证论治的特点，当然不是经验医学，也与西医学有所不同。这个特点越来越为国内外有识的医学家所重视，这就是我今天所要讲的内容。

要学好中医，首先要学好伤寒温病，因为又是辨证论治的奠基和发展，是中医学术的精华所在。

从现代生物控制论问世，中医辨证论治的特色便渐为人所重视，《伤寒论》成书于1700多年前，中医理论不借助于控制论，而今天用控制论去解释中医，可以证明中医是很科学的。

现代生物控制论（分析论证辩证法）把人体看作是不能打开的黑箱，其内部特性规律可通过一系列输入作用和输出效应的综合分析而获知。例如，输入信息：外感风寒；输出信息：太阳病。各种信息从孤立来看，信息量是很大的，有无数种可能性，但联系起来，可能性就大大缩小，而为太阳病，再从下条信息，结合起来，成为太阳中风，卫阳浮亢，营阴不足的桂枝汤证。

再例如，输入信息：厥阴病……下之利不止。①上热——消渴，气上撞心，心中疼热（木火燔炽，灼伤津液，饮水自救，厥阴脉夹胃上膈，化火上冲）。②中虚——饥而不欲食，食则吐蛔（胃受木贼，虚而不纳，强食则蛔上率食而吐）。③下寒——输入下之，利不止（以为膈热下之，虚寒甚而利不止）。

仲景把外感热性病的发生发展过程中，人体抗病能力的强弱，病势的进退，病情的缓急，以及脏腑、经络、气化等内容，分为六个证候类型（但不同于现代的症候群）。它们互相联系、互相转化、互相影响，不是孤立的，而是整体的六个组成部分。

后世温病学从长期的实践中认识到，外感热性病后期，除了传入三阴的虚寒证外，还有邪陷心营和伤阴动血两类证候，补充了卫气营血的辨证治疗，六经与卫气营血互相联系、互相补充，离不开脏腑、经络、气血的病理变化和邪正消长的转变，其他疾病的辨证也应如此，故熟悉伤寒论和温病学说的辨证方法，则可通治百病。

## 二、和解法

和解表里、调和脏腑、疏畅气机的方法。和者，和解、平衡、协调之义，是一种不偏不倚的中和治法，它居于中位，可攻可守，可上可下，可升可降，可里可外，可寒可热，并能广泛与其他各种治法互相融合，用治多种病证。

### 1.和解少阳

少阳病邪在半表半里不可汗，又不可下，通过和解少阳枢机，疏利肝胆，来达到治疗目的，"谨察阴阳所在而调之，以平为期"。柴胡配黄芩，清泄郁热，木郁达之。半夏、生姜和胃散结，人参、炙甘草、大枣补中培本，扶正祛邪。后世温病学和解法用温胆汤之走泄，上下分消，亦是此意，常常两者合用，治不虚者，去人参、大枣，此治外感病之法，曾用小柴胡汤治愈肺炎；加治肝药，可治急慢性肝炎、胆囊炎、胰腺炎；加活血药，可治热入血室、痛经、经前期紧张综合征；柴胡加龙骨牡蛎汤治精神分裂症、神经衰弱；去半夏、生姜，加麦冬、天花粉，可治糖尿病；加滋阴之品（去生姜），可治肺结核潮热。

**2. 调和肝脾**

四逆散只是四味药，作用为疏邪通气，平肝培土。疏通气机，以消除脏腑功能障碍，修复因疾病而损伤的组织，恢复其正常功能。和田东郭说："余用此药治疫证及杂病多年，治种种异症不可胜计，真希世之神方也。"广泛用于胸胁腹部疾患、胃炎、肋间神经痛、胆囊炎、肝炎、胃肠神经官能症、结肠炎、菌痢、小儿疳积、盆腔炎、月经不调、阑尾炎等（举陈氏祖母例）。

**3. 调和肠胃**

邪郁肠胃，以致功能失调，寒热错杂，虚实互见，上下不通。代表方剂是半夏泻心汤。药物寒热并用以清热祛寒，补泻同行以调其虚实。辛开苦降以顺其升降，生姜、半夏同用是辛开散结以和阳，黄芩、黄连同用则共降泄热以养阴，四味主药，不可随便更易，可治急性胃肠炎、慢性胃炎、溃疡病、胃肠神经官能症、冠心病、高血压、胆囊炎、梅尼埃病、妊娠呕吐、梅核气等。

## 三、下法

仲景把下法作为祛邪外出的重要手段。所谓邪，不仅指外感六淫之邪，还包括疾病发展过程中的某些病理产物（如瘀血、痰饮等）和患者的某种宿疾（衄家、饮家、喘家等），所以下法包括荡涤实热、泻下瘀血和攻逐宿饮等多种方法，而且对急下、缓下、可下、不可下和误下改变的分析十分精细，但强调燥结、下不厌迟，至吴又可又强调"下不厌早"。

下法的临床应用方面，不但可治外科急症（阑尾炎、胆石症、胆囊炎等），还用以治疗内科急症，中医治病归纳起来，不外邪正斗争、阴阳失调、升降乖戾三者。下法的应用可使邪正消长向着有利于机体的方面转化，使偏盛偏衰的阴阳趋向平衡，使逆乱乖戾的气机升降循于常道，因而下法在疾病的某个特定阶段，不仅可以排除体内的有毒物质（逐邪），还可起到整体调节的作用，这对疾病的治疗和机体的康复有着不可忽视的积极意义。

可治疗疾病：乙脑、流脑、中风、紫癜、肾衰等。

# 第二节　温病学辨证方法摘要及临床应用

## 一、育阴潜阳法

《黄帝内经》云："阴平阳秘，精神乃治。"指人体脏腑经络组织之间，经常保持阴阳的动态平衡，这是正常的生理现象。而"阴阳失调"就会生病（平衡被破坏），故应"谨察阴阳所在而调之，以平为期"。阴阳失调表现多端，而阴虚阳亢是其中常见的一种。阴虚阳亢是矛盾的两个方面，真阴亏损到一定程度，阳失所制约，便亢盛为病。这是阴虚导致阳亢，而阳气亢盛反过来又会吸烁真阴，使阴液进一步亏损，阳亢导致阴虚，两者互为因果，治疗上不能偏废。工太仆"壮水之主，以制阳光"，强调滋阴，钱乙因而立六味地黄丸。后人知道要抑阳，加用知柏，但可暂抑，而苦寒化燥。朱丹溪大补阴丸，始用龟甲，还用知柏苦寒。清代温病学家从实践中创立潜阳而不是抑阳的方法，所谓"介属潜阳""畜鱼置介"等，用有情质静滋补之品镇摄浮阳，使沉潜为下，不可妄动。如吴氏的三甲复脉汤、大定风珠诸法，是一个很大的创新，不但可治外感热性病后期，更可推广至内科、妇科、儿科等各科中去。如乙脑后期，正变虚风；重型病毒脑炎，昏迷17天，也是此法；还可治疗老人肺炎、更年期综合征、高血压、血小板减少性紫癜、功能性子宫出血、胃溃疡出血等。

## 二、清营凉血开窍法

感染性疾病的治疗，不外"除去病因"和"调整机体"两端。"除去病因"可以阻止疾病的发展，"调整机体"就是因势利导，使机体得以顺利通过病程，最好的设想是两者并施。

对一些严重的感染性疾病，如对微生物（细菌病毒）抑灭作用低下，或缺乏有效的药物，或纵有有效药物，而患者出现感染性休克，或弥散性血管内凝血，单采用抗感染而不配合其他措施［扩容、改善微循环、纠酸、强心、给氧、血管活性药物（抗凝血、止血等）］，是难于救治成功的。而中医清营透热、清心开窍、凉血养阴等方法，对严重感染性疾病中后期可起到积极作用，能够调整机体紊乱的功能，修复破坏的组织，防止变证，减少并发症，使机体能够顺利地通过这个阶段，提高治愈率，减少后遗症，大量的文献报道说明，自从清营开窍、凉血散血的方法应用以来，治疗了许多难治的"闷疫""热厥"等，大大提高了治愈率。近人用清瘟败毒饮治愈流行性出血热，我仿用人参败毒散加石膏治愈登革热。最近运用温病的清热解毒、滋阴凉血与扶正法结合治疗艾滋病有效。

伤寒论和温病学说确实具有巨大的生命力，能够治疗西医不能治的，或者没有治过的病，以病毒性心肌炎为例，可用清复汤治愈。并不是说中医已经包罗万象，还是要不断创新，在发展中不断充实，就像仲景只知有"三阴"，而缺漏"营血"一样，我们需要的是新的叶天士，而不是陆九芝，更不是余云岫。

（1990 年 5 月学会讲稿）

# 第五章　温病辨证论治纲要

此篇以叶氏《温热论》为纲，选采薛生白、吴鞠通、王孟英、陆子贤、雷少逸、何廉臣、柳宝诒诸家著述中之精简切用者，综合而成，可作为治疗温热病之临床参考（编者按：阅读此篇可参考教材《温病学讲义》，上海科学技术出版社 1964 年版）。

## 第一节　风温、春温

### 一、卫分

1. 风温客表——温病初起，发热，恶寒，无汗，头痛，身痛，口渴，舌白欠润，脉浮数，宜用葱豉汤加薄荷、牛蒡子、桑叶、连翘、杏仁、焦栀皮，以祛风解表，夹湿者加芦根、滑石（参阅教材第 67 页，恶寒重者，可酌加紫苏叶、前胡）。

2. 风温犯肺——温病初起，身不甚热，但咳，口微渴者，宜用桑菊饮辛凉轻解。

3. 阴虚风温——温病初起，微恶寒，发热，咽干鼻燥，呛咳无痰，头胀痛，舌红少苔，脉浮细数，宜用加减葳蕤汤滋阴解表（凡有表虚之证，人参败毒扶正祛邪，补中益气，治疗阳虚外感）。

## 二、气分

1. 热入气分——温病汗出，或少汗，不恶寒（已离卫分），仍发热，头痛，口渴，微烦，舌白渐黄，脉数，宜用清心凉膈散清气散热。

2. 热郁胸膈——温病汗出不解，郁火发热，心烦懊𢙁，胸膈痞闷，舌苔白黄而滑，脉滑数，宜用栀豉枳桔汤加杏仁、白蔻仁、橘络、郁金泄热宣气（叶氏之"杏蔻橘桔"，轻苦微辛，是流动之品，使邪归达于肺）。

3. 热邪壅肺——温病发热，汗出，口渴，咳而气喘，舌苔黄，脉滑数，宜用麻杏石甘汤宣肺平喘。

4. 热入肺络——温病日数既多，热不解，咳逆，胸胁刺痛，痰黄稠，或带血，舌苔黄，脉弦滑数，宜用苇茎汤加鱼腥草、浙贝母、瓜蒌、马兜铃（现已禁用）、旋覆花肃肺通络（参阅教材第80页，春温条下兼分析批判）。

5. 热伤肺津——温病二三日，汗出，发热，咽干，口渴，干咳，舌苔薄白而干，脉数，宜用麦冬、芦根汁、花露、梨皮、天花粉、桑叶清肺救津（叶氏"上者上之"之法）。

6. 伏温内发　温病初起，发热不恶寒，口苦而渴，心烦，小溲短赤，舌红苔黄，脉弦数，宜用黄芩汤去大枣，加竹叶、玄参、淡豆豉清热坚阴（发自少阳，参考教材第79页）。

7. 热迫下利——温病发热咳嗽，口渴，胸痞，下利溏黄，舌苔黄，脉数，宜用葛根、黄芩、豆卷、橘皮、桔梗、甘草升泄温邪（此陈平伯之法，应用颇广。里热甚者加黄连；口不甚渴，舌不甚黄，下利溏滞，为湿重，去黄芩加薏苡仁、茯苓）。

8. 热结胸脘——温病二三日后，微热口渴，胸脘痞满，按之痛或自痛，或呃或哕，舌苔黄浊，脉滑数，宜用小陷胸汤或昌阳泻心汤苦泄辛开（黄连、黄芩、半夏、石菖蒲、紫苏叶、竹茹、厚朴、芦根、枇杷叶）。

9. 邪留三焦——温病邪在气分流连，往来寒热，热多寒少，口苦心烦，脘胁不舒，舌苔白黄，中厚白边尖渐薄，脉弦滑数，宜用温胆汤或蒿芩清胆汤分消走泄。

10. 热入阳明——温病大热，不恶寒，或背微恶寒，汗出，烦渴，脉洪数，苔黄干燥，宜用白虎汤辛寒解热（参阅教材第79页。"清解"由石膏、甘草、蝉蜕、薄荷组成；重加石膏名"凉解"；白虎汤加连翘、蝉蜕名"寒解"；加白芍名"和解"，喘咳加牛蒡子）。

11. 阳明腑实——温邪入里，潮热，谵语，腹满痛，便秘，或热结旁流，舌苔老黄而厚，脉沉实，宜用调胃承气汤泄热通腑。若舌质红苔燥，唇焦口干者，用增液承气汤滋阴攻下，若上焦烦热未解（烦热烦渴，胸膈热满，懊侬不安），又兼腑实，舌心黄白而干，四边色红者，宜用凉膈散清上泄下（热结旁流与肠热下利鉴别，参阅教材第68页）。

12. 正虚失下——阳明温病，日数多，或失下，误治，潮热，腹满，便秘，神昏谵语，循衣摸床，唇焦，短气，舌干红，苔黄焦，脉沉涩，宜用黄龙汤扶正攻邪（神昏谵语之鉴别）。

## 三、营分

1. 邪热传营——温病发热持续，心神不安，夜烦少寐，时有谵语，舌绛，脉数，宜用银翘散去荆芥、薄荷、淡豆豉，加犀角、玄参透热转气。

2. 营气两燔——阳明温病，壮热，口渴，汗出，谵语烦躁，舌绛苔黄，脉弦洪而数，宜用加减玉女煎再加竹叶、连翘、玄参、鲜石菖蒲，两清营气。

3. 火邪劫营——温病壮热烦渴，面赤，目眩耳聋，热汗时出，胸腹灼热，神昏谵语，烦躁狂妄，舌绛干燥，脉滑盛或弦数，宜用犀地桑丹汤清营泻火。热甚者宜加紫雪。

4. 邪陷心包——温病壮热，神迷如醉，谵语妄笑，或昏沉失语，舌绛鲜泽，脉弦数，宜用晋三犀角地黄汤加郁金、石菖蒲清心解热。若昏厥如尸，舌謇作痉者，宜加牛黄丸、至宝丹凉心通窍。若夹浊痰秽恶者，宜用犀地清神汤。

5. 营热动风——温病壮热，烦躁神昏，谵语或狂，项强，肢体抽掣，舌绛无苔，脉弦滑数，宜用清营汤加羚羊角、钩藤、紫雪清营息风。

6. 邪陷厥阴——温病壮热，神志昏沉，或僵硬如尸，咽干齿燥，头项摇战，口噤齿龄，时作瘛疭，舌卷囊缩，舌干绛苔焦，脉沉弦细数，宜用羚角钩藤汤加玄参、天冬、石决明、阿胶、紫雪丹清络息风（心肝同病）。

## 四、血分

1. 热入血分——温病壮热，烦躁昏狂，吐血衄血，溺血便血，或发斑疹，宜用千金犀角地黄汤凉血清热。

2. 瘀热相搏——温病邪陷营血，与宿血相搏，身热不扬，胸腹板痛，或少腹急结，谵语发狂，小便自利，大便黑色，渴不欲饮，舌绛而紫，脉沉实而涩，宜用千金犀角地黄汤加大黄、桃仁、五灵脂、䗪虫凉血逐瘀。

## 五、伤阴

1. 热伤胃阴——温病日数渐多，曾经汗下，或发斑疹，热仍不解，咽干口燥，烦渴少气，神迷嗜睡，舌绛光亮，脉虚数，宜用麦门冬汤加石斛、白芍、玉竹甘凉濡润。

2. 邪留阴分——温病日多，余邪逗留阴分，暮热早凉，热退无汗，舌赤，脉弦数，宜用青蒿鳖甲汤滋阴透邪。

3. 阴虚阳亢——温病邪入少阴，身热，心烦不得卧，舌赤苔黄，脉细数，宜用黄连阿胶汤育阴清火。

4. 肝肾阴伤——温邪久羁，热留不退，手足心热甚于手背，面赤，目花，耳聋，神倦，少气，咽干，口燥，舌赤，苔少，脉虚大，宜用炙甘草汤去生姜、桂枝、大枣，加石斛、白芍、牡蛎甘咸育阴。

5. 虚风内动——温病久羁，热留不解，神倦目瞑，少气郑声，耳聋头眩，筋惕肉瞤，甚或瘈疭，心悸憺憺大动，虚里动跃，舌绛不鲜，脉弦动或虚大，时时欲脱，宜用三甲复脉汤加人参、五味子育阴潜阳。

6. 阴损及阳——温病突然热降，汗出，肢冷，气短或喘促，神迷目瞑，舌淡红而光，脉微细或数疾，宜用参附龙牡汤合生脉散回阳救阴。

# 第二节　暑　温

暑为天气（热），湿为地气，夏月患病有单感天暑者，但多兼湿，暑重湿次仍属暑，湿重暑次，名湿温。此外，乘凉饮冷，又多寒证，乘凉外寒（阴暑）、饮冷内寒、腹痛泻痢、伏阴等病都是，故夏月发病比较复杂（引仲景暍病三条）。暑温之中又有冒暑、伤暑、中暑、暑瘵、暑秽（痧）、暑风（暑厥）。

## 一、卫分

1. 夏月感寒——暑月乘凉饮冷，阳气为阴寒所遏，无汗恶寒，身热头痛，或呕恶腹痛泄泻，舌白不渴，脉浮，宜用香薷饮加杏仁、豆卷和中解表（香薷必佐杏仁，叶氏之法，吴氏新加，不伦不类，虽有暑邪，而寒湿为主，寒湿一去，暑无所附而自解）。

2. 暑郁肌腠——暑邪夹湿，郁于肌表，发热无汗，肌肉微痛，胸痛，舌白，脉浮，濡数，宜用鸡苏散辛凉轻解（冒暑在肌腠）。

3. 冒暑轻伤——暑温初起，微热，头胀不了了，肢倦，微渴，舌白，脉濡数，宜用清络饮轻扬祛暑（冒暑在上焦）。

4. 暑邪犯肺——暑温初起，头重头晕，恶寒发热，汗出，咳嗽，舌苔薄白微腻，脉数两寸滑大，宜用雷氏清凉涤暑法加杏仁、瓜蒌皮祛暑宣肺（冒暑在肺，青蒿、六一散、白扁豆、连翘、通草、茯苓、西瓜翠衣）。

## 二、气分

1. 暑入阳明——暑温壮热，不恶寒，或微微恶寒，头痛头晕，面赤气粗，口燥渴饮，汗多，舌赤苔黄，脉芤大数，宜用白虎加人参汤或竹叶石膏汤清热保津（参阅教材第95页，不夹湿者，在胃经；不虚而微夹湿者，仿俞氏加芦根、滑石、竹叶、莲叶、桑枝，陆子贤多用葛根）。

2. 暑困中焦——暑温汗出，身热持续，面垢口苦，烦闷恶心，舌苔黄腻，脉滑数，宜用黄连温胆汤加杏仁、滑石苦降辛通（夹湿者在胃腑，与湿温相类）。

3. 暑布三焦（偏湿）——暑温汗出，不恶寒，蒸蒸发热，身痛呕吐，便溏泄黄秽，溺赤，舌苔黄白腻浊，脉弦滑数，宜用六一黄芩汤清泄三焦（六一散、黄芩、芍药、杏仁、厚朴、茯苓、葛根、豆卷、连翘、莲叶，叶氏杏朴芩、陈氏升泄法合六一散、黄芩汤四方加减）。

4. 暑布三焦（偏热）——暑温发热，面赤耳聋，咳嗽不爽，或痰中带血，胸脘痞闷，下利黄水，小溲短赤，渴不引饮，舌赤苔黄，脉大数，宜用三石汤清泄暑热（两者比较）。

5. 暑湿泄泻——暑邪夹湿，壮热恶寒，身痛，烦渴引饮，暴注下迫（黄秽、肛热），小溲不利，舌苔白黄干腻，脉洪滑数，宜用桂苓甘露饮清暑祛湿。

6. 暑滞肺络——暑温咳嗽，昼夜不安，甚至喘而不得眠，舌苔滑腻，寸脉滑实，宜用葶苈枇杷六一散泻肺降逆。

7. 暑热伤津——暑温身热息高，心烦溺赤，口干身汗，肢倦神疲，舌红苔黄，脉虚数无力，宜用王氏清暑益气汤清暑救津（参阅教材第95页）。

8. 津气欲脱——暑温身热，或热退而汗出不止，喘喝欲脱，舌红，脉散大，宜用生脉散补敛津气。若兼舌赤消渴者，加入三才汤滋液养阴。

9. 暑伤元气——暑温身热，头眩，神疲，嗜卧不食，口渴汗多，息高气喘，便溏溺赤，舌淡红，苔白滑，或黄而光滑，脉虚大，宜用东垣清暑益气汤升降疏补（暑伤津，湿伤气）。

10. 暑秽犯胃——感受暑秽，邪先入胃，升降失职，猝然头胀发热，胸脘满胀，欲吐不吐，欲泻不泻，闷乱不安，甚则神昏肢厥，先予食盐炒热冲童便灌之，探吐后即松，若神昏者，以通关散吹嚏，遂用栀子豉汤加藿香、佩兰、半夏、橘皮、厚朴辟秽泄浊（玉枢丹亦可用，痧气之义）。

11. 暑湿伤脾——暑邪夹湿，内犯太阴，先感头重肢倦，四末微麻，随即肠鸣泄泻，先泻后吐，舌苔白滑，脉濡，宜用六和汤理脾祛暑（《伤暑全书》去白术，加香薷，应去人参加香薷为是，恶寒发热甚者，有加减正气散：藿香、厚朴、半夏、茯苓、紫苏叶、砂仁、陈皮、白芷加杏仁、竹茹）。

12. 暑热伤肺（暑瘵）——暑温发热，头目不清，心烦口渴，咳嗽气逆，吐血衄血，若舌白，脉濡数者，宜用清络饮加杏仁、薏苡仁、滑石清暑和络；若舌红苔白黄干，脉大者，宜用沙参、甜杏、川贝母、瓜蒌、连翘、麦冬、竹叶、鲜生地黄、鲜荷叶汁清络养阴（叶子雨方）。

13. 暑冒心神（暑厥）——烈日下猝然晕倒，昏不知人，身热肢厥，目瞑手撒，口噤失语，或口角流涎，脉洪大而虚，此暑热蒸冒心神，阴不上承，忌用冷水沃灌，急用大蒜数枚，捣烂，和醋灌之，移至凉处即苏醒，遂用西洋参、麦冬、竹叶、莲子、石菖蒲、远志、黄连、益元散清心安神。

## 三、营分血分

1. 暑入心营——暑温灼热，夜寐不安，心烦谵语，口干唇焦，舌赤脉数，宜用清营汤清营透热；若神昏者，加牛黄丸清心开窍。

2. 暑入血分——暑湿内陷，壮热烦躁，昏谵妄笑，吐衄发斑，舌绛苔焦，脉沉数，宜用神犀丹凉血解毒（栀子、淡豆豉、板蓝根、黄芩、生地黄、金银花、连翘、紫草、金汁、玄参、天花粉）。

3. 暑风痉厥（兼阳明经热）——暑温壮热，面赤汗出，烦躁谵语，大渴，项强，四肢抽掣，舌赤苔黄燥，脉洪大，宜用白虎汤加大青叶、鲜生地黄、金银花、连翘、地龙、钩藤清热息风。

4. 暑风痉厥（兼阳明腑实）——暑温发热如潮，神昏谵语，或狂躁不安，项强肢掣，抽搐频繁，胸腹热满，便秘，或粪如胶漆，或热结旁流，舌绛，苔黄厚或焦黑，脉沉弦实数，宜用犀连承气汤急下存阴，神昏尸厥者，加牛黄丸（犀角、黄连、大黄、芒硝、枳实、生地黄、金汁、玄参、知母、麦冬）。

5. 暑风痉厥（心肝热盛）——暑温壮热，消渴神迷，谵语狂躁，或神昏僵厥，颈项强直，四肢抽搦，惊厥不已，唇焦目赤，舌绛干燥，脉弦急，宜用清营汤加羚羊角、钩藤、地龙、石决明、紫雪丹清火息风。

# 第三节　湿　温

## 一、卫分

1. 湿遏卫阳——恶寒无汗，身重头痛，胸痞，舌白不渴，脉浮濡，宜用藿香、香薷、苍术皮、羌活、薄荷、牛蒡子芳香辛散（即薛氏《湿热条辨》第2条，苦辛芳淡；参阅教材第117页）。

2. 湿郁肌腠——恶寒发热，身重，关节疼痛，汗出不解，舌白不渴，脉濡，宜用滑石、豆卷、茯苓皮、苍术皮、藿香叶、鲜莲叶、通草、桔梗解表祛湿（薛氏《湿热条辨》第3条；参阅教材第118页）。

3. 湿着表里——恶寒，发热，无汗，头重，肢倦，胸痞，溺短，不渴，舌白，脉濡，宜用藿朴夏苓汤苦辛化湿（香豉，尚未化热，表重于里）。

4. 邪壅清窍——发热，头胀如蒙，耳聋，鼻塞，咽痛，舌白，口苦不渴，脉濡，两寸独浮，宜用连翘壳、焦栀皮、夏枯草、苦丁茶、荷叶边、射干苦辛清降（叶氏法，即浊邪害清之意）。

## 二、气分

1. 气分湿热——微恶寒，身热不扬（或汗出热不解），午后热甚，头痛身重，胸脘痞满，舌白不滑，溺短，脉濡，宜用三仁汤展气化湿。

2. 上焦湿浊——湿温一二日，身热，口渴，脘闷懊憹，眼欲闭，时谵语，神志尚清，舌苔黄腻，寸脉滑盛，宜用栀豉枳桔汤加郁金、石菖蒲宣泄湿浊（薛氏《湿热条辨》第31条）。

3. 湿伏膜原——湿温初起，凛凛而恶寒，蒸蒸发热，有如疟状，头重骨楚，胸腹痞满，渴不引饮，舌苔白厚如积粉，边尖红绛，脉不浮不沉而滑数，宜用达原饮去芍药，加藿香、半夏宣透膜原（雷氏宣通膜原法）。

4. 湿郁少阳——寒热往来，胸脘痞闷，恶心呕逆，口苦不渴，舌心黄腻，脉弦数，宜用黄连温胆汤分消走泄。

5.胃热脾湿——壮热烦渴，汗多溺短，胸痞身重，舌苔黄腻，脉洪大，宜用白虎加苍术汤清热燥湿。

6.湿阻气滞——脘闷腹胀，肢倦身重，大便溏滞，渴不引饮，或不渴，舌苔白滑或腻浊，脉濡缓，宜用藿朴二陈汤苦辛温化，随症加减治之（参吴鞠通《温病条辨》五加减正气散）。

7.中焦湿热——发热口苦而渴，烦闷呕恶，脘腹痞痛，大便溏黄，舌苔黄腻，脉滞数，宜用连朴饮辛开苦泄。若舌苔白腻者，宜用燃照汤（栀子、豆豉、黄芩、滑石、半夏、厚朴、佩兰、白豆蔻）。

8.湿流下焦——湿温数日，自利，溺短赤，口渴，舌苔白黄而滑腻，脉滞数，宜用猪苓汤去阿胶加萆薢、通草（薛氏《湿热条辨》第11条，渗泄分利）。

9.湿热郁遏——发热持续，头重头痛，胸痞脘满，肢酸骨楚，口渴，便溏或泻痢，小溲黄短，或咽痛，或颐肿，或发黄，或淋浊疮疡，舌苔白腻，或黄白相兼或浊，脉滞数，宜用甘露消毒丹清化湿热。

10.湿热互结——寒热往来，头重头痛，口苦烦渴，胸脘闷痛，呕恶，胁痛腹胀，拒按，或面目俱黄，大便秘结，或如胶漆，小便黄赤，舌质红绛，苔黄厚，脉弦滑有力，宜用大柴胡汤合茵陈蒿汤苦寒清泄，随症加减治之（肝炎、胆囊炎均仿）。

11.湿痰蒙蔽——身热不扬，神志昏蒙，时清时昧，间有谵语，呻吟叹气，或胸中结痛，苔黄垢腻，脉濡滑数，宜用菖蒲郁金汤芳香化浊（石菖蒲、郁金、栀子、连翘、菊花、滑石、竹叶、牡丹皮、牛蒡子、竹沥、生姜汁、玉枢丹）。

12.湿热夹滞——身无大热，不饥恶食，或反酸腐，四肢倦怠，脘腹胀痛，大便溏滞，舌苔垢浊，或白如碱，脉沉实而缓，热重者宜用枳实导滞丸清热导滞；湿重者宜用楂曲平胃散祛湿消滞（三黄、茯苓、白术、泽泻、枳实、神曲）。

13.湿蔽清阳——湿温解后，余邪蒙蔽清阳，胸脘微闷，知饥不食，宜用五叶芦根汤轻清芳化。

14.湿热伤气——湿温解后，神思不清，倦语不思食，溺数，唇齿干，胃气不输，肺气不布，元神大虚，宜用薛氏参麦散或致和汤清养肺胃（木瓜、生扁豆、陈仓米、麦冬、枇杷叶、石斛、甘草、竹叶、沙参）。

## 三、营分血分

1.邪入心营——湿热秽浊，邪陷心营，壮热，神识如蒙，昏沉失语，舌绛，中心黏腻，脉数模糊，宜用晋三犀角地黄汤合栀子豉汤加花露、石菖蒲、郁金清心化浊。

2.邪入血分——湿热邪陷血分，壮热烦渴，斑疹烦躁，谵语神昏，痉厥，胸痞自利，舌绛苔焦，脉独数，宜用神犀丹凉血解毒。

3.络伤下血——湿热邪陷营血，伤及血络。阳络伤者，大便下血色暗红，身热烦躁，舌绛脉数，宜用千金犀角地黄汤加金银花、连翘、紫草、茜根凉血清热；阴络伤者，大便下血色暗淡，或成团成块，面白肢冷，舌淡，脉沉细，宜用甘草干姜（炮）汤加赤石脂温中止血。若下血过多，气随血脱，神昏汗出，肢厥，面色苍白，脉微细欲绝者，急用独参汤救之，继用归脾汤加阿胶、炮姜补气摄血。

## 四、寒湿

1.寒湿侵表——恶寒，发热，无汗，头痛，肢倦，脘闷，不渴，舌淡苔白滑，脉浮缓，宜用藿香正气散发表祛湿（外感风寒，复夹湿邪或吸秽气，或伤生冷，或水土不服）。

2.寒湿内着——头重眩，四末微麻，脘闷欲吐，腹满而痛，大便溏泄，肠鸣，苔白滑腻，脉濡缓，宜用苏砂平胃散苦辛燥湿（不换金正气散，即平胃散加藿香、半夏）。

3.湿困脾阳——夏月湿病初起，恶寒面黄，腹痛下利，口不渴，或渴喜热饮，神倦，四肢冷（不温），舌苔白滑，脉缓而弱，宜用缩脾饮温脾燥湿（脾阳为湿所滞，则缓纵解侎，不能宣运如常）。

4.湿困脾肾（起于浴冷卧风，过啖冰瓜，阴寒冷湿之气客于太少两阴）——

无汗恶寒（阴寒外袭，阳气不达于表，为阴寒所遏），面如尘土，下利口渴，腹痛如绞（太阴），烦躁不安（少阴），四肢厥逆，舌淡苔灰白滑，脉沉小弦紧，或数大，按之空豁，宜用冷香饮子通阳破阴［附子、炙甘草（温脾肾），橘红、草果（祛寒湿），生姜（不用干姜而用生姜散表寒也），橘皮佐之以解表寒，橘红佐草果祛寒湿］。

5. 寒湿伤阳——腹满而痛，吐泻交作，手足不温（太阴未至少阴），恶寒不渴，面尘肌消，舌淡苔白，脉沉迟无力（有虚象），宜用理中汤温中祛寒，湿重者合平胃散，寒甚阳微者加附子，四肢拘急加艾绒、牛膝（温经络行血脉）。

# 第四节　伏　暑

## 一、气分

1. 伏暑晚发——伏暑秋后由新邪引发，头痛恶寒，身热无汗（外寒束卫），口渴心烦（故用黄连），脘闷，溺黄，苔腻，脉浮弦数，宜用黄连香薷饮解表清里（可加杏仁、滑石）。

2. 暑伏膜原——膜原暑湿内发，恶寒发热，寒热并重，午后尤甚，入夜加剧，胸脘痞胀，口苦不渴，至晨汗出，诸恙稍缓，而胸腹灼热，始终不除，舌边绛苔厚腻，脉缓滞模糊，宜用柴胡达原饮宣透伏邪。热多寒少者，宜用蒿芩温胆汤清泄少阳。

3. 上焦郁热——秋湿引迫伏暑，邪郁上焦，发热头痛，胸痞气窒，咳嗽不爽，心烦口渴，舌苔白燥，望之似润（气分热盛常见此舌象），脉滑数，宜用热郁汤宣气解热。

4. 邪布三焦——伏暑先恶寒，后但热不寒，汗出，烦渴，胸痞呕恶，下利溏黄，溺短，舌苔灰厚，脉滞数者偏于湿重，宜用杏仁滑石汤；舌赤，苔黄腻，脉弦滑数者，宜用三石汤清泄三焦（《临证指南医案》治张姓案：伏暑内发，三焦均受，然以清理上中为要，杏滑芩连半朴橘郁通。讲义入于湿温篇）。

5.暑伏肺络——伏暑热不解，咳逆频频，甚或喘息不得卧，痰多胸胁刺痛，舌苔白黄滑腻，脉滑数，寸脉盛，宜用苇茎汤加葶苈子、枇杷叶、六一散、旋覆花、紫苏子肃肺宣络。

6.痰热里实——伏暑蒸郁发热，胸痞，脘胀腹满，呕恶，烦躁，口干渴饮，大便溏滞不爽，如败酱，如藕泥，舌苔黄厚垢腻，脉沉小滑数，宜用小陷胸汤合小承气汤荡涤痰热。

7.胃中湿火——伏暑邪势已衰，余热滞留，口疮舌糜，咽干鼻衄，渴饮腹痛，便溏黄或滞涩，溺赤，舌红苔黄，脉大数，宜用甘露饮甘苦合化。

## 二、营分血分

1.暑伏心营——发热日轻夜重，心神不安，烦躁，谵语不眠，口干，渴不欲饮，小溲短赤热痛，舌绛脉数，宜用导赤清心汤清心降火（导赤散、麦冬、牡丹皮、莲子心、灯心草、益元散、童便）。

2.心包瘀滞——身热不扬，胸腹烙手，神昏失语，或僵厥如尸，舌绛无苔，望之若干，扪之尚润，或紫晦而润，脉沉数艰涩，宜用犀地清络饮清心通瘀（犀角、地黄、连翘、桃仁、白茅根、灯心草、石菖蒲、竹沥）。

3.热邪充斥——壮热如燎，昏狂谵妄，吐血，衄血，便血，面赤唇焦，烦渴便秘，胸腹满痛，舌绛，苔干焦起刺，脉沉弦实数，宜用《金匮要略》泻心汤合晋三犀角地黄汤，加紫雪丹凉血泻火（治钩端出血亦可用）。

## 三、伏暑化疟

1.瘅疟（旦，热盛）——伏暑阴分先伤，阳气独发，但热不寒，一日一发，发作有时，口渴汗多，舌赤脉数，宜用白虎汤合增液汤，加沙参、竹叶甘寒养阴。

2.温疟——秋疟，微寒（或不寒）热甚，头痛骨节疼烦，时呕，舌黄脉大，宜用白虎加桂枝汤清热透邪。

3.牡疟（《金匮要略》云："疟多寒者，名曰牝疟。"实作牝）——秋疟但寒不热，或寒多热少，胸痞胁满，汗冷神疲，舌苔薄白，脉弦迟，宜柴胡桂姜汤或小柴胡汤合桂枝汤，辛温祛邪（柴胡、桂枝、干姜、半夏、天花粉、黄芩、牡蛎、炙甘草。四兽饮，六君子汤加草果、乌梅、生姜；又何人饮；补中益气汤合桂枝汤）。

4. 湿疟——秋疟日发或间日发，先寒后热，头痛肢倦，脘腹胀满，便溏，舌苔白腻，宜用清脾饮燥湿逐邪（《严氏济生方》，青皮、厚朴、草果、柴胡、茯苓、黄芩、半夏、生姜、炙甘草、白术，一方有槟榔。渴加知母、麦冬。疟不止加常山、乌梅）。

## 四、伏暑成痢

1. 白痢——伏暑痢积，湿伏中焦，色白腹痛，里急后重，呕恶，舌苔白腻，脉缓滞，宜用平胃散加藿香、槟榔、木香、山楂理脾逐湿（徐春圃《古今医统大全》醉乡玉屑，平胃散加丁香、砂仁壳、鸡内金）。

2. 赤痢——伏暑痢积，伤及血分，色赤或赤多白少，腹痛，里急后重，肛热，舌红苔黄腻，脉弦滑数，宜用芍药汤调气行血（行血则便脓自愈，调气则后重自除，芍药、当归、肉桂、木香、槟榔、甘草、黄芩、黄连、大黄）。

3. 热毒痢——痢下赤白，腹痛窘迫，肛热如火，壮热口渴，烦躁呕恶，舌绛苔黄，脉滑盛，宜用白头翁汤加金银花、生地黄、葛根、黄芩、升麻、甘草清热解毒，热毒甚者，可加大黄、犀角。

4. 噤口痢——湿热上攻，胃虚失降，下痢赤白，恶心不食，食谷欲呕，神疲肌削，舌暗红少华，舌苔垢浊，脉濡无力，宜用生姜泻心汤加石莲肉、乌梅和胃降逆（舌苔不垢者，可用缪氏法：人参、黄连、炙甘草、白芍、乌梅、石莲花、白扁豆、升麻、葛根）。

**按语**：疟痢传变以后治法，当求之内科疟痢各门，兹不缕述。吴氏云："伏暑、暑温、湿温，证本一源，前后互参，不可偏执。"

# 第五节　秋　燥

## 一、卫分

1. 凉燥袭肺——秋凉外感，风寒袭肺，恶寒发热，无汗，头痛鼻塞，嚏涕，咳嗽痰稀，舌苔薄白，脉浮，宜用杏苏散辛散表邪（实在是秋令风寒犯肺）。

2. 温燥袭肺——发热，微恶风寒，头胀痛，鼻鸣咽干，呛咳少痰，口渴，舌白少津，右脉大数，宜用桑杏汤辛甘凉解。

## 二、气分

1. 燥气上受——身微热，头痛，目赤（眵多），耳鸣，鼻衄咽痛，口干龈肿，舌红苔白少津，脉大寸浮，宜用沙参、甜杏、桑叶、连翘、薄荷、桔梗、甘草、瓜蒌皮、莲叶、西瓜翠衣轻扬散火（邪在上焦肺经，未犯肺脏故不咳）。

2. 燥气伤肺——发热，呛咳无痰，气逆而喘，或咳而干呕，咽干鼻燥，胸胁满痛，口渴唇裂，舌红，苔白燥或白如沙子，或微黄而干，脉大数，宜用清燥救肺汤甘寒润肺（诸气膹郁）。

3. 燥火伤肺——发热不解，日晡益甚，汗多烦渴（火），喘咳气粗，唇齿焦燥，咽干鼻衄（迫血），舌赤苔黄燥，脉洪大不鼓，宜用人参白虎汤合增液汤，加天花粉、竹叶、白茅根、苇茎甘寒清火。

4. 肺胃阴伤——身热不甚，或无热，干咳不已，咽干舌燥，纳少，神倦，舌赤苔少，或干红无苔，脉细数，宜用沙参麦冬汤加蔗浆、梨皮滋润肺胃。

5. 肺燥肠干——秋燥日多，咳嗽不愈，痰稠难排，大便秘结，腹胀，舌赤苔黄燥质粉，脉数，宜用增液汤加麻仁、甜杏、瓜蒌仁、鲜何首乌、糯稻根须清燥润肠。

6. 腑实津伤——燥传阳明，潮热，谵语，神烦，时昏时爽，腹胀便秘，口渴唇焦，舌赤苔黄焦或黑，脉沉小数，宜用调胃承气汤加鲜生地黄、鲜何首乌、糯稻根须、鲜石斛逐邪救津。

7. 络伤动血——秋燥日久，邪入肺络，肺阴受损，咳痰浓浊，甚或咳血，胸间板痛，舌赤苔黄垢，脉弦滑细数，宜用苇茎汤加瓜蒌、贝母、阿胶、蛤壳肃肺祛痰。

8. 燥伤成痿——秋燥日多，肺热叶焦，胃阴暗损，而成痿躄，下肢痿弱，不能履地，指不能握，形肉瘦削，舌红无苔，脉细而数，宜用清燥救肺汤去石膏、杏仁，加天冬、地黄、玉竹、薏苡仁、石斛滋养肺胃。日久损及下焦者，宜用集灵膏峻补真阴。

# 第六节　温　疫

## 一、大头瘟

初起恶寒壮热，后但热不寒，头面肿痛，咽痛，腮下结核，烦躁口渴，苔黄脉数，宜用普济消毒饮疏邪解毒。

## 二、湿热疫

初起寒热如疟，一二日后壮热不寒，午后尤甚，头重胀痛，身痛肢酸，脘腹痞胀，渴不引饮，舌边尖绛，苔白厚如积粉，脉不浮不沉而滞数，宜用达原饮宣透湿浊。若舌苔转黄，便秘腹痛，或粪如胶漆败酱者，加大黄下之。遂用甘露消毒丹清解湿热。

## 三、暑热疫

疫病初起，先恶寒，后不恶寒，壮热如燎，头痛如劈，腰如被杖，头汗出，大渴引饮，两目昏瞀，谵语发狂，胸腹热满，四肢厥冷，或呕吐下利，或吐衄斑疹，或咽喉肿痛，口臭龈肿，或筋惕作痉，舌赤或干绛，苔黄焦燥，脉洪大数或沉细或伏，宜用清瘟败毒饮清热解毒。邪势衰后，按温病治之。

## 四、寒疫

春夏天暖暴凉，寒邪外袭，凛凛恶寒，蒸蒸发热，头痛项强，身痛无汗，鼻塞声重，胸膈痞闷，或咳或利，舌苔薄白而滑，脉浮，宜用人参败毒散辛温解表。

## 五、寒中厥阴

房欲之后，感冒风寒，趁虚而入，厥阴受之，寒邪滞络，气结不行，少腹疞痛，腰如被杖，上攻胸脘，呕逆吐涎，肢冷泻青，舌红暗晦，苔白，脉沉弦或紧，宜用当归四逆汤加川楝子、小茴香、薤白、两头尖通阳泄浊。

（东莞县中医院班授课讲义稿，1974 年 12 月 2 日）

# 第六章　温病学讲义授课笔记

## 第一节　绪言：温病是伤寒的发展

温病学说起源于《黄帝内经》《难经》，原文如："冬不藏精，春必病温。""冬伤于寒，春必病温。今夫热病者，皆伤寒之变也。""伤寒有五，有中风，有伤寒，有湿温，有热病，有温病。"仲景《伤寒论》也云："太阳病，发热而渴，不恶寒者为温病。若发汗已，身灼热者，名曰风温。"

由此可知，广义伤寒，应包括温病在内，而温病则是伤寒的发展，因为仲景生于1700多年前，那时疾病远不及现在复杂，药物应用远不及现代种类多而广泛，治疗经验也远不及现在积累得丰富。于是历代医家总结起来的经验，逐步提升到理论，至清初便成为一套完整的温病学说。

王叔和《伤寒例》云："春气温和，夏气暑热，秋气清凉，冬气冷冽……其伤于四时之气皆能为病，以伤寒为毒者，以其最成杀厉之气也。中而即病者，名曰伤寒。不即病者，寒毒藏于肌肤，至春变为温病，至夏变为暑病……凡时行者，春时应暖而大寒，夏时应大热而反大凉，秋时应凉而反大热，冬时应寒而反大温，此非其时而有其气，是以一岁之中，长幼之病多相似者，此则时行之气也。"王叔和之言可将外感病分为四种：①时气病。②伤寒。③伤寒伏邪变为温暑（《肘后备急方》的葱豉汤）。④时行。

《诸病源候论》将温病分为三十四候，与后世证候不类，治法一曰摩膏火炙，二日针解，三日汗之，四日吐之，五六日解不了了复针之，七日热入胃乃下之，可见，此时治温病毫无把握，对后世无补。

《备急千金要方》《外台秘要》对温病的论述不外王叔和一套，而葳蕤汤治风温［葳蕤、石膏、白薇、麻黄、川芎、青木香、独活、甘草、杏仁、马兜铃（现已禁用），即麻杏石甘汤加味］是养阴解表清热法之先河，黑膏（生地黄、淡豆豉、猪肤同煎加雄黄、麝香）是后世温毒发斑法之祖方。但却夹杂了崔文行解散之法，用附子、乌头、白术、细辛、桔梗五味，名"老君神明白散"（此方可解治寒疫，阴阳不分）。

宋代朱肱《南阳活人书》把温病混入伤寒中并述，但他已知温病用寒之理，所以主张春末至夏至前，桂枝汤应加黄芩；夏至后可加石膏、知母、升麻。又说风温之治在厥阴与少阴（发汗已，身灼热者名风温，风温之为病，脉阴阳俱浮，自汗出，身重多眠睡，鼻息必鼾，言语难出；若被下者，小便不利，直视失溲；若被火者，微发黄色，剧则如惊痫状，时瘛疭，若火熏之；一逆尚引日，再逆促命期），有真知灼见，并说湿温之治在太阴，立一白虎苍术汤。

刘河间（打破先表后里和用辛温解表之传统认识，而三焦分治）认为："伤寒六经传变皆是热证。"创立清里热而兼辛凉解表之法，如防风通圣散、凉膈散、天水散等，但还没有把温病分出于伤寒之外。元末王安道《医经溯洄集》说："仲景立法，为后世权衡，今人因伤寒之法可借治温病，遂谓其法统为伤寒温暑设，吁！此非识流而昧源者欤？"并说："温病不得混称伤寒，因伏热在内，虽见表证，唯以里证为多，法当清里热为主，佐以清表之法，亦有里热清而表自解者。"故吴鞠通称他"始能脱却伤寒，辨证温病"。张洁古九味羌活汤：羌活、防风、川芎、白芷、黄芩、细辛、苍术、甘草、生地黄；陶氏柴葛解肌汤：柴胡、葛根、羌活、白芷、黄芩、芍药、甘草、桔梗、石膏；程氏柴葛解肌汤：柴胡、葛根、黄芩、芍药、甘草、知母、贝母、生地黄、牡丹皮。李梴与汪石山，一发展伏气之说，一提新感之名，但均略而不详，方法也不完备，无人重视。

喻嘉言只是主观一套，光谈理论，把温病分为三类："伤于寒；不藏精；伤于寒又不藏精。"备受后人非议，但他对疫证治疗，主张"上焦如雾，升逐解毒；中焦如沤，疏通解毒；下焦如渎，决逐解毒"，颇有见地。又补论秋燥，主张使用清燥救肺汤。

吴又可认为温疫之来源，乃一种戾气，他说："夫瘟疫之为病，非风非寒，非暑非湿，乃天地间别有一种异气所感，名曰戾气。"又说："伤寒之邪自毛窍而入，时疫之邪自口鼻而入；伤寒汗解在前，时疫汗解在后；伤寒投剂，可使立汗；时疫汗解，俟其内溃汗出，自然不可以期；伤寒初起，以发表为先；时疫初起，以疏利为主。"不论在病因学上与治法上，皆前进了一步。

张凤逵《伤暑全书》阐"凡病伤寒而成温，先夏至日者为病温，后夏至日者为病暑"之说，他说："夏至后，炎火时流，蒸郁烁人，得病皆是暑火所感而成，与冬之寒气毫不相涉，若以为冬寒积久所发者误矣。"否认伏气，强调新感，他以为古时伤寒多，温暑少，今世温暑多，伤寒少的理由是："想太古时，洪水横流，怀山襄陵，草木闭塞，天地蒙昧，阴霭怫郁，阳明未舒，以故寒气盛行，元和令少，后世文明渐开，五行分布，水火之气各司其权……况古人茹毛衣草，简缘淡泊，无助火之具，后世炙煿之味适口，浓郁之酒充腹，嗜欲灼精，尘劳食气，皆足以嘘焰而煽炽，宜暑火之乘类而善入也，故谓古之寒病多而暑病少，今则寒暑并重，而暑为尤剧。"

周禹载云："嗟乎！病名温热，自需寒凉，乃千百年来，盈庭聚讼，先后支吾，良由来派不清，复无体认。"强调温病用凉药。

这二人给叶天士以很大启发。

叶天士便集诸家大成，结合自己实践，创立了系统的温病学说，此后，薛、陈、吴、王诸家继起，温病学说渐趋完整了。

此后温病各家，如雨后春笋，末流所及，用药力求轻淡，遂至竹叶、灯心草横行天下，便造成寒温两派之争。其典型如陆九芝，以为温病治法悉在《伤寒论》中，仲景以麻黄治风寒，葛根芩连治温热，又认为神昏谵语都是阳明病，反对叶氏邪入心包之说，泥古而缺少新知。两派之争，温病家忌用麻黄、桂枝、柴胡，伤寒派不用牛黄、至宝丹。有治愈者，有不治愈者，皆一偏之见。

温热学说之反对者：陆九芝最反对，"温邪上受，首先犯肺，逆传心包"，其云："人病之热，唯胃为甚，胃热之甚，神为之昏，从来神昏之证，皆属胃家。"以为仲景阳明病已包括温病在内，叶、吴另立一帜，是异端邪说。

陆九芝云："仲景伤寒，先分六经，河间温热，须究三焦。全不成句法，乃因托各大医，人尽耳食，遂开吴鞠通三焦之弊，置六经于不问，莫谓叶氏所言无关大局也。"又曰："温热之病为阳明病，证在《伤寒论》中，方亦不在《伤寒论》外，本不难辨。"

恽铁樵（《温病明理》）云："叶、吴、王之书，疵谬百出，若欲一一纠正，叠纸等身，其说不能尽。三人之谬说，流毒于天下已如此，苟不能有精切简明之方法，指示后来，则其黑幕总无从揭破，而流毒遂无有穷时。"

叶、薛、吴、王之外，对温病有贡献者有：①俞根初——完全根据实践，不尚空谈，取伤寒温病许多方法，融会在一起，把六经证候、六经治法大大扩充，打通了寒温之限。②柳宝诒——把温病分为新感和伏邪，认为叶氏所论均属新感，当先求之肺。但叶氏略于伏邪，而伏邪之治当分六经，他是本着《难经》"温病之脉，行在诸经，不知何经之动也，各随其经所在而取之"的理论而发展的。

温病原是由伤寒发展而来，叶氏把温病跳出伤寒之外，在当时是应该的，这样才能够给温病的发展创造条件。但是温病与伤寒殊途同归，应合起来看，俞根初、柳宝诒二人的道路是正确的。

# 第二节　温病的成因

温病成因何以包括六淫的"寒"？因为温病与伤寒属同一范畴，温病即广义伤寒，是一切热性病的总称。

伤寒与温病其治虽不同，传变以后，颇难区别。故清代以前，温病统于伤寒之内；清代以后，温病学说成熟，凡伤寒传变之证（除少数寒化证外）又统于温病。叶天士《临证指南医案·伤寒门》仅寥寥数则，徐氏讥之，实属无谓。

裘吉生在《伤暑全书》序云："叶天士之温热，张凤逵之伤暑，喻嘉言之伤燥，吴又可之瘟疫，陈耕道之疫痧，余师愚之疫疹，陈平伯之风温，薛生白之湿温等，皆各有一得之处，以能羽翼仲景，即有功于医学。"

以上充分说明，温病乃伤寒之发展与补充，故论温病病因应包括一切六淫在内。

## 一、六淫与疠气

### （一）六淫

俞根初云："凡勘伤寒，先明六气，风寒在下，燥热在上，湿气居中，火游其间，不病则为六元，病即为六淫。"

恽铁樵云："风非空气动之风，寒非直觉之寒，火非燃烧物质之火。《内经》曰：'风胜则动，寒胜则痛，暑胜则浮，燥胜则干，湿胜则濡泄。'风寒燥湿，乃气候之名词；动痛濡泄，乃人体所标著。因此，六气就是人体感气候之变化之病状。"

正气虚弱，不能适应外界气候则病，而本身体质与病之传变也有着密切的关系。

《医宗金鉴》云："六气之邪感人虽同，人受之而生病各异何也？盖以人之形有厚薄，气有盛衰，脏有寒热，所受之邪，每从其人之脏气而化，故生病各异也。"

其次杂感，六淫之邪，时有兼夹，即两气或三气同时为病。在气候复杂情况之下最易发生，而宿病之兼夹最为主要，俞根初曰："仲景以伤寒二字统括四时六气之外感证，以杂病二字统括全体脏腑之内伤证。外感时病者，言其病从外受，非专指正伤寒也。内伤杂病者，言其病从内生，非但属虚损病也。伤寒最多夹证，其病内外夹发，尤为难治。凡伤寒用正治法，而其病不愈或反加重者，必有所夹而致，必先辨明因证，刻意精别，用药庶无差误。故前哲善治伤寒者，其致力虽在杂病未研之先，而得心转在杂病悉通之后，不亲历者不知也，临证不博者更不知也。"

俞氏论其夹证有十六："食、痰、饮、血、阴、哮、痞、痛、胀、泻、痢、疝、痨、临经、妊娠、产后。"

（二）疠气

吴又可《温疫论》云："夫寒热温凉，为四时之常，因风雨阴晴，稍为损益，假令秋热必多晴，春寒因多雨，亦天地之常事，未必致疫也。伤寒与中暑，感天地之常气，疫者感天地之疠气……此气之来，无老少强弱，触之者即病。凡人口鼻之气，通乎天气，本气充实，邪不能入。若其年疫气充斥，不论强弱，正气稍衰者，触之即病，则又不拘于此矣。"

周禹载曰："一人受之则谓之温，一方受之则谓之疫。"

## 二、新感与伏邪

### （一）新感

新感温邪与寒邪鉴别作用不大，应鉴别寒、温、暑、湿四者（表6-1）。凡新感、外邪，如无兼夹症，又无伏气，单纯表证，必有其共同之处。

表6-1 寒邪、温邪、暑邪、湿邪鉴别表

| 症状<br>病原 | 共同点 | | | | 不同点 | | |
|---|---|---|---|---|---|---|---|
| | 恶寒 | 发热 | 头痛 | 脉象 | 舌 | 口味 | 其他 |
| 寒邪 | 重 | 轻 | 重 | 浮缓或紧 | 质淡苔白 | 不渴 | 小便清，项强身痛 |
| 温邪 | 轻 | 较重 | 轻 | 浮动数 | 质红苔薄白 | 渴 | 时或咳嗽 |
| 暑邪 | 或轻或重 | 重 | 重 | 右浮大或濡 | 质红苔薄白 | 烦渴 | 面赤心烦 |
| 湿邪 | 中等 | 午后甚 | 或轻或重 | 浮缓而濡 | 质淡或红苔白腻 | 渴不引饮 | 胸痞脘闷，肢倦 |

可知仲景太阳病之提纲不单指伤寒，而实包括四时感邪在内，但整个《伤寒论》未包括后世许多疾病，应加以扩充。

### （二）伏邪

吴又可、蒋宝素、俞根初、柳宝诒、叶子雨、张锡纯等人关于伏邪的观点如下。

吴又可云："伤寒感而即病，时疫感久而发。""瘟疫之邪，伏于膜原，如鸟栖巢，如兽藏穴，营卫所不关，药石所不及。至其发也，邪毒渐张，内侵于腑，外淫于经，营卫受伤，诸证渐显，然后可得而治之。"此论伏邪，不同于传统的看法，而是有一段时间的潜伏期。

蒋宝素在《问斋医案》中云："冬寒伏于募原之间，化热伤阴，表里分传，多为热证，以始得病，溲即混浊，或黄或赤为据。大法有三：攻邪上策，扶正祛邪中策，养阴固守下策。"

俞根初云："伏温内发，有实有虚，实邪多发于膜原少阳，虚邪多发于少阴、血分、阴分。""伏者晚发，实者舍于膜原气分，病浅而轻；虚者邪舍于营而在血分者，病深而重。""病无伏气，虽感风寒暑湿之邪，病尚不重，重病皆新邪引发伏邪者也。所伏之邪，在膜原则水与火互结，病多湿温；在营分则血与热互结，病多温热，邪气内伏，往往屡夺屡发。因而殒命者，总由邪热炽盛，郁火熏蒸，血液胶凝，脉络窒塞，营卫不通，内闭外脱而死。"

柳宝诒云："若夫温病，乃冬时寒邪，伏于少阴，迨春夏阳气内动，伏邪化而为热，由少阴而外出。""伏温外发，必传经气之虚处而出，初无一定路径，所谓邪之所凑，其气必虚是也。"又曰："伤寒温热，为病不同，而六经之治见证则同，用药不同，而六经之立法则同。治温病者，乌可舍六经而不讲者哉。"

叶子雨云："坚冰至，井泉温，天气外阴内阳，盖冬至一阳渐生，人身之阳气内盛，为冬日严寒杀厉之气所折，深狭于肌髓之间。至春，内伏郁结之阳气，为外邪触发，伏气既得发泄，遇天气之阳热，两热相干，发为温病，天地阴阳之邪，皆由人身阴阳气化感召而成，岂有伤寒而能化热，伤热而能化寒者哉？"

张锡纯云："凡寒气之中人，其重者即时成病，其轻者微受寒侵，不能即病。由皮肤内侵，潜伏于三焦脂膜中，阻塞气化之升降流通，即能暗生内热，迨至内热积而益深。又兼春回阳生，薄受外感，以激发其热，是以热自内发，而成温病，即所谓伏气温病也。至于冬不藏精之人，必有阴虚，内有蕴热，积于脏腑，至春时薄受外感，其热急陡发而成温。"

论伏邪，不能泥执前人成说，当以临床症状为依据。

经验：伏温之发，多自少阴，常现营热症状，或兼太阳之表。伏暑之发，多自厥阴，易现风火症状，或兼少阳之表。伏湿之发，多自太阴，易现痢疾症状，或兼阳明之表。（三种）而伏邪由里达外，邪势松时，常现膜原（三焦）症状，俞氏所谓轻者。伏邪失治内陷，则深入脏腑血分，酿成危候矣。

新感伏邪之分：始于汪石山。汪氏《证治要诀》曰："苟但冬伤于寒，至春而发，不感异气，名曰温病，病稍轻；温病未已，更遇温气，变为温毒，亦可名曰温病，病较重，此伏气之温病也。又有不因冬日伤寒而病温者，此特春温之气，可名曰春温，如冬之伤寒，秋之伤湿，夏之伤暑相同，此新感之温病也。"汪氏说法为明清诸家所采纳，遂开新感温病学说之先河。

其后发展，不但温病有伏邪，暑病有伏邪，更有伏暑湿温之称，分析如下：

春温——伏气温病。风温——新感温病，四时皆有，多发于春，若冬季又名冬温（风温与仲景所言之风温不同）。

暑——伏气成暑，名为热病，新感者名伤暑、中暑、暑温或冒暑。暑邪内伏，所谓"伏暑晚发，霜降前轻，后重，冬日尤重"。始于《太平惠民和剂局方》，成于叶天士。

湿　有主张新感者（王旭高、沈金鳌），有主张先有伏邪者（薛生白、俞根初），其实亦有湿温时邪与湿温伏邪两种。

伏邪部位——①邪伏肌肤（王叔和）。②邪伏肌骨（《诸病源候论》）。③邪伏肌髓（叶子雨）。④邪伏少阴（古今诸家）。⑤邪伏募原（吴又可）。⑥邪伏募原气分与邪伏少阴营血分两种（俞根初）。

临床所见，以俞氏说为确，温热多伏于营血，属虚属热；湿温多伏于募原，属热属实属湿；暑病则有两者，不兼湿多伏营血，兼湿多伏募原。

伏邪外出——有主张发自少阴，发自少阳，或太阳、阳明。柳宝诒云："邪伏少阴，随气而动，流行于诸经，或乘经气之虚而发，或夹新感之邪而发。其发也，或由三阳而出，或由肺胃而发；是温邪之动，路径多歧，随处可发，初不能指定发于何经，即不能刻定见何脉象也。"

伏邪成因——钱天来云："冬伤于寒者，乃冬伤寒水之脏，即冬不藏精之互词，何得以寒邪误解耶？夫寒为杀厉之气，中人即病，非比暑湿之邪，能伏处身中，况肾为生命之本，所关最大，安有寒邪入内，相安无事，直待春时始发之理？"

陆子贤云："尝按《内经》，冬伤于寒，春必病温。又云冬不藏精，春必病温。语虽二致，理实一贯，所重在藏精而已矣。温之为病，由肾精之不藏。盖肾既失藏，坎水先亏，少阳之少火，悉化为壮火，与春时之温气，互相交织。较诸伤寒，传变尤速，而于幼稚者为甚。以体属纯阳，阳与阳合，其感尤易，甚而化斑化痘，为惊为厥者也。"

吴鞠通云："不藏精非专主房劳说，一切人事能动摇其精者皆是。"

沈仲圭云："故冬不藏精云者，乃指本身对疾病之抵抗力不足，有感染之可能性而言，不能肯定来春必然病温也。"

春温之成因——由于冬令闭藏，严寒外束，阳气内盛，肾阴亏损，少火化为壮火，至春遇天阳之气引发，即"内热素盛，肾水先亏"之人所得之热病。

伏暑——由于夏令受热，为湿邪所遏，秋凉或冬日而发，热多发自营血，湿多发自募原。

伏湿——湿浊由口鼻入，游行中道，横于募原，如吴又可所云，与伏温异。

《素问·疟论》云："此皆得之夏伤于暑，热气盛，藏于皮肤之内，肠胃之外，此荣气之所舍也。此令人汗空疏，腠理开，因得秋气。汗出遇风，及得之以浴，水气舍于皮肤之内，与卫气并居……此气得阳而外出，得阴而内薄，内外相薄，是以日作。"

《临证指南医案·暑门》邵新甫按语："暑湿之伤，骤者在当时为患，缓者在秋后为伏气之疾。其候也，脉色必滞，口舌必腻，或有微寒，或单发热，热时脘痞气窒，渴闷烦冤，每至午后则甚，入暮更剧，热至天明，得汗则诸恙稍缓，日日如是，必要两三候外，日减一日，方得全解。倘如元气不支，或调理非法，不治者甚多。然是病比之伤寒，甚觉势缓；比之疟疾，寒热又不分明……每遇秋来，最多是症，求之古训，不载者多……要知伏气为病，四时皆有，但不比风寒之邪，一汗而解，温热之气投凉即安。夫暑与湿，为熏蒸黏腻之邪也，最难骤愈。若治不中窍，暑热从阳上熏而伤阴化燥，湿邪从阴下沉而伤阳变浊，以致神昏耳聋，舌干衄血，脘痞呕恶，洞泄肢冷。棘手之候丛生，竟至溃败莫救矣。"

除了新感与伏邪之外，尚有直中。

寒邪直中三阴：四逆烦躁，下利清谷，恶寒蜷卧，腹痛面青唇白，甚或舌卷中缩。

温邪直中营分（少厥）：心烦不寐，神志昏沉，或狂躁谵妄，烦渴溺赤，舌绛咽痛，甚或痉厥交作。

温邪直中太阴：吐利交作，脘闷胸痞，腹满痛。

# 第三节　辨证纲领

## 一、伤寒与温病之区别

俞根初云："伤寒，外感百病之总称也，有小证，有大证，有新感，有伏气，有兼证，有夹证，有坏证，有复证。传变不测，死生反掌。《难经》曰，伤寒有五，然皆列入伤寒门中者，因后汉张仲景著《伤寒杂病论》，当时不传于世，王叔和以断简残编，补方浩论，混名曰《伤寒论》，而不名曰四时感证论，从此一切感证，通称伤寒，从古亦从俗也。"又曰："以六经钤百病，为确定之总纲，以三焦赅疫证，为变通之捷诀。"

何廉臣云："细参吴氏条辨峙立三焦，远不逮俞氏发明六经之精详，包括六经而一无遗憾，真堪为后学师范。"

柳宝诒云："伤寒温热，为病不同，而六经之治见证则同，用药不同，而六经之立法则同。治温病者，乌可舍六经而不讲者哉。"又云："叶氏《温热论》所谓温邪上受首先犯肺者，指暴感风温而言，伏气则由内而发，其见证至繁且杂，须兼视六经形证，乃可随机立法。"

1. 太阳病汗法，伤寒用辛温，温病用辛凉。温病补充了邪由口鼻入的理论，对太阴病症状叙述较详（伤寒用辛温发表，温病用辛凉解表，一由于寒，一由于热。伤寒多太阳证，温病补充了肺家症状）。

2. 少阳病，伤寒用小柴胡汤和解，偏于里虚，大柴胡汤攻里，偏于里实。温病则补充少阳热化，木火鸱张及邪传三焦之证治（传变以后在少阳，伤寒用和解，偏于补，温病和解偏于清；一为里气虚，一为相火炽；上下分消之法，伤寒泻心有人参、炙甘草、生姜、大枣，温病有竹茹、枇杷叶、石菖蒲、石斛）。

3. 阳明病大致相同，而温病在使用承气类方时更加严谨细微，方法完备，补充了相关内容处方，有增液承气汤、新加黄龙汤、犀连承气汤、陷胸承气汤、宣白承气汤等（阳明病治法大致相同，而温病补充了育阴、滋液、扶正等治法，辨证比较细微）。

4. 关于太阴病，伤寒着眼于里寒，对温病治疗方法不完备，温病学说大加扩充和发展，成为一个系统学说。伤寒派治疗湿温，用麻杏苡甘汤、麻黄加术汤等法妄发其汗，甚至用文蛤散治疗白㾦（阳病须发汗，反以冷水潠之，其热被劫不得去，弥更益烦，肉上粟起，意欲饮水，反不渴者），皆偏狭之见（温病补充了太阴湿温证治）。

5. 少阴病，伤寒着重于救阳，救阴方法不多，温病大加补充（少阴病补充了育阴潜阳法，而伤寒救阳方剂在温病少见）。

6. 厥阴病，伤寒无神昏谵语、舌謇痉厥证治，缺乏芳香通窍、镇痉息风等法，温病加以补充（伤寒无手厥阴证，缺乏芳香开窍、清营解毒、辟秽涤痰诸法；温病补充了足厥阴风动证治）。

## 二、温病六经证治（根据俞根初，稍加增删）

俞东扶云："《内经》云，热病者皆伤寒之类也。"是指诸凡骤热之病，皆当从类伤寒观，盖不同者，但在太阳，其余则无不同。温热病只究三焦，不讲六经，此属妄言，仲景之六经百病不出其范围，岂以伤寒之类，反与伤寒截然两途乎？"

杨栗山云："温病与伤寒，初病散表，前一节虽曰不同，而或清或攻，后一节治法原无大异。"

俞根初云："太阳经主皮毛，阳明经主肌肉，少阳经主腠理，太阴经主肢末，少阴经主血脉，厥阴经主筋膜。"又说："太阳内部主胸中，少阳内部主膈中，阳明内部主脘中，太阴内部主大腹，少阴内部主小腹，厥阴内部主少腹。"

何秀山曰："尝读《伤寒论》，一则曰胸中，再则曰心中，又次曰心下，曰胸胁下，曰胃中，曰腹中，曰少腹，虽未明言三焦，较讲三焦者尤为详明。"

俞根初云："风寒风湿治在太阳，风温风火治在少阳，暑热燥火治在阳明，寒湿湿温治在太阴，中寒治在少阴，风热治在厥阴。"

根据上述内容，温病乃伤寒之一，用六经辨证扩充伤寒内容，比用三焦和卫气营血更为完善。

（一）太阳病

头痛，发热恶寒（或不恶寒），口渴，脉浮动数（宜微辛解表）。

兼肺经之证：咳嗽，喷嚏，胸痛，气粗（辛凉发肺邪）。

兼脾经之证：肢懈嗜卧，口腻，便溏（参以运脾化湿）。

兼胃经之证：脘闷恶食，呕逆（参以醒胃理气）。

（二）少阳病

1.寒热往来，头角痛，耳聋目眩，胸胁苦满，舌白脉弦，此邪郁腠理，逆于上焦，偏于半表，宜柴胡剂等和解（经）。

2.寒轻热重，口苦渴，膈闷，呕吐酸苦，或干呕气逆，胸胁胀痛，舌白带黄边红，脉弦数。此相火上逆，偏于半里，宜蒿芩清胆汤、桑叶、栀子、牡丹皮、芍药等辈（胆）。

3.呕逆，心下痞，或按痛，口秽，发热，心烦，舌黄，脉弦实，此邪结三焦，宜杏仁、厚朴、茯苓，温胆汤之走泄，重则陷胸汤、泻心汤，轻则杏仁、豆蔻仁、橘红、桔梗之类（三焦）。

（三）阳明病

1.初传阳明，邪在脘上，咽干口苦，心烦懊憹，宜清气热，用栀子豉汤（脘上）。

2.太阳阳明合病，发热气喘，口渴下利，无形邪热入胃，用葛根芩连汤（胃中）。

3. 阳明经大热汗出，烦渴，目痛鼻干，多眠，谵语，用白虎汤（经）。

4. 阳明腑病

（1）太阳阳明——表邪未净，肢冷身热，微恶风，腹满痛便秘，宜解表攻里，如厚朴七物汤；膈上热甚者，用凉膈散、防风通圣散之类。

（2）少阳阳明——寒热如疟，心烦口苦，膈上如焚，大便不通，腹满痛，少阳传经热邪，渐结于阳明，用大柴胡汤。

（3）正阳阳明——潮热，汗多，谵语发狂，腹满，身重，气喘，或循衣摸床，或热结旁流，宜三承气汤下之。不任下者，宜增液辈。

（4）太阴阳明——一为肺胃合病，肺气上逆，咯痰黄稠，胸痛，神昏谵语，腹胀便闭，乃肺中痰火与胃中热结，宜陷胸承气辈，有饮者加逐饮之品（葶苈子、白芥子、竹沥、甘遂）；一为脾胃合病，壮热如燎，熏蒸面垢，撮空发痉，谵妄神昏，胸腹灼热拒按，二便不通，舌黄厚带灰浊，此脾经湿热与阳明燥实相合，垢浊腐肠烁液，最是危候，承气汤加黄芩、黄连、栀子、豆豉、紫雪丹、郁金等。

（5）少阴阳明——热陷神昏，似寐如醉，谵语妄笑，或不语如尸，大便秘结，或下利色纯青，口燥咽干，此少阴少火悉成壮火，合阳明燥化危症，犀连承气汤加玄参、麦冬、紫雪丹、牛黄辈。

（6）厥阴阳明——热深厥甚，指甲紫赤，胸胁疼痛，神昏谵语，大汗消渴，便燥，此厥阴火邪与阳明燥热相合，白虎承气汤加郁金。若热极生风，肢厥，胸腹灼热，惊痛，瘛疭，神迷昏睡，错语呻吟，二便闭清，舌卷中缩，少腹拘急者，犀连承气汤加羚羊角、紫雪丹、雪羹急寒凉芳透之，否则面色青惨，摇头鼓颔，忽然坐卧，吐泻不得，腹中绞痛，六脉沉伏，乃厥阴郁火，深伏肝络，而不发露于大经大络，往往气闭闷毙，顷刻死亡，急刺少商、中冲、舌下紫筋、曲池、委中，灌以紫雪、飞龙夺命丹，以开清窍而透伏邪，果能邪透毒泄，脉起而数。

5. 阳明腑病，正虚邪实之候

（1）气虚邪实者，气息短促，四末微冷，大便不通，频转矢气，腹满筋惕，手足瘛疭，循衣摸床，舌淡红，根腐，脉寸微尺沉坚，宜参草姜枣汤培补正气，外用蜜煎导之。

（2）阴虚邪实者，口干舌燥，心烦不寐，便闭，欲下不下，舌嫩红苔黑，脉细涩，宜增液汤、当归、芍药、"五仁"（杏仁、火麻仁、郁李仁、柏子仁、松仁）之类。

（3）气血两虚邪实者，此应下失下，邪火壅闭，耗气劫血，循衣摸床，撮空理线，两目斜视，昏谵安笑，便闭，舌焦起刺，脉弦细涩数，陶氏黄龙汤。

（4）精神衰弱而邪实者，亦应下失下，邪盛正虚，神明被迫，静则郑声重语，喃喃不休，躁则惊惕不安，心神恍惚，便秘溲赤，舌黄干涩，脉寸陷尺坚结，急用复脉汤调下妙香丸（辰砂、巴豆、冰片、麝香、牛黄、腻粉、金箔、黄蜡、蜜丸）。

（四）太阴病

一乃肺经受邪，多上焦风热证。咳逆气粗，口渴，汗出，声重，微恶寒发热，脉浮数者，宜辛寒发肺邪，如麻杏石甘汤之类；不恶寒，烦热，胸痛痰稠者，宜肃肺泄热涤痰，苇茎汤加瓜蒌、贝母、杏仁、枇杷叶等；若热邪伤肺，津气受伤，清窍干，喘咳不已者，宜清燥救肺汤之类。

一乃脾经受邪，多中焦湿热证。

1. 湿重于热，头胀身重，汗出胸痞，肢懈体痛，寒热如疟，口腻胃呆，便溏腹痛，宜苦温辛化，如藿朴夏苓汤、正气散等。

2. 热重于湿，始恶寒，后但热不寒，午后尤甚，心烦恶热，目黄而赤，耳聋脘闷，大便溏热，溲赤，此中气素实，证转阳明多而太阴少，宜苦降辛通，用泻心汤去人参、生姜、大枣，加栀子、豆豉、杏仁、厚朴、通草、滑石等。若夹秽浊，则用甘露消毒丹，此证最易内陷营分，神昏谵语，乃湿热化火，兼夹浊痰，内迫神明所致，用菖蒲郁金汤（石菖蒲、郁金、栀子、连翘、牛蒡子、菊花、竹叶、滑石、牡丹皮、竹沥、姜汁）送神犀丹。不尔，则热炽而风生，痉厥交作，须用犀连承气汤加羚羊角、紫雪丹，始能挽救。

3. 湿热俱实，壮热口渴，饮多则呕，心烦脘闷，反复颠倒，懊𢛳不安，骨节肌肉疼烦，目闭神糊，此湿热蒙郁，太阴阳明牵及三焦均受也，宜黄连温胆汤加栀子、豆豉、石菖蒲、郁金、黄芩、豆卷等。大便不爽者，可酌用枳实导滞丸（大黄、黄芩、黄连、枳实、神曲、茯苓、泽泻、白术），如无懊恼、神糊、喜呕等症，而汗多，骨楚甚者，在二经之表也，宜白虎苍术汤。

4. 湿热俱轻，身热自汗，胸脘微胀，知饥不食，渴不喜饮，用轻苦微辛、芳淡清宣之剂如三仁汤，苇茎汤去桃仁，加藿香叶、佩兰叶、枇杷叶、淡竹叶（俞氏妙法）等。

（五）少阴病

1. 邪陷心胃之络，血液被劫，心中不舒，呻吟错语者，五汁一枝煎。

2. 心烦不得卧，咽干溺短，真阴不足，壮火复炽也，黄连阿胶汤；若神志渐昏，时了了，时迷糊，溲短赤热者，君火为相火所迫，宜清火导腑，导赤清心汤（导赤加麦冬、辰砂、滑石、茯神、牡丹皮、莲子心、灯心草、童便，俞氏黄连阿胶汤有生地黄）。

3. 热久不退，口干咽燥，手心热，心中悸，神倦，耳聋，脉虚者，宜复脉辈。若真阴欲竭，脉细促，心中悸动而痛，时瘛疭者，内风略动也，用阿胶鸡子黄（阿胶、鸡子黄、生地黄、白芍、炙甘草、石决明、牡蛎、茯神、钩藤、络石藤）或吴氏三甲复脉汤、大定风珠等。甚则汗多，烦躁，脉左细，右大欲脱，则坎炁潜龙汤（坎炁、龙齿、白芍、白薇、珍珠母、牡蛎、生地黄、熟地黄、磁朱丸）。

4. 水火互结，下利口渴，小便不利，咳逆干呕，心烦不得卧者，宜育阴利水泻火，猪苓汤加童便、灯心草、枇杷叶。

（六）厥阴病

首先，手厥阴病介绍如下。

1. 汗吐下后，或未经汗吐下，外邪初传心包，虚烦不眠，心中懊恼，反复颠倒，心窝苦闷，或心下结痛，卧起不安，宜宣清心包气机，用连翘栀豉汤（连翘、栀子、豆豉、枳壳、桔梗、郁金、辛夷仁拌捣、橘络、白豆蔻末）。

2. 邪热内陷包络，郁蒸津液为浊痰，弥漫心孔，妄言妄见，神识昏蒙，咯痰不爽者，宜清宣包络痰火，用玳瑁郁金汤（玳瑁、郁金、石菖蒲、木通、山栀子、连翘、牡丹皮、竹沥、姜汁、紫金片，芦根、竹心、灯心草煎汤代水）。

3.若热邪逆传，烁液成痰，迫血成瘀，互结清窍，必神昏舌謇，痉厥交作，当清心凉血，开窍豁痰透络，用犀羚三汁饮（犀角、羚羊角、至宝丹、连翘、白薇、郁金、天竺黄、牡丹皮、皂角刺、石菖蒲汁、竹沥、藕汁，白茅根、灯心草、芦根煎汤代水）。

4.若热邪内蒸包络，溲赤短，舌赤神昏者，无痰浊瘀热，宜清心包虚火，用导赤清心汤（①舌黄苔滑。②舌红苔黄腻浊。③舌绛，上罩黏腻）。

其次，足厥阴病介绍如下。

1.热重寒轻，暮甚早凉，热退无汗，耳聋目赤，手足乍温乍冷，此热邪在厥阴脉络，宜青蒿鳖甲汤加焦栀子、菊花、橘叶。

2.胁痛，蒸热，咳逆痰血，口苦渴，溺赤者，肝火上犯肺金，用桑丹泻白汤（泻白散加桑叶、竹茹、川贝母、牡丹皮、橘饼、蜜枣，可加沙参、天冬、天花粉）。

3.口苦消渴，气上撞心，心中疼热，泄利下重，便脓血，溺赤血淋，此阳邪入厥阴之腑，宜白头翁汤随症加味。

4.火旺生风，风火相煽，头晕目眩，呕逆，手足抽搐，甚则角弓反张，神昏如寐者，当息风泻火开窍，羚角钩藤汤加紫雪，实者宜合阳明，虚者宜兼少阴治之。

5.蛔厥之证，时厥时止，卧起不安，胃脘剧痛，烦躁，头摇手瘛，面乍赤乍白，甚则面青目瞪，口流涎沫，舌绛而碎，生黄白点，或舌苔现积橘纹，隐隐有点，此肝火内逼肠胃，灼热如沸，蛔动扰乱危候，急投连梅安蛔汤（胡黄连、乌梅、川椒、黄柏、槟榔、雷丸）调妙香丸。

## 三、卫气营血与三焦

### （一）卫气营血证治要点

#### 1. 卫分病

温邪上受，首先犯肺，逆传心包，病初起，用辛凉轻剂，夹风则加薄荷、牛蒡子之属，夹湿则加芦根、滑石之流。

①有风邪甚重，初起不宜太凉，遏邪，宜辛散外邪，（葱豉汤）加薄荷、牛蒡子、杏仁数味已足。②有内热盛，初起即不恶寒，口苦渴，心烦，溺赤，舌赤苔黄，脉浮数，宜清里热为主，桔梗汤（编者按：是刘氏桔梗汤，即清心凉膈散）。③上两证兼见，客寒包火，葱豉桔梗汤。④夹湿而非湿温，故化湿不宜温燥，以免助热伤津。⑤伤寒有阳虚外感，桂枝加附子汤。温病亦多阴虚外感，葳蕤汤证。伤寒有两感，麻黄附子细辛汤。温病亦有其人肾水素虚，虽未及下焦，先自彷徨，故安其未受邪之地，恐其陷入易易，如黑膏（玄参为要）。

#### 2. 气分病

五型：①麻杏石甘汤（肺）。②栀子豉汤、陷胸汤、泻心汤（膈脘）。③温胆汤（三焦、少阳）。④白虎汤。⑤承气汤。

#### 3. 津液

温邪不烁胃津，必耗肾液，存得一分阴液，便得一分生机。所谓："斑出而热不解，重以甘寒。"①肺：天花粉、芦根、梨皮、麦冬。②胃：沙参、麦冬、玉竹、石斛、炙甘草、生地黄。③肾：地黄、天冬、阿胶、鸡子黄、龟甲。

#### 4. 营分

三型：①营分：清营汤。②心包：清宫汤。③厥阴：羚角钩藤汤（《六因条辨》有阿胶、牡蛎、天冬、麦冬、玄参、生地黄）。

#### 5. 血分

斑疹、吐衄：犀角、生地黄、阿胶、紫草、桃仁。

#### 6. 伤阴

复脉汤、定风珠、黄连阿胶汤、青蒿鳖甲汤。

（二）卫气营血之缺点

①比较笼统，只能说明病之深浅、传变，不能说出脏腑之病机。②对伏邪之传变失去意义，"卫之后方言气，营之后方言血"，只能说明新感，故王孟英补论伏邪由里达外。③"肺主气属卫"，治卫即治肺，初起用辛凉，对湿温失去意义，湿温之表证多在阳明太阴。

（三）三焦之缺点

①界划三焦，排定传变道路，与疾病发展情况不符。②因为严分三焦，以致不能论述多经同时受病，此乃温病之严重而又常见者（如两厥阴同时受病，阳明少阴同病等）。③上焦心包肺，中焦脾胃，下焦肝肾，竟缺略少阳三焦——半表半里之病，而此病乃温病最常见者。

卫气营血症状之补充：邪在少阳气分，寒热往来，头晕目眩，耳鸣，干呕口苦，或咳。

# 第四节　温病的诊断

## 一、脉诊与辨舌

（一）脉诊

1.引述何廉臣与赵晴初的话。

2.强调四诊合集，反对侈言脉理，不向证。

3.诊脉法，人迎趺阳寸口。下指法，三部九候，脏腑不可拘泥，上中下三焦，左右阴阳。

六经脉象：太阳浮，少阳弦，阳明大，太阴濡，少阴细（微），厥阴涩。

何秀山云："弦脉乃阳中伏阴之象，有邪盛而见弦滑者，有正虚而见弦细者。所以伤寒坏病，弦脉居多；杂证内伤，弦常过半。"又曰："感证脉无单至，最多兼脉，临证当细察。"

何廉臣云："吾国诊断学，以切脉居其末，非谓脉不可凭，谓仅恃乎脉而脉无凭，徒泥乎脉而脉更无凭，必也观形察色，验舌辨苔，查病源，度病所，审病状，究病变，然后参之以脉，虽脉象无定，而活法在人，自不为脉所惑矣。"

①春温：脉弦数，或软大数，或沉细不鼓指。②风温：脉右盛于左，浮动数。③冬温：右浮动数，左见弦紧。④暑病：脉洪大，盛躁而滑，兼湿者，弦细迟滞。⑤燥：浮而细涩。

旧说七表八里九道，二十四脉，二十七脉，二十八脉，有些重复，不可拘泥，炫人眼目。

第一，脉位的浅深：浮（浅层动脉扩张充血）、沉（浅层动脉贫血）。①浮——抵抗力强，虚性兴奋都见浮脉，里病而浮精血脱。②沉——就是内脏有病，血液集中在内充血所致（沉而无病世间多）。

第二，脉搏的快慢：迟、数。①数——高热，功能虚性兴奋，冠心病。②迟——心动过缓，体温低落。

第三，脉幅的大细。①大脉——体温升高，心脏功能亢进，血流加速，脉管被动地扩张，是"洪大"：洪如涌浪邪传热，阳明热盛，兼搏指有力，血压高，"大实"。神经弛缓，脉管失却弹力，自动地扩张，这种大是软弱性的，是虚大，脉大为劳，兼血流不足，血液不充。"芤"为亡血，多汗，失精。②细脉——血管内血流量减少，神经衰惫，末梢动脉收缩，是"细"，主阴血不足。若体力已衰，功能却亢奋不已，就"细数"了。若又兼心力不足，重按而细，叫"弱"，弱即沉细之意。

第四，脉管的硬软。①硬：包括弦脉、紧脉、革脉。弦脉——血管的收缩神经兴奋，但并不充血，故血管呈弦状，紧张像弓弦，多属神经系统疾病（肝、痛、拘急），饮脉弦似不可靠（伤寒温病弦脉居多，杂病内伤弦常过半）。紧脉——比弦更紧张，而实大有力，脉浮紧为伤寒，由于汗腺收缩，血管壁神经收缩，同时血液充盈不已（抗邪），故紧，一发汗就不紧了，所以紧脉是一时性的。革脉——脉管壁变硬，如按鼓皮。动脉硬化、营养不足亦见革脉。革如按鼓识阴亡。②软：包括缓脉、濡脉、微脉、散脉。缓脉——平脉，亦主湿。

濡脉——心力不足，血管弛缓，按之松软，故气虚。心力即宗气，宗气贯心脉，周流全身。湿伤气亦濡，暑伤元气亦濡。微脉——心弱血少，血压低落，血管壁失去弹性。与细不同，细似蛛丝而显，微如纸薄，不耐按，故阳虚。散脉——微之甚者为散，病危。

第五，脉波的疾徐，包括滑脉、涩脉。①滑脉——脉管传输快，流利充实，是心功能亢盛的表现（如盘走珠，如荷盛露），初孕妇心脏因为负担，所以功能亢盛，脉滑。内热有痰亦滑。②涩脉——徐起徐落，往来涩滞，如刀削竹，由于动脉硬化，脉管弹力少，或狭窄，血流量不足，徐徐通过，见涩脉，血流黏滞，血液枯竭亦见涩脉。

第六，脉搏的节律，包括结脉、代脉、促脉。①结脉——有时歇止（心律不齐）；并不歇止，收缩力太弱，血液不能充分送到桡骨动脉（心肌劳损）；脉波乍大乍小（心力衰弱）。②代脉——二连、三连、四连，代偿功能有障碍的冠心病。③促脉——数中时止，心肌炎。

赵晴初：凡是病应得是脉者为顺，不应得是脉者为逆，此余三十余年经验也。

关于小儿指纹，兹介绍如下：《幼幼集成》云："幼科指纹，总无正论。且游移不定，莫可稽驳。有谓不必用者，有用而至于怪诞不经，诬民惑世者。是皆未明纹中之理，所以有用、不用之殊议也。请以一得之愚，聊发其要。盖此指纹，既太渊脉之旁支也，则纹之变易，亦即太渊之变易，不必另立异说，眩人心目。但当以浮沉分表里，红紫辨寒热，淡滞定虚实，则用之不尽矣。倘舍此不图，妄执伪说以为是，临证不察病源，谬指为人惊、畜惊，诳惑愚昧，予恐盲人瞎马，终堕重渊，莫之能出矣。"

夏禹铸《幼科铁镜》云："摹看手指筋纹，乃医家异教，盖指面筋纹生来已定，岂因咳嗽而变为反弓，惊积而化为鱼刺，肠热而结为流珠，肝气阻而来蛇状之理。予两代以医术济人，共约七十余年，治活婴儿不下百千万数，皆以望面色，审苗窍为主。治无不神，间亦摹看筋纹，了无证验，似此迷津道岸，何可秘而不传。常见筋透三关，竟无病者；亦有病时透三关而必不亡者。余两代经过不验，不忍隐而不言。见之者，幸勿执迷不悟。"

《小儿卫生总微论》云："小儿有病须凭脉，一指三关定其息。"

三岁后诊脉的说法不可凭，《素问·通评虚实》云："乳子而病热，脉悬小者何如？"《黄帝内经》已证明初生哺乳儿须诊脉。

陈飞霞小儿脉法：以浮沉迟数辨表里寒热，以有力无力定虚实。

妇人之脉：妇人之脉与男子同，不同者在经与孕。

行经感证，若与血分无关者，与男子同，唯夹血之脉数中乍涩，或沉或伏。若热与血并，则弦洪而数。

妊娠温病，滑数为顺，洪大鼓指，又不耐按者，热盛恐伤胎；沉涩者胎元已伤防殒；沉涩细数而急者，胎已堕矣，虽此可验，妇科铺叙总支离。

关于按胸腹，兹介绍如下：①胸腹：高与陷、软与坚、痛与不痛、痛之喜按拒按、冷与热，以候表里寒热虚实。②部位：胸前，虚里，心下，中脘，胁下，大腹，少腹，小腹。③手法：按摩，先轻后重，推移，叩击。④冲任脉动者，经云不可汗下，乃阴虚内热之病。

## （二）辨舌

舌诊在温病诊断中较为重要，尤其是在杂病的诊断中，同时要四诊合参，不能单纯强调舌诊。

### 1. 舌苔

舌苔可候病邪之浅深。①色泽——白、黄、灰、黑。白：表、寒、湿；黄主热；灰主湿痰；黑：极热极寒。②厚薄——薄主表，邪轻浅；渐厚乃入里，邪渐深。③润燥——以测津液，辨热邪还是湿邪。如薄白润、薄白滑、薄白欠润、薄白干，白厚滑、白厚干、薄黄干、厚黄干、黄厚滑、黄厚浊等。④松黏——松主正气抗邪，趋向化解。黏而密致，板贴不松，邪深郁结，胶固，不易化解。痰（滑胶黏腻），秽浊（多夹湿秽），以上多兼见，灵活机变。

王旭高夜话录（抄本）云："舌前半无苔，后半有苔，中如刀切，是阴阳不交。一边有苔，一边无苔，为营卫隔绝，其症必凶。"（中医杂志 1963 年第 11 期《<内经>舌诊的初步探讨和临床体会》）。

### 2. 舌色

舌色可候脏腑之病变、寒热虚实。①淡红——虚象，宜温不宜凉，无苔者阳气两伤；光如镜面，气阴不足；有苔，虽有兼夹，但要考虑体质。②深红——（绛）传营。纯绛鲜色，心包有热，中兼苔，气分邪未尽；干绛邪火盛，营阴损；尖绛心火；中心干绛，心胃火燔；绛而中有霉酱苔垢，中夹痰浊；绛而光，胃阴亡；枯萎，肾阴竭。杂病绛舌，考虑阴分不足，阳亢化火，但久病津液消亡，亦多绛舌，有时可用甘温。③紫——瘀，斑紫，有血瘀，亦有天然。舌苔、舌色要结合起来看。

### 3. 舌质

①老嫩——苍老多实火，鲜嫩多虚。②胖瘦——胖多痰湿，亦主气虚，胀大则心脾热毒，瘦薄多阴虚。③裂纹——属阴虚，厚苔断纹属实热。④芒刺——实热。⑤舌謇——心悸，中风。⑥舌颤、歪、卷——风动。

（三）察舌辨症歌（吴坤安撰，何廉臣增删，何炎燊重改）

### 1. 序言

八淫感证有真传，临证先将舌诀看，察色验苔分厚薄，卫营表里辨何难。

### 2. 以色分六经

白肺绛心黄属胃，红为胆火黑脾经，少阴紫色兼圆厚，焦紫肝阳阴证青。

### 3. 辨表里营卫、津液

表白里黄分汗下，绛营白卫治更岐。

### 4. 总论白黄红绛，以辨邪之浅深

白为肺卫仍兼气，绛主心营血后看，次将津液探消息，泽润无伤涩已干。
白内兼黄仍气热，边红中白肺津干，白黄气分流连久，尚希战汗透重关。
舌绛仍兼黄白色，透营泄卫两和间。

### 5. 论白苔

白而薄润风寒重，温散何妨液不干，燥薄白苔津已少，只宜凉解肺家安。
苔白而黏脾湿重，芳香展气清中寻，苔干厚白边红色，甘守津还救胃阴。
暑伤气分苔多白，渴饮烦呕咳喘连，身热脉虚胸又满，无形气分热宜宣。

暑湿合邪苔浊腻，三焦受病势弥漫，脘闷头胀多呕恶，腹痛还防疟痢干。

若见边红中燥白，上焦气热血无关，但清膈上无形热，滋腻如投却疾难。

### 6. 论黄白苔

舌苔黏腻皆因湿，色白兼黄要辨明，湿结中焦多痞满，微辛轻苦自然平。

黄浊饮痰胸痞痛，泻心小陷二方佳，黄苔虽薄兼干燥，邪去津干治莫乖。

### 7. 论黄黑苔

微黄不浊兼无渴，苦泄休投开泄安，热未伤津黄薄滑，犹堪清热透肌端。

湿热久蒸成内着，厚黄呕痞泻心先，若兼身目金黄色，五苓栀柏共茵煎。

苔若纯黄无白色，表邪入里病阳明，若是老黄中断裂，腹中满痛下之平。

黄而光滑中虚象，湿热无形细辨明，舌见边黄中黑腻，热蒸脾湿痞难禁。

吐呕便秘因伤酒，开泄中焦有泻心。

### 8. 论黑苔

黑滑太阴寒水侮，干焦火炽更伤阴，病危是缩阴阳竭，厚燥应当急下酌。

### 9. 论黄白苔辨新感、伏邪

伤寒入里阳明主，热病阳明初便缠，先白后黄寒化热，纯黄少白热蒸然。

### 10. 论舌赤

少阳温病从何断，舌绛须知木火燃，目赤耳聋身热甚，栀翘犀牡地黄鲜。

心承胃灼中心绛，清胃清心势必残，君火上炎尖独赤，犀兼导赤泻之安。

绛舌上浮黏腻质，暑兼秽浊欲蒸痰，恐防内闭芳香逐，犀珀菖蒲滑郁探。

白苔绛底因何故，热因湿遏透之难，热毒乘心红点重，黄连金汁乱狂安。

热入心营舌绛红，神呆似寐耳如聋，溺淋汗出原非鲜，失治邪干心主宫。

犀滑翘丹元地觅，银花竹叶石菖同，火痰内闭多昏昧，至宝牛黄始奏功。

舌绛不鲜枯更萎，肾阴已涸自彷徨，紫而枯晦凋肝肾，纯绛而光胃液亡。

### 11. 论舌赤之变易

湿温气分流连久，舌赤中黄燥刺干，咯血毋庸滋腻入，耳聋莫作少阳看。

三焦并治通茹杏，金汁银花膏滑寒，若得疹痧肌肉透，再清痰火养阴安。

舌绛碎生黄白点，热淫湿匿欲生疳，杂症伤寒仔细探。

苔形粉白四边红，疫入膜原势最雄，急用达原加引药，一兼黄黑下匆匆。

绛而干燥营中火，风动难伸更夹痰。

疹斑色白松肌表，血热知丹犀莫迟，舌白荆防翘薄力，舌红切忌葛升医。

凡属正虚苔嫩薄，淡红微白补休迟，厚黄腻白邪中蕴，诊者须知清解宜。

## 二、斑疹与白㾦

### （一）斑疹

温病发斑发疹，即斑疹伤寒，由虱传染，是立克次体，南方少见。南方（东莞）医家既少见斑证，而书中又言之甚详，便造出一种猪毛斑之说，用鸡毛煲水洗身，以鸡蛋面粉搓之，有成条如猪毛者，其病即松云。一方面是心理作用，一方面温浴微汗出，邪势稍松。

凡汗不出，或汗出不解，胸膈烦闷，呕恶不纳，足冷耳聋，脉沉而伏，或寸关躁动，是斑疹欲发之候（症状如此，犹天将雨而闷热郁蒸也）。

初出吐泻者吉，毒气外泄，出齐及将回之时吐泻者凶，防内陷也。

有阴斑，无寒疹，此为要诀。

斑出手足温，脉洪滑有力者易治，斑透后神清者吉，神昏者危。

疹不同于麻疹，疹见于胸腹，头面无有，麻疹始自头面。

阴斑——劳倦内伤，虚火游行于外，寒热脉大，懒言气怯，用补中益气汤（斑色淡红）。

伏寒在内，阳浮于外，斑点隐微，脉伏肢冷，舌白或里胖，附子理中汤。

少阴伏寒，用附桂八味丸（证为书载）。

其他出血性紫癜：血小板减少、再生障碍性贫血、肝硬化、白血病为多。粟粒性结核、肾炎、高血压、糖尿病亦可引起。

俞氏云："凡见斑不可专以斑治，必须察脉之浮大滑数，沉弱涩微，病人之气血虚实，病状之寒热温燥，而分别用药，随证制方，此治斑治之要诀也。"

### （二）白㾦

赵晴初云："白㾦见于夏秋，暑湿伏邪之证。盖暑必夹湿，为黏腻之邪，病多牵缠，迁延两三候。邪未达而元气受伤，发出白㾦，色白点，细形如肌粟，摸之触手而微痒，状如水晶珠，而明亮滋润者，吉；抓破微有水者，乃湿从外出也。出无定期，热势壮则外见，缓则隐伏，甚至连发八九次，邪不达则身热不退者，由其人正气匮乏，不能化邪外出。故治白㾦与治疹异，疹宜提透；白㾦提透无益，当养正生津，清暑渗湿，使正气充旺，则伏邪渐化而热得退。"

陆子贤云："㾦之初发，必由湿热化蒸，气分不清。盖湿必阻气，热必伤气，湿既化热，熏蒸肺胃，其邪自胃达肺，由肺出表，从汗而泄。故东南湿热之地，最多白㾦。"

盛心如云："世俗拘于湿温忌汗之成见，徒以轻淡之剂，方固轻淡，奈不痛不痒，不足以去病。迁延至一礼拜以上，汗腺郁遏不得透达于肌表，于是由液体而凝成固体，头项胸脘之间，白㾦隐现矣。迨白㾦既现，仍用上法，冀其多透多现。再经过一两周，而气液折矣。轻淡之品，既不能去病，徒然延误病机，可胜浩叹！"

邱莲青云："湿温病果治之合法，不甚久延者，其肤不受濡蒸而不松，虽得充分之汗以化邪，其肤不克绽起以为㾦，故湿温病亦有不出㾦而愈者为此也。又伏暑之邪，不能速化，病必久延，故亦多出㾦也。不唯湿温伏暑，即春温冬温，倘久延而汗濡肤浮者，终必见㾦而后已。至以肌柔色白，素禀阳虚之体，肤腠松浮，出㾦尤易耳。"

叶天士云："有一种白㾦小粒，状如水晶色者，此湿热伤肺，邪虽出而气液枯也。必得甘药补之。或未至久延，伤及气液，乃湿郁卫分，汗出不彻之故，当理气分之邪。或白如枯骨者多凶，为气液竭也。"

陈平伯云："风温证，热久不愈，咳嗽唇肿，口渴胸闷，不饥身热，白疹如寒栗状，自汗，脉数者，此风邪夹太阴脾湿化为风疹。又有病久中虚，气分大亏而发白疹者，必脉微弱而气倦怯，多成死候，不可不知。"

白㾦之成因有三（编者按：汗出不彻，情况有二）：

1. 一切外感热病（包括伤寒温暑）或误治，留邪（此所谓种疹），久热稽留，汗出不彻，中后期多见白㾦，此时邪虽出将尽，气液亦因久热稽留而暗伤，故应以甘药滋其气液（春温、冬温、伏暑、麻疹等），㾦细而色不光亮，此属中型。

2. 暑湿时邪，郁于气分，汗出不彻，虽未久延，亦常发白痦。甚至夏月发热数日，亦出白痦。此种白痦疏而大，光亮如珠，俗谓水疹或湿疹，属轻型，当轻扬彻邪，化湿理湿。

3. 各种温病，战汗淋漓，热退邪松，白痦遍体，粒大密布累累，晶莹如珠，此为病愈之机，勿治其痦，随病治之则愈，属轻型。

4. 湿温伏邪，由里达外，若缠绵不愈，中后期多发白痦，痦细小如针尖，色不明亮。邪透则多而密，邪难透则少而疏，甚至分批而出，须邪透尽痦出至膝方愈，此属重型。若邪深正竭，则痦白如枯骨，或灰白水液不充，颗粒相连，属极重型，当养正祛邪，且战且守，治法不拘寒温攻补一格，当随证变化。

# 第五节 温病治则

## 一、解表法

1. 伏气温病应否解表问题，有主纯清里热，里热清而表自解，有主先解表，表解里自和，各有其理，不可偏废，经常两法合用。重心应在里，苦寒清热为主，伤阴者咸寒养阴辅之，再加解表之品。

2. 伤寒有助阳发表法，古人成法俱在，如再造散、人参败毒散、补中益气汤、桂枝加黄芪汤、桂枝加附子汤等。温病岂无滋阴解表法？

滋阴解表有两种：一为养血，一为养液津。养血法如《外台》七味葱白汤（葱白、豆豉、葛根、麦冬、生地黄、生姜、大枣），甚者可加川芎、当归（丹溪法），此必平日血虚者宜之。

叶氏云："救阴不在血，而在津与汗。"可知患温病之人，内热之质，阴分素亏，故须救津液为主，如俞氏加减葳蕤汤（玉竹、葱白、豆豉、白薇、桔梗、薄荷、炙甘草、红枣）。须辨其虚者是肺津、胃液，或肾阴，用药才得当。救肺津如沙参、梨皮、甜杏，救胃液如麦冬、玉竹、天花粉、石斛、沙参，救肾阴如玄参、天冬，将此药复入辛凉疏透方中可效。

葳蕤汤的发展演变——明汪蕴谷之首乌玉竹饮（甘草、桔梗、何首乌、玉竹、黑豆、贝母、麦冬、桑叶、枇杷叶、牡丹皮、地骨皮、梨汁）。

张璐玉之玉竹饮子——甘草、桔梗、陈皮、茯苓、紫菀、贝母、梨。

俞根初之加减葳蕤汤——炙甘草、桔梗、葱白、豆豉、薄荷、白薇、红枣。

又有平日肝体不足、肝用太过者，风温上受，最易引连内风旋动，头眩，目花，耳鸣，干呕，咽干，鼻鸣，舌赤，又发热恶寒，干咳，嚏涕交作，用药最难，宜何首乌、玉竹、天冬、玄参、桑叶、菊花、甘草、桔梗之类，随症酌加可效。

## 二、清气法

1. 轻清薄剂除了栀子豉汤外，有的邪不在膈中，而在肺经气分，如王孟英所谓"展气化以轻清，如栀、芩、蒌、苇等是也"。此外，桑叶、枇杷叶、沙参、贝母、冬瓜仁等可随症酌加，不可过用苦寒沉降，亦不宜寒腻，须轻清气味俱薄之品，以清肃上焦。

2. 白虎辛寒，非沉降苦寒可比，吴鞠通将此列为解表之辛凉重剂。若表未解，而气分又有炽热，不可因噎废食，可仿仲景白虎加桂枝之法而加减之，如俞氏白虎汤就有滑石、薄荷、竹叶、芦根等味，甚至可加葛根（俞氏白虎汤：石膏、知母、陈仓米、益元散、薄荷、竹叶、桑枝、荷叶、芦根、灯心草）。

3. 苦寒沉降之品禁用，但不忌黄芩、栀子（可去仁），以轻飘清上故也。世喜用黄连、黄柏、知母、牡丹皮、龙胆草、白头翁、紫草、大青叶、胡黄连等，则犯禁矣。

4. 如导赤散，若非心与小肠火则木通亦忌，薏苡仁、六一散、芦根、灯心草之类则不甚伤正，可随症酌加一二。

5. 黄芩汤非苦寒之代表方剂，黄芩、芍药苦酸寒以平阴火，黄芩、炙甘草、大枣则苦甘化阴，治营阴不足，少阳火发者；纯苦寒清里之剂，当以黄连解毒汤为代表。若热邪在上中焦气分，应用苦寒清之，又虑其沉降引邪者，用刘氏桔梗汤最宜（辛凉复苦寒，而苦寒又轻飘者）。

6. 苦甘合化是一妙法，如清燥汤（增液汤、知母、人中黄），冬地三黄汤

（增液汤、黄芩、黄连、黄柏、金银花、芦根、甘草），如甘露饮和加味芦根饮（芦根、天花粉、竹茹、知母、粳米、麦冬、黄芩）等都是。

## 三、和解法

1. 只讲柴胡之用，不举方剂，一疏。又未及少阳胆经证治，二疏。

2. 和解之法，可分两大类型，一是胆，二是三焦膜原。胆为少阳相火，又主半表半里，故邪入胆经，除半表者外，多与少阳胆火相合，故出现火证甚多，半表宜柴胡枳桔汤，半里宜蒿芩清胆汤，化火宜陈平伯方。

邪传三焦，阻遏三焦气化及水道通调，故气机不展，水液停滞而出现"胸脘闷胀，舌腻溲短"之"湿"象，由内部机体调节失常所致，非真感外来湿邪也，用温胆汤之走泄，诸如泻心汤之类皆是。仲景立法，亦非为真有湿邪也。

## 四、化湿法

1. 藿香正气非芳香化浊，更非轻清流动之品，轻开肺气之方，乃治中焦湿阻，或外感风寒、内伤饮食之方，王孟英及各家注明可考，此条应改为"苦辛温化"，治湿重于热。

2. 此条用小陷胸汤不妥，小陷胸汤治胸膈热痰，应易为黄连温胆汤，治热重于湿。补：轻开肺气三仁汤或五叶芦根汤，芳香化浊如昌阳泻心汤或徐氏清芬辟疫汤。

3. 淡渗利湿，既下注、溺短、便溏，苔腻不渴，则非苡薏竹叶散所治，原文指证为："湿郁经脉，身热身痛，汗多自利，胸腹白疹，内外合邪，纯辛走表，纯苦清热，皆在所忌，辛凉淡法。"此条按语，似将《温病条辨》分割开来，与上文不贯，宜删，可改为热多用藿香左金汤，湿多用胃苓汤（苡薏竹叶散：白豆蔻、滑石、通草、连翘、茯苓）。

## 五、攻下法

1. 医家有谓："用调胃承气机会较多……忌用苦燥。"而叶氏云："伤寒邪热在里，劫烁津液，下之宜猛，此多湿邪内搏，下之宜轻。伤寒大便溏为邪已尽，不可再下；湿温病大便溏为邪未尽，必大便硬，慎不可再攻也，以粪燥为无湿矣。"又曰："验之于舌，或黄甚，或如沉香色，或如灰黄色，或老黄色，或中有断纹，皆当下之，如小承气汤，用槟榔、青皮、枳实、元明粉、生首乌等。"可见，温病下法原不忌苦燥，临床证明，用小承气汤机会反多。

2. 伤寒表不解不可下，下之成结胸，因寒邪在表，用寒泻伤其伤故也。温为热邪，若有里实证，虽表未解，仍可下，须加解表兼治耳，不可太固执，不可恪守清规戒律，且温病有下不厌早之说（尤其伏气温病）。

3. 增液润下宜慎用，最易留邪腻膈，柔和之剂何能荡涤热邪？

4. 温邪在阳明腑，多兼他经症状，详补充讲义中，此篇未尽也。

## 六、清营法

颇有分寸，在浅层宜五汁一枝煎之类，或桔梗汤加玄参、白茅根、丝瓜络、竹茹等最宜。

## 七、开窍法

1. 方法不多，宜与手厥阴合参，至云牛黄、至宝不可轻用，诚然，有动手便用牛黄者，宜戒；紫雪功在泻火清营，又不同此。

2. 昏闭分热痰与浊痰颇明，但昏闭更有湿、瘀、秽、正虚邪陷种种，此处不能尽也。

## 八、凉血法

1. 既是凉血，何以又出凉血解毒？清瘟败毒饮统治十二经邪火之药，即六经三焦并治，卫气营血齐清，以疫邪急骤不得不如是耳。且方中重点仍在阳明气热，故以白虎汤为君，何得混淆，此处例方应以神犀丹为是，而普济消毒饮治上中焦气分热毒壅遏于颊面，其中凉血之品只板蓝根一味，何得并入此发？应以王清任解毒活血汤为是（柴胡、葛根、当归、生地黄、连翘、赤芍、桃仁、红花、紫草、川厚朴、甘草）。

2. 犀角地黄汤乃凉血滋阴之方，散血须加用赤芍、紫草、紫花地丁等。

3. 治实热生风，取阳明极效，釜底抽薪法也。

## 九、滋阴法

咸寒增液有语病，应改为"甘咸填阴"，加减复脉汤，吴氏自注曰"甘润存津法"也有毛病。

滋阴法因为并入血分之中，所以不够全面，除甘寒生津放在清气法中之外，还缺补脾胃之阴大法，此法为活人妙谛，如麦门冬汤加枸杞子、怀山药、石斛、芍药、白扁豆、燕窝，此法不究，每多用三甲复脉汤、大定风珠碍人胃口，致变累矣。

**编者按：**此章参阅中医学院试用教材《温病学讲义·温病治疗基本法则》，人民卫生出版社 1960 年 9 月版。

# 第六节　温病六经证治

## 一、太阳病

1. 太阳温病，头痛，发热，微恶寒或不恶寒而渴，脉浮动数，舌苔薄白欠润者，宜微辛解表，如葱豉汤之类。

2. 若自汗出，身灼热，不为汗衰，脉阴阳俱浮，身重嗜睡，言语难出，口渴，舌白而燥者，名太阳风温，宜人参（沙参）白虎汤加竹叶、麦冬、玉竹、白薇（千金葳蕤汤加减）。

3. 太阳兼肺，头痛发热，微恶风寒，脉浮数，咳嗽声重，喷嚏流涕，而口渴舌燥者，宜解外邪，清内热，六安煎（二陈汤加杏仁、荆芥）加石膏、黄芩。若郁火内盛，汗出而喘者，宜辛寒发肺邪，如麻杏石甘汤。

4. 太阳兼胃，头痛发热，微恶寒，渴而呕吐，口苦，大便溏黄，舌苔微黄，脉浮大者，宜解表清胃，如桂枝加葛根汤去桂枝、大枣，加豆豉、黄芩、半夏、竹茹、枳壳。

5. 太阳兼脾，头痛，发热恶寒，倦怠嗜卧，脘腹不舒，便溏，苔腻，脉浮数缓滞者，宜解表邪化里湿，如藿香正气散加减。暑月则香薷饮之类。

6.三阳合病，头痛发热恶寒无汗，烦渴不眠，目痛鼻燥，咽干耳聋，舌白欠润边红，脉浮弦洪数者，表证重者，宜用陶氏柴葛解肌汤（柴胡、葛根、羌活、白芷、石膏、黄芩、芍药、甘草、桔梗、天花粉，加生姜、大枣）；里热甚者用三黄石膏汤。

## 二、少阳病

1.寒热往来，头角痛，口苦耳聋目眩，胸胁苦满，默默不欲饮食，舌白而边尖渐淡，脉浮弦微数者，此邪郁腠理，偏于半表，宜柴胡枳桔汤（柴胡、黄芩、生姜、半夏、枳壳、桔梗、陈皮、雨前茶）。

2.寒轻热重，头痛眩晕，胸胁胀痛，心烦脘闷，口苦呕逆，耳聋耳鸣，舌白带黄，边尖红，溲赤，脉弦数者，此少阳木火内郁，偏于半里，宜蒿芩清胆汤。

3.身热不扬，不恶寒，或微恶寒，心下痞闷，懊憹不安，或胸脘按痛，口苦呕逆，舌苔黄腻或浊，脉弦滑者，此邪郁三焦，痰热互结，气机不宣，宜温胆汤之走泄，轻则杏仁、白豆蔻、橘红、桔梗，重则陷胸汤、诸泻心汤选用。

4.温病初起即发热不恶寒，胸胁痛，骨楚，心烦，口渴，汗少，溺赤，脉不浮而弦数，舌底红苔黄者，伏温发自少阳气分也，宜黄芩汤。咽干者加玄参壮水泻火，微恶寒者合葱豉汤解表。

5.身灼热，烦渴引饮，咳嗽气粗，干呕频频，头旋目眩耳聋，神情烦躁，谵语如梦语，小便赤涩，舌赤，苔黄而干，脉弦数滑盛者，少阳营分炽热，风火内旋，乘土侮金也，宜用羚羊角、桑叶、川贝母、连翘、栀子、竹茹、石斛、天花粉、知母、黄芩、牡丹皮之类（从陈平伯增损。此证失治，则上窜包络，或内陷足厥阴成痉厥，或灼烁肺金为胁痛、咳血）。

仲景以口苦、咽干、目眩三者为纲，示人少阳病乃相火上走空窍而为病，而少阳为枢，出则为表，入则为里，故表则头痛，寒热往来；里则心烦喜呕；郁于经则胸胁满而耳聋，而兼症更多。

少阳之往来寒热，即有往而复来之义，寒来便恶寒不恶热，热来便恶热不恶寒，非如太阳之发热恶寒而不恶热（表），阳明之潮热，恶热不恶寒也。然少阳之寒为欲去之寒，热为新炽之热，故病机偏向半里者多也。

少阳为游部，伏邪多由少阳出表，外邪多由少阳入里，故少阳病甚多而传变亦多。少阳之去路有：①邪从半表而解。②里热盛则并入阳明。③逆于上焦则咳逆痰血、胁痛。④少火化为壮火，则内迫营血，最易陷入心包与肝，为神昏痉厥。

## 三、阳明病

陆九芝云："病在阳明之经，虽大不大，一用芩、连、膏、知，即能化大为小；病到阳明之腑，不危而危，一用硝、黄、枳、朴，即能转危为安。"俞根初云："凡伤寒证，恶寒自罢，汗出热仍不解，即转属阳明之候。风寒暑湿，所感不同，而同为火化。"阳明病因有三：其人未病，素来津亏阳旺者（太阳及阳明、脾约）；发汗利小便亏其津液者（少阳阳明）；既非津亏阳旺，又非误治，外邪传胃（正阳阳明）。

1. 热邪初传阳明，邪在脘上，身热不退，口干苦秽，心烦懊恼，起卧不安，舌苔微黄，脉数略大，小便黄，大便不爽者，宜栀子豉汤随症加味，舌干渴者用甘寒法。

2. 发热口渴，气粗似喘，下利溏黄，舌黄，脉滑数者，此无形邪热入胃，清下宜葛根黄芩黄连汤（陈平伯有桔梗、豆卷、橘红，无黄连，王孟英恶其升，去葛根、桔梗、豆卷，加黄连、桑叶、金银花）。

3. 身大热，大汗出，大渴，面垢，身重，舌苔黄燥，脉洪大数，热邪在阳明之经，宜白虎汤，汗多脉芤者加人参，湿重汗少者加苍术，夹表者加桂枝或合柴胡，气血两燔者加地黄，甚者加玄参、犀角。

4. 阳明腑病

（1）太阳阳明——表邪未净，肢冷身热，微恶风，腹满而痛，大便秘，舌苔白黄而燥，脉右实数左缓者，宜厚朴七物汤（小承气桂枝汤去芍药）。若表证已罢，不恶风，口渴唇焦，心烦膈热，脉滑数舌黄者，宜凉膈散。若表里均急，三焦热炽者，宜防风通圣散。

（2）少阳阳明——寒热如疟，热重寒轻，心烦懊憹，口苦而渴，腹满痛，大便不通，舌苔黄厚，脉弦大实数者，宜大柴胡汤。

（3）正阳阳明——潮热，腹满拒按，便秘，谵语，身重，气喘，或循衣摸床，或纯利稀水，舌苔黄燥起刺，或如沉香色，脉沉实小数或迟者，宜选用三承气汤。若脉沉弱，舌干者，宜增液汤，或增液承气汤。

（4）太阴阳明——一为肺胃合病，乃素有痰火，与胃中实热搏结，气逆喘促，咯痰黄稠，胸膈满痛，腹满便秘，舌苔黄厚而滑，扪之糙手，脉沉滑而数者，宜陷胸承气汤（小陷胸加芒硝、大黄、枳实）合雪羹；夹饮者，酌用十枣葶苈逐之。一为脾胃合病，乃脾中湿浊与胃热相搏，垢浊熏蒸，胸腹热满，按痛，二便俱闭，神识迷糊，甚或发痉（勿误认厥阴，脾湿亦可作痉），撮空，脉象模糊，重按实数，舌苔黄腻厚浊或兼灰黑者，最是危候，宜小承气汤加黄芩、黄连、栀子、豆豉、郁金、冬瓜仁，调入紫雪丹、至宝丹等救之。

（5）少阴阳明——热陷神昏谵妄，似寐如醉，或不语如尸，大便秘结，或下利色纯青恶臭，舌謇失语，唇焦齿燥，舌绛，中心焦黑，脉沉细实数者，此少火悉化壮火，与阳明燥气相搏危症，急用咸苦峻下，兼佐清营泄热存阴，宜大承气汤加黄连、犀角、玄参、生地黄、麦冬，调下紫雪丹。

（6）厥阴阳明——热深厥甚，指甲青紫，胸胁疼痛，神昏谵语，大汗消渴，大便秘燥，舌苔黄刺，脉右实左弦数者，此厥阴火亢合阳明热结，宜白虎承气汤加郁金。若热极生风，肢厥，胸腹灼热，二便闭塞，惊痫瘈疭，神迷昏睡，错语呻吟，少腹拘急，舌卷中缩者，宜犀连承气汤（犀角、黄连、大黄、枳实、地黄、金汁）加羚羊角、紫雪丹、雪羹急救之。

（7）正虚失下——最常见者有二：一为阴虚液涸，症见口干咽燥，心烦不寐，夜则谵语，便秘口秽，渴饮不解，唇焦齿燥，舌绛苔黄焦或黑而干，脉沉细涩数者，宜增液汤加五仁（杏仁、火麻仁、郁李仁、柏子仁、松仁）。一为气血两虚，症见循衣摸床，撮空理线，昏谵妄笑，目斜瘈疭，胸腹灼热，便秘不通，舌苔焦黄起刺，舌质枯萎，脉沉弱无力，或寸涩，乃邪深正竭危候，可仿陶氏黄龙法（大承气汤加人参、炙甘草、当归、红枣）。

两阳合明，即太少进一步发展，即为热盛亢极。阳明为三阴之外蔽，里虚即内陷为寒证，此古人治伤寒之经验，然温病内热亢盛，邪在阳明，不易寒化，久羁则邪热波及他经（阳明者，五脏六腑之海），故兼症危症最多。

5.阳明发黄：阳明湿热瘀结在里，小便不利，无汗，或头汗出，发黄，鲜明如橘子色。若腹满者，宜茵陈蒿汤；身痛倦怠，头重，表未解者，宜甘露消毒丹；无表里证，但心烦懊侬者，宜栀子柏皮汤。

6.阳明血证：热入阳明血分，吐衄，下血，或发斑，舌深绛者，宜凉血泻火，如犀角地黄汤、白茅根、侧柏叶、藕汁、竹茹之类，发斑者用化斑汤。宿瘀与热搏，壅塞神明，发狂，晕厥，小便自利，大便闭，或黑而易，腹满拘急，舌紫绛者，宜凉血破瘀，宜俞氏桃仁承气汤之类（原方去桂枝，加犀角、生地黄、失笑散）。

上越、中清、下夺是治阳明三法，发汗利小便是两禁（然有麻黄、桂枝、猪苓权宜之法）。阳明以胃家实为纲，仲景重里不重表，然身热，汗自出，不恶寒反恶热，乃阳明表证之提纲，此为胃家实之先兆。治阳明内热之表有三法：上用栀子豉汤越之，中用白虎汤清之，下用猪苓汤利之，即预治其里也。

## 四、人阴病

### （一）手太阴病

1.头痛，发热，微恶寒，鼻塞声重，舌白不渴，脉浮略数者，风邪犯肺，宜辛苦微温解表，如杏苏散之类。若咳者，宜辛平之剂，如止嗽散之类。

2.发热，头痛，口渴，脉浮动数，舌苔薄白者，风温袭肺，宜辛凉解表如银翘散之类。若咳者，如桑菊饮之类（干咳口干者，宜辛甘凉法）。若咳逆气喘，口渴，汗出或少汗者，宜辛寒发肺邪，如麻杏石甘汤。

3.发热烦冤，胸痛，咳痰黄稠，口渴，舌苔黄腻而滑，脉滑数者，此痰热郁聚，肺失肃降，宜苇茎汤加瓜蒌、贝母、旋覆花、枇杷叶之类。

4.暑湿邪入肺络，咳嗽昼夜不安，甚至喘不得眠，舌苔白厚而滑，寸脉实数者，宜葶苈枇杷六一散之类。

5.微热，干咳无痰，或稀如涎沫，气逆而喘，咽痛鼻干唇焦，心烦口渴，舌苔薄白而燥，边尖俱红，脉细涩而数者，此燥热伤肺，轻则桑杏汤（沙参、贝母、栀皮、豆豉、梨皮）、沙参麦冬汤（玉竹、桑叶、甘草、白扁豆、天花粉），重则清燥救肺汤（俞氏去阿胶，易沙参，加梨皮、柿霜、鸡子白），烦渴者用五汁饮沃之。

6. 夏月咳血吐血，日晡烦蒸，晨间清爽，舌白口渴，头胀胸闷，身痛，脉芤大数者，此暑热内袭，劫阴伤络，名曰暑瘵，宜沙参、甜杏、川贝母、瓜蒌皮、连翘、麦冬、竹叶、生地黄、鲜荷叶汁等味（叶子雨《伤暑全书》）。

7. 咳嗽胁痛，不能转侧，痰腥而稠，或带有血丝血点，口干头眩，舌赤苔黄干，脉弦大数者，此木火鸱张，反侮肺金，宜桑丹泻白汤（泻白加桑叶、牡丹皮、竹茹、贝母、橘红、蜜枣）。

（二）足太阴病

中焦湿热病（湿热传变现各经症状者，于各经求之）。

1. 发热恶寒，午后身热，胸闷便溏，面色晦滞，身重肢倦，沉困嗜卧，不渴，汗少，脉缓滞，舌苔白腻而厚者，此湿重于热，宜藿朴夏苓汤之类（杏仁、薏苡仁、白蔻仁、猪苓、泽泻、淡豆豉）或藿香正气散加减。若凛凛恶寒，脉反沉伏模糊，舌苔白厚如积粉，边尖红者，乃湿伏膜原，宜达原饮加藿香、茯苓。

2. 寒轻热重，日晡益甚，心烦，口渴，多饮则呕，胸脘痞闷，口秽喷人，便秘或溏热不爽，小便混浊短赤，舌苔黄腻，板贴不松，脉数右滞左弦者，此为热重于湿，宜黄连温胆汤加栀子、豆豉、黄芩、豆卷、木通之类。

3. 壮热口渴，呕逆脘闷，肌肉疼烦，大便溏热，溺短赤，而心烦懊憹，起卧不安，甚则两目欲闭，神糊谵语，舌绛苔黄腻浊，脉弦洪而数者，此湿热俱重，渐欲化火内传，宜俞氏泻心汤（黄芩、黄连、枳实、半夏、薏苡仁、滑石、竹沥、姜汁，用通草、冬瓜仁、石菖蒲叶、灯心草代水）加栀子、豆豉、白豆蔻、郁金。稍轻无神志症状者，可用甘露消毒丹。若腹微痛，大便不爽者，可酌用枳实导滞丸（大黄、黄芩、黄连、茯苓、白术、枳实、神曲、泽泻）。

4. 身热自汗，脘闷不饥，面色淡黄，四肢倦怠，口腻微渴，渴不喜饮，便溏溺热，苔黄白而腻，脉滞数者，乃湿热俱轻，宜轻苦微辛，如吴氏三仁汤、薛氏五叶芦根汤（藿香叶、枇杷叶、薄荷叶、佩兰叶、荷叶、芦根、冬瓜仁）之类。

5.湿困太阴，身黄，色略晦，头重肢倦，腹满便溏，溺短，不渴，舌白厚滑，脉钝者，宜茵陈胃苓汤（万密斋《幼科发挥》）；久不愈者，可加绛矾丸（平胃、皂矾、大枣、半夏粉为丸《张氏医通》）；寒用茵陈四逆汤。

6.湿热内滞太阴，久郁而成滞下，胸痞腹痛，大便脓血黏稠，里急后重，脉软数者，宜黄芩、厚朴、陈皮、神曲、香附、槟榔、金银花、葛根之类。脉弦数，口苦渴者，用白头翁汤。

7.湿热阻遏中焦，发热，呕恶不受，昼夜不止，舌黄，脉滑数者，轻则黄连、紫苏叶煎汤呷下。重则呕吐酸苦，口渴作呃，胸痞心烦，宜用昌阳泻心汤（石菖蒲、黄芩、黄连、紫苏叶、半夏、紫菀、厚朴、竹茹、枇杷叶、芦根）。若兼肠鸣泄泻，小便不利者，宜用藿香左金汤（藿香、左金丸、温胆汤、炒车前子、木通、猪苓、泽泻、滑石、枇杷叶）。

8.湿热泄泻，胸痞腹痛，溺短，或吐泻交作，脉沉弦滞缓者，宜蚕矢汤。偏于湿重，舌白，肠鸣者，宜缩脾饮。偏于热重，心烦口渴，暴注下迫者，宜桂苓甘露饮。

9.湿热伤气，四肢困倦，精神减少，身热气高，心烦溺黄，口渴自汗，脉虚者，宜清暑益气汤。

## 五、少阴病

1.邪陷心胃之络，血液被劫，心火内燔，愦愦无奈，错语呻吟，脉细数左寸盛，舌红欠润者，宜润心凉血宣络，如五汁一枝煎之类（白茅根汁、生地黄汁、藕汁、生姜汁、竹沥、紫苏旁枝）。

2.温邪由气传营，神热神烦，夜甚无寐，舌绛，口渴不甚，脉细数者，宜清营透热，如清营汤之类。小便短热者，导赤清心汤之类（导赤散加麦冬、牡丹皮、茯神、灯心草、益元散、莲子心、童便）。

3.水火互结，下利口渴，小便不利，咳逆干呕，心烦不得卧者，宜育阴利水泻火，如猪苓汤之类（俞氏加童便、灯心草、枇杷叶）。

4.热留不退，手心热甚，嗌干，心烦不得卧，舌赤苔黄干，脉沉数者，宜育阴清火，如黄连阿胶汤之类（俞氏加生地黄）。

5.温邪久羁，热留不退，伤及真阴，手心热，神烦，口干，目瞑，耳聋，或郑声错语，神志呆滞，舌绛苔少，脉虚大或细数者，宜救阴，用复脉汤随证加减。

6.温病真阴欲竭，母病及子，内风欲动，热深而厥，心中憺憺，动悸而痛，神倦瘛疭者，宜育阴潜阳，如三甲复脉汤、大定风珠，或阿胶鸡子黄汤之类（阿胶、鸡子黄、生地黄、白芍、牡蛎、钩藤、石决明、茯神、炙甘草、络石藤，赵晴初有何首乌、女贞子、麦冬、丝瓜络）。若汗多，烦躁欲脱，脉左细右反芤大者，为危候，宜坎炁潜龙汤（坎炁、龙齿、白芍、白薇、珍珠母、牡蛎、生地黄、熟地黄、磁朱丸）合生脉散救之，甚则加附子。若阴不维阳，真阳欲脱者，则于《伤寒论·辨少阴病脉证并治》取之。

## 六、厥阴病

### （一）手厥阴病

1.温病汗下后，或未经汗下，外邪初传心包，虚烦不眠，心中懊㤅，反复颠倒，或心窝苦闷，神糊错语，卧起不安，舌质红，苔黄滑，脉滑数者，宜宣清心包气机，如连翘栀豉汤之类（连翘、栀子、豆豉、枳壳、桔梗、郁金，辛夷仁拌捣、橘络、白豆蔻末）。温病汗下后，或未经汗下，外邪初传心包，虚烦不寐，心中懊㤅，反复颠倒，或心窝苦闷，神烦多言，昼则了了，夜则神糊，间有谵语，舌红，苔黄黏，脉滑数者，宜清宣心包气机，如连翘栀豉汤之类（连翘、栀子、豆豉、郁金、白豆蔻、辛夷仁、橘络、枳壳、桔梗）。

2.邪陷心包，蒸郁津液成浊痰，迷蒙心孔，妄言妄见，神识昏沉，咯痰不爽，舌赤苔黄腻，脉沉滑弦数者，宜清涤心包痰火，如玳瑁郁金汤之类（玳瑁、郁金、石菖蒲、木通、栀子、连翘、牡丹皮、竹沥、姜汁、紫金片，芦根、竹心、灯心草代水）。邪陷心包，津液蒸郁成痰，蒙蔽心孔，神昏嗜睡，似寐非痖，或妄言妄见，咯痰不爽，舌謇抵齿难伸，舌绛若干，扪之润，或中有黏腻，脉沉弦滑数者，宜清涤心包痰火，如玳瑁郁金汤之类（玳瑁、郁金、石菖蒲、木通、栀子、连翘、牡丹皮、竹沥、姜汁、安宫牛黄丸，芦根、竹心、灯心草代水）。

3. 风热内陷心包，神昏谵语，舌鲜绛脉数，无痰湿瘀秽者，宜清心包虚火，如清宫汤之类。邪陷心包，神昏谵语，夜甚，昼呼之尚醒，心中热痛，目赤耳聋，唇焦，舌鲜绛无苔，脉数者，宜清心包之火，如清宫汤之类。

4. 湿热秽浊之邪，内蒙清窍，神昏，如痴如梦，舌苔黄厚浊秽，脉沉伏，或混数不清者，宜蠲痰泄热，展气清心，如昌阳泻心汤之类（鲜石菖蒲、黄芩、黄连、紫苏子、半夏、竹茹、厚朴、竹沥、姜汁、枇杷叶、芦根代水）。湿热秽浊之邪，内蒙清窍，神昏呓语，如醉如梦，胸痞脘闷，面垢口秽，舌底红，苔黄白腻浊，脉沉伏滞数者，宜芳香化浊，泄热清心，如昌阳泻心汤之类。

5. 邪入心包，烁液成痰，迫血成瘀，互结清窍，神昏舌謇，痉厥交作，舌绛，望之干，扪之湿，或上罩黏涎，脉沉涩而数者，宜急急清心凉血，豁痰透络，如犀地清绛饮（犀角、生地黄、牡丹皮、芍药、连翘、桃仁、姜汁、石菖蒲汁、白茅根、灯心草代水）。甚则犀羚三汁饮（犀角、羚羊角、连翘、白薇、牡丹皮、郁金、天竺黄、皂角刺、竹沥、藕汁、石菖蒲汁、至宝丹，白茅根、芦根、灯心草代水）。邪陷心包，烁液成痰，迫血成瘀，互结清窍，神昏失语，僵厥如尸，人事不省，目瞪直视，肢厥身冷，胸腹灼热，舌卷而硬，舌干绛带紫，口有黏涎，脉沉数混混不清者为危候，急宜清心凉血，豁痰透络，如犀羚三汁饮之类（犀角、羚羊角、连翘、白薇、牡丹皮、郁金、天竺黄、皂角刺、竹沥、藕、石菖蒲汁、至宝丹、白茅根、芦根、灯心草）。

6. 无形火邪夹秽浊上逆，诸窍皆闭，身热神昏，闷乱烦躁，或呕吐，僵厥，其形如尸，脉数无定，舌底绛，苔白而浊者，宜清凉芳烈，辟秽开窍，如活水芦根、鲜茅根、鲜青蒿、鲜石菖蒲、薄荷、泽兰叶、紫金锭等。无形火邪，夹秽浊上逆，诸窍皆闭，身热神昏，闷乱烦躁，或僵厥如尸，脉数无定，舌苔白浊者，宜清凉芳冽，辟秽开窍，如活水芦根、鲜茅根、鲜青蒿、鲜石菖蒲、薄荷叶、泽兰叶等，化服紫金锭或苏合香丸。厥回后再随症治之。

7. 正虚邪陷，神志昏沉，郑声语不接续，震颤无力，目闭或直视，气短汗出，舌卷里缩，乳缩，循衣摸床，或扬手踯足，或四肢强直，舌焦绛色晦，或胖大，脉沉细如丝或软者，多不治，急用复脉汤去生姜、桂枝，加龙骨、牡蛎、五味子、山茱萸，化服至宝丹。

**编者按：** 原稿有两处手厥阴病内容，不再删改，合并一处，以供参考。

## （二）足厥阴病

1. 热重寒轻，暮甚早凉，热退无汗，耳聋目赤，手足乍温乍冷，此邪在厥阴经脉，宜青蒿鳖甲汤加焦栀子、菊花、橘叶。

2. 口苦消渴，气上撞心，心中疼热，泄利下重，便脓血，溺赤或溲血，此阳邪陷厥阴之脏，宜白头翁汤加味、四逆散。

3. 火旺生风，风火相煽，头晕目眩，呕逆，手足抽搐，甚则角弓反张，神迷如寐，牙关紧闭者，宜息风泻火，如羚角钩藤汤之类。如不应，当细审虚实，实者合阳明，虚者合少阴治之。

4. 温邪七八日以上不解，口不渴，声不出，与饮食亦不却，默默不语，神识昏迷，脉沉数而涩，舌赤而晦，此邪入厥阴，脉络凝瘀，宜用醉地鳖、醋鳖甲、土炒穿山甲（现已禁用）、僵蚕、柴胡、桃仁泥等。

5. 蛔厥之证，时厥时止，卧起不安，胃脘剧痛，烦躁，手摇手痉，面乍赤乍白，甚则面青目瞪，口流涎沫，舌红而碎，生黄白点，或舌苔出现槟榔纹，此肝火内逼肠胃，灼热如沸，蛔虫动扰危候，急投连梅安蛔汤（胡黄连、乌梅、黄柏、川椒、槟榔、雷丸）送下妙香丸（朱砂、巴豆、冰片、麝香、牛黄、轻粉、金箔、黄蜡、蜜丸），治伤寒结胸发黄，狂躁，毒痢，便闭，痰痞，呕逆，食积，阴阳气结、气乱，小儿惊痫、搐搦等。如无妙香丸，方中加大黄、郁金，送服至宝丹。

# 第七节　春　温

病因与病机：主要在于感邪之轻重，与身体抵抗力之强弱。

邪轻者，每多见卫分症状，然后顺传气分。

邪稍重，初起虽然犯肺，但最易逆传心包（误治增邪助火亦然）。

邪重者，每起病，即卫分症状不明显，而现少阳半表半里证（矛盾深）或阳明外证（深），甚至营分症状（更深），古人谓之"伏气"。

身体抵抗力有两个方面：一为内热素盛，阳旺之体，往往因许多疾病之后，余热稽留；或肠胃积热炙煿所伤；或有嗔怒伤肝，肝火旺；或烟酒伤肺，肺有积热，此种必有内在因素，容易感召外邪，而且一感，即化热最速，卫分症状不显，而出现里热，古人谓之"伏气"，即冬伤于寒，卫气被郁，久而生热，阳热内盛者。另一为体质阴虚，即冬不藏精之人，凡一切人事能动摇其精者皆是，为忧思、烦劳、少寐、营养缺乏等，皆使阴精内损，抵抗力弱，同时阴虚则火旺，此等人最易感召外邪，一发病必重，多在营分，而传变尤险。若感重邪，预后不良，古人谓"冬不藏精，春必病温"者是也。

凡四时感证皆作如是观，不单指春温而言，即伏阴霍乱亦何尝不是如此？妇人新产与小儿多营分症状与痉厥，可以为证。

1. 葱豉桔梗汤乃表里两解之方，即表分与气分兼治，邪在上焦胸膈，又兼表证的为宜。若有邪在营分又兼表证的又如何？此等病颇不少，可用陆子贤法：春温头痛，发热恶寒，烦躁神昏，舌白尖赤，此邪着表里，宜杏仁、薄荷、瓜蒌皮、橘红、连翘、羚羊角、桑叶、豆豉、石菖蒲、郁金。自注外邪虽袭肺卫，已犯心营之界矣，若仅与开泄，则表邪虽解，而营热难清（羚羊角可不用，宜加玄参、栀子，甚至可用少量紫雪丹）。

若气热不在少阳而在阳明，又兼表证，微恶寒，头痛，骨楚，壮热，口渴，无汗，脉浮滑者，用张锡纯清解汤（薄荷、蝉蜕、石膏、甘草），重加石膏名凉解汤，去薄荷、甘草，加知母、连翘，名寒解汤，可供参考，加白芍则名和解汤，喘咳者常加牛蒡子。

2. 邪在少阳胆之证治也。新本评白芍酸收，不能透邪，善读《伤寒论》者当知白芍苦酸微寒，桂枝汤、小青龙汤皆用之，黄芩汤何以不能用之？但大枣甘温壅邪，宜去之，柳氏加玄参壮水清火不腻邪，豆豉透发，颇合。他如沙参、焦栀子、竹叶、桑叶等均可，此为温邪在少阳火盛而阴虚者，即偏于胆经相火炽者。

3. 蒿芩清胆非治兼湿也，乃偏于三焦经热盛而气化失常者，此乃治少阳之两大法门，不可不知，更宜参用陈平伯法。

4. 邪在阳明经宜用白虎，但常兼三焦之热，与肺卫之邪，应参俞氏新加法，凡内有伏热，阳明为着眼之点，白虎、竹叶石膏汤为常用有效之剂。

俞氏云："凡勘外感病，必先能治伤寒，凡勘伤寒病，必先能治阳明。"又曰："六经实火，总清阳明。"王孟英云："白虎汤神于解热，妙用无穷。""凡伤寒证，恶寒自罢，汗出而热仍不解，即转属阳明之候，风寒暑湿所感不同，而同归火化。"

白虎见伤寒原文有三：一在太阳："伤寒脉浮滑，表热里寒也。"二在阳明："三阳合病，腹满身重，难以转侧，口不仁，面垢，谵语遗尿，自汗出者。"三在厥阴："伤寒脉滑而厥，为里有热。"故吴氏条辨所列四禁，每不合经旨，不宜印定眼目。

顾松园治汪缵功、枫城医士治疫、王孟英医案、俞根初等皆善用白虎汤，张锡纯尤甚，力言石膏解肌除热，不伤下焦，且谓阳明病早服白虎汤，热退便亦通，断无成为腑实之证。

凉膈散证常见，参考讲义太阳阳明，三个类型，重则用防风通圣散，轻则用清心凉膈，重加天花粉、冬瓜仁、枳实可以通便，屡试不爽。

春温所见阳明腑证，单纯用调胃承气汤者不多，因病情严重，传变迅速，多累及他经受病。除本章之增液承气汤、黄龙汤两法为常用外，更应参考讲义之少阴阳明、厥阴阳明、太阴阳明三段，才可活人。

新加黄龙汤，吴氏谓"微点姜汁以代枳、朴"，又谓："海参液多于其身数倍，其能补液可知，且咸能化坚，甘能补正，蠕动之物能走络中血分，病久者必入络。"皆似是而非之论，姜汁不能代枳实、厚朴，尽人皆知，而海参凝滞腻浊之品，于阳明实证不宜，且"病久入络"专拾摭辞句，不伦不类，病阳明在腑，何云入络？胡说一通，且蠕动之品不一定入络。

热在阳明，热烁营阴，逆传心包，皆有神志症状，三者宜鉴别。

阳明：烦躁不安，日晡益甚，谵语声重气粗，多言，但有清醒之时，有腑证，舌脉可凭（腹满便秘，舌黄燥或黑裂，脉沉实等）。

营分（少阴）：神糊，夜寐不安，谵语发于夜，多惊恐悸惕，昼则了了，有舌绛唇红，脉细数等。

心包：神昏（有不同程度），谵语，妄见妄笑，甚至昏迷失志，且多舌謇肢厥，舌绛多有黏腻浊苔，眵涎，或紫绛（参看讲义手厥阴）。

热盛动风：

1. 肝经热盛动风——治以羚角钩藤汤（脉弦数，舌红苔燥无津，多兼眩晕呕吐，此证多从少阳相火传变而来）。

2. 阳明热盛引动肝风——治以白虎汤、调胃承气汤，均加羚羊角、钩藤（参厥阴阳明病篇）。

3. 心营热盛引动肝风——治以清宫汤加羚羊角、钩藤、紫雪，有神昏肢厥之心包见症。

救脾肾阴：人参、山药、炙甘草、白芍、莲子、石斛、乌梅。

薛一瓢滋液养营煎：女贞子、墨旱莲、桑叶、菊花、胡麻仁、当归、熟地黄、芍药、枸杞子、茯神、黑豆、玉竹、沙苑蒺藜、甘草、南烛叶、陈皮。

又补肾阴清肝阳方：二至丸、天冬、生地黄、玉竹、青松叶、侧柏叶、藕节。

《六因条辨》复脉汤：去生姜、桂枝、大枣，加地骨皮、白芍、石斛、牡蛎；又暑湿，加地骨皮、石斛、麦冬等。

又治下焦肝肾阴虚，内热神迷风动，用人参固本汤加阿胶、牡蛎、石斛、石菖蒲、郁金。热陷少厥，阴涸风动：犀角、羚羊角、生地黄、麦冬、天冬、玄参、阿胶、牡蛎、石菖蒲、石斛、西洋参、石决明，可供参考。

# 第八节 风 温

风温病变重心在肺。

1.冬春之际，久暖，雨泽愆期，风阳化燥，鼓荡寰宇，人受其气，易化壮火，偶转轻寒，内外合邪，皆犯太阴，症见：背微恶寒，面赤怫郁，身灼热，神迷口渴，少汗或无汗，鼻息如齁，咽干咳逆气促，脉浮大而数，此非银翘桑菊所可治，宜用辛寒复甘凉法，葳蕤汤加减（麻黄、杏仁、石膏、甘草、玉竹、白薇、桑叶、沙参、竹叶、天花粉，张子培善用麻黄，何廉臣亦宗其法）。

2.风温发热，咳逆胁痛，舌黄，脉弦滑者，邪入肺络，宜用旋覆花、新绛、紫苏子、橘络、杏仁、沙参、川贝母、郁金、枇杷叶，若痰中见血者加当归须、桃仁。

丁案中之马脾风——《幼幼集成》云："胸膈积热，心火凌肺，热痰壅盛，忽然暴喘者，名马脾风。盖心为午火，属马，言心脾有风热也。不急治必死，用牛黄夺命散（牵牛子、大黄、枳壳）。"

# 第九节 夏月病

夏月病有暑温（冒暑、中热），暑兼风、兼湿、寒湿、痧胀、湿温。

1.暑病概述（天时，《黄帝内经》，暑与湿、暑兼寒、阴暑、阳暑等病）引叶王二氏、喻氏。

2.暑温正治，白虎汤、新加白虎汤，正治，轻者桂枝汤加杏仁、滑石（六一散义），五叶芦根汤加西瓜衣、金银花、青蒿（以上何氏），雷氏清凉涤暑法（六一散、青蒿、白扁豆、茯苓、西瓜翠衣、通草、连翘）加杏仁、瓜蒌皮。

3.暑伤之气，王氏、李氏法，生脉散；伤阴，三才汤、生脉饮，余邪用清络饮。

4.暑温交蒸，三石汤、苍术白虎汤、小陷胸汤加枳实、黄连温胆汤，轻者驾轻汤、燃照汤，甚者桂苓甘露饮。

5. 兼寒湿，香薷饮（黄连，新加汤）、六和汤、缩脾饮、加减藿香正气散（藿香、厚朴、半夏、茯苓、陈皮、紫苏梗、砂仁、香薷、杏仁）。

暑月病最复杂，暑为热气，但常兼湿，而阴气在内，脾胃失调，饮食所伤，又多寒湿伤中之患，而阳气外泄，热蒸汗出神倦，又多煎厥之患，故辨证不可不仔细也。喻氏云："夏月人身之阳，以汗而外泄；人身之阴，以热而内耗。阴阳两俱不足，甘温苦寒不可过用。"

夏至一阴生，阴气在内，阳气在外。夏月多兼感，暑多兼湿，暑湿合邪，求之湿温。暑兼寒湿，又有乘凉饮冷，而为中寒之病。阴暑阳暑之名不当。

《黄帝内经》云："凡病伤寒而成温者，先夏至日为病温，后夏至日为病暑，暑当与汗出勿止（暑为热病）。气盛身寒，得之伤寒，气虚身热，得之伤暑。"

王孟英云："在天为热，在地为火，其性为暑，暑乃天之热气，流金铄石，纯阳无阴。暑从日，日为天上之火。寒字从冫，冫乃地下之水。"

叶氏云："夏暑发自阳明，古人以白虎汤为主方，长夏湿令，暑必兼湿，暑伤气分，湿亦伤气，汗则耗气伤阳，胃汁大受劫烁……发泄司令，里真自虚。"

王孟英按语："湿令湿盛，必多兼感，是二病相兼，非谓暑中必有湿也。故论暑者，须知为天上烈日之炎威，不可误以湿、热二气并作一气始为暑也，而治暑者，须知其夹湿为多焉。"

张凤逵云："治暑首用辛凉（雷氏清凉涤暑方、白虎汤，丝瓜皮、金银花、南豆花、竹叶、西瓜翠衣、莲叶），继用甘寒（三石汤），终用甘酸敛津（竹叶石膏汤、王氏清暑益气汤），不必用下。"雷氏清凉涤暑方，青蒿六一豆苓藏，连芩通草西瓜翠，暑湿兼清法勿忘。

白虎汤原为暑证方，但仲景于太阳中暍，主白虎加人参汤，《黄帝内经》之气虚身热，得之伤暑，凡暑脉必虚，白虎须加人参才可治暑（周伯度）。

若暑邪热盛不虚者，多有兼湿，俞氏新加白虎最宜（白虎加滑石、芦根、竹叶、荷叶、薄荷、桑枝、灯心草），既有分解郁热之功，并无寒遏凉伏之弊，乃清解阳明三焦表里之方。俞氏新加白虎此三味（薄荷、桑枝、灯心草）应去之，加葛根、西瓜翠衣，治微恶寒，汗不多，头痛甚者，仍口渴，脉洪大。

暑湿并重之白虎苍术汤证，何廉臣有加味法（加白豆蔻、草果、滑石、荷叶、竹叶）亦好，余常用薏苡仁代粳米。

新本重心在热病，以壮热烦渴、汗多等阳明胃热证候为主证，其特点是发病急，传变速，易伤津耗气，故开手以白虎汤为主，后即为清暑益气，生脉散及伤营入血，补上暑伤心肾一条。

其次是暑湿交蒸，出白虎苍术与三石汤两条，而无小陷胸、半夏泻心与黄连温胆三条。

再次是暑兼寒湿，香薷饮等三条，无瘥后证治。

一般暑湿轻伤，邪在肺经者，列冒暑一门，出雷氏清宣金脏与清凉涤暑两法。

# 一、暑温（冒暑）

冒暑最多，其症见：身热，或微恶寒，口渴，头重胀而晕，胸闷，溲赤，便溏，脉寸关滑数，舌上微苔而腻者。

1. 发热，头痛，或恶寒，口微渴，轻咳，苔薄白，脉寸大，初袭肺卫。

清凉涤暑法——青蒿、六一散、连翘、通草、扁豆（花）、茯苓（皮）、西瓜翠衣，咳加杏仁、瓜蒌。

2. 发热，头晕重，咳嗽，胸闷胁痛，脉滑数，寸有力，薄白微腻。

清宣金脏法——桑叶、桔梗、杏仁、枇杷叶、牛蒡子、瓜蒌、马兜铃（现已禁用）、贝母（去马兜铃加芦根、滑石）。

3. 暑邪犯肺，喘咳，溺短，舌白黄腻，葶苈枇杷六一散。

4. 微热，不了了，头胀，及余邪，清络饮；无汗，溺短，发热，肌痛，鸡苏散。

除雷氏法外，尚有叶氏法及李氏清气饮。

叶氏法（最轻型）：香薷、杏仁、滑石、白豆蔻、通草、丝瓜叶。

《李翁医记》清气饮：清气方中桔杏苏，藿苓陈夏谷芽俱，银花神曲和蝉蜕，暑疫诸邪一并驱。此方妙在清凉开肺舒气（涤暑），芳香醒胃化浊（除湿）。加减法：烦者去紫苏叶，加桑叶；渴去陈皮、半夏，加天花粉、芦根；烦热口苦加黄芩；溺短加滑石；咳去藿香，加瓜蒌、枇杷叶。

## 二、暑温

1. 壮热，面赤，头痛，汗出，口渴，心烦，气粗，背微恶寒，脉洪大，舌赤苔黄，白虎汤。汗多脉芤加人参；夹表恶寒，骨节楚，或如疟，加桂枝；夹湿壮热，口渴，身重胸痞，加苍术（补：暑湿皆可用下法，变疟传营血，热深厥深）。

2. 暑伤津气：竹叶石膏汤（发挥麦冬、半夏之用），治疗壮热，汗多，大渴，脉洪大芤（向外）；王氏清暑益气汤，治疗身热，心烦，溺赤，口干渴，脉濡数（向内）。

3. 津气欲脱：汗出，喘喝欲脱，口渴，脉散大，生脉散。

4. 暑邪弥漫三焦：身热面赤，耳聋，咳逆，胸脘痞闷，下利稀水，溺短赤，口渴不引饮，舌红苔黄滑，三石汤，无金汁可用黄芩、黄连。暑邪弥漫三焦，无耳聋咳逆，而有身痛呕逆，用六一黄芩汤（六一散、黄芩、芍药、杏仁、厚朴、茯苓、豆卷、葛根、连翘、荷叶《六因条辨》）。

## 三、暑厥暑风暑瘵（暑兼风）

暑厥，忌用寒凉，紫雪宜慎，紫金锭颇好，又大蒜数枚捣烂取汁，和醋灌之即苏，又取路上热土围脐旁，令人溺脐中即苏，醒后宜用西洋参、麦冬、莲子、竹叶、远志、石菖蒲、黄连、益元散等（《六因条辨》）；又煎厥之病，乃烦劳过劳，阳张精绝，其症晕昏，语言不清，目花耳聋，精神涣散，宜天王补心丹加龙齿、牡蛎；又有中暑大汗，大热，口大渴，气喘神倦，脉虚大，重按无力，最忌误认白虎证，此热伤气分，阴不恋阳，宜用人参、黄芪、白术、甘草、麦冬、五味子、生地黄、芍药、牡蛎、地骨皮（《六因条辨》仿东垣法）。

暑风，薛氏云："风木为火热引动者，原因木气素旺，肝阴先亏，内外相引，因而动张……试观产妇及小儿，一经壮热，便成瘛疭者，以失血之后，与纯阳之体，阴气未充，故肝风易动也。其始邪入阳明，先伤胃汁，继邪盛三焦，资取胃液。"叶子雨云："暑邪由口鼻吸入，直逼血络，鼓动内风，此少阳相火，厥阴风木，太阴湿土，三气合邪（应合薛氏重阳明之治）。其治宜息风泻火，达络疏肝，以白头翁汤直折厥少之盛，待势稍衰，再议清通包络，渐进化痰养阴清湿之剂。"故治法以白虎汤为主，加入平肝息风、清营透络之品，如羚羊角、钩藤、丝瓜络、玄参、竹茹、金银花、连翘、天竺黄、川贝母；若暑热亢盛，必用清瘟败毒饮加羚羊角，甚至可下之；若夹湿者，此法大忌，恐滋腻难解，宜白虎加苍术汤加竹茹、薏苡仁、石菖蒲、丝瓜络、冬瓜仁、滑石、荷叶、茯苓、豆卷、白茅根等物；热久则必须用滋水养肝之药。

暑瘵，叶子雨谓："暑瘵乃阴气不生，阳气不潜，暑热内袭，阴劫络伤，宜沙参、甜杏、川贝母、瓜蒌皮、连翘、麦冬、竹叶、鲜生地黄、鲜荷叶汁和服。舌苔白，乃暑邪伤气之故。"

## 四、暑湿（暑兼湿）

1.暑热夹湿，发热，烦渴，泄泻，溺短，脉大数，舌苔白黄微干者，宜桂苓甘露饮（三焦）。

2.暑湿伤上焦气分，身热不甚，头重神疲，默默如寐，脉软舌白者，宜藿香叶、稻叶、鲜荷叶、佩兰、石菖蒲、白豆蔻、六一散。

3.暑湿伤中焦，呕吐，泄泻，恶寒肢冷，脘痞烦渴，舌苔白腻，宜燃照汤（栀子、豆豉、滑石、黄芩、半夏、厚朴、白豆蔻、佩兰），此乃暑秽湿浊混淆，与白虎、苍术之暑在阳明，湿在太阴者有别。

4.暑湿轻伤上中焦，身热口渴，心烦，呃逆，呕哕，头胀，舌微黄者，宜驾轻汤（栀子、豆豉、竹叶、白扁豆、石斛、木瓜、陈皮、枇杷叶）。

## 五、暑兼寒湿

发热恶寒，头痛，身痛，无汗，脘闷便溏，舌薄腻，香薷饮。

口渴心烦，新加香薷饮。

新加香薷饮中银翘不类，本意以之解暑热，而凡暑兼寒湿者，即寒湿重而暑轻，暑邪已渗化其中，故寒湿去而暑亦去（何廉臣、周伯度皆如是说），宜用六和汤，《伤暑全书》以香薷易白术（六和藿朴杏砂呈，半夏木瓜赤茯苓，术参扁豆同甘草，姜枣煎之六气平），治里有寒湿。

若暑兼外寒，则用俞氏加减藿香正气汤（藿香、厚朴、陈皮、白芷、紫苏梗、半夏、茯苓皮、砂仁），俞氏更加香薷、北杏仁，曰："外寒解，里湿去，则暑无所依而去矣。"香薷夏月麻黄，必佐杏仁之理。

1. 除表里寒湿，用上法外，若吐泻口渴，舌白脉缓者，缩脾饮最宜。

2. 气虚暑湿伤阳，头胀头晕，身热口渴，汗多神疲，气高息短，肢体倦懒，舌淡苔黄，脉虚大者，用清暑益气汤。

## 六、沙（痧胀）

### （一）沙之源流

《诗经》云："为鬼为蜮，则不可得。"蜮：小虫，一名含沙，一名射工，《广雅》名短狐，《玄中记》名水狐。三足，头有一角，角上有四岐黑甲，下有翅能飞，以气为矢，因水势含沙射人影为病，令人发疮，仲景之狐惑即此病。

鲍明远诗："含沙射流影，吹蛊病行晖。"则不待含沙射影，其气亦可凌空而至，故后世谓有一种沙毒，在下则潜通地脉，流入泉源，在上则沙气升腾，凌空而至，高于岑楼（《椿田医话》），人受其气则病，此痧症所由来也。

郭右陶《沙胀玉衡》云："或发暗沙、闷沙、沙晕、沙痛、沙胀、沙块、沙筋、沙斑，总由于气瘀血凝，湿滞食积。若地方不洁，冷热不调，饮食不节，情志不畅者多易犯此。"

张璐玉云："名为臭毒番沙，谓甚剧秽毒浊邪，发红斑者谓之沙；若腹痛肢麻，呕恶神昏，发黑斑者谓之番沙；欲吐不吐，欲泻不泻，轻呕绞痛者谓之绞肠痧。"

王晋三云："沙者，寒热之湿气皆可为患，或四时寒湿，凝滞脉络，或夏月湿热，遏于经隧，或触臭恶阻逆经气，或因停积而壅塞腑气。"

叶子雨云："沙胀为寒暑错杂之毒邪，而暑毒郁遏，其毒愈烈。"

王孟英云："春分交二运火旺，天乃渐热，芒种后交三运土旺，地乃渐湿，湿热之气上腾，烈日之暑下烁，人在气交，邪由口鼻皮毛而入，而成湿热暑疫之病。然热化者，天运之自然，寒化者体气之或尔。"

何廉臣云："沙为病，赅夏秋杂感而统称也，无传染性者曰恒沙，分湿秽、暑秽两种，有传染性者曰疫沙。"

（二）沙之治疗

伐毛；取嚏；刮法（景岳：凡毒深病急者，非刮背不可，以五脏之系，咸附于背也）；焠法：身有红点隐隐者，以灯头火焠之；刺法：少商，十宣，舌下三条紫筋，手足湾赤筋。

试：生黄豆细嚼，不腥者沙也，忌来气，糖姜、热汤、酒醴。

1.急救：飞龙夺命丹：治沙胀疼痛，转筋厥冷，脉伏，神昏瞀乱，身强不语，牙关紧闭，或宛如中风惊痫，角弓反张危急之证。

朱砂、雄黄、人中白、灯心草灰、明矾、青黛、梅片、麻黄、真珠、牙皂、麝香、蓬砂、牛黄、蟾酥、火硝、真金，为细末，瓷瓶收；吹鼻及凉水化服一二分，王孟英谓此丹芳香辟秽，化毒祛邪，宣气通营，全体大用，有斩关夺隘之功，具起死回生之力（如无，紫雪丹、苏合香丸合用亦可）；太乙紫金锭亦神效。

陆子贤曰："所谓麻沙者，每交夏令，天之暑热一动，地之湿浊自腾，故山岚海瘴阴霾敝晦之邪乘时窃发，邪由口鼻入，先觉胸脘胀闷，懊恼似痛，欲吐不吐，欲泻不泻，致阳明气机壅塞，脉络俱闭，四肢麻木，甚至筋挛拘急，名曰沙胀，但以栀豉汤服下，以指探吐，俾气机得宣，邪可泄越。"

2.邪势稍彰，即随症用药：①暑湿移浊在气分，发热头重，腹痛，胸痞，骨楚，颐肿，咽痛，心烦懊恼，溺赤，苔白黄厚腻或浊者，甘露消毒丹最有效，合栀子豉汤更好。②邪入营血，转筋吐下，肢厥汗多，脉伏溺无，口渴腹痛，面黑目陷，舌绛或紫晦者，用王孟英解毒活血汤（金银花、连翘、紫花地丁、丝瓜络、紫菜、石菖蒲、川黄连、蚕沙、益母草、薏苡仁、地浆水煎生绿豆四两，取清汤代水煎药，冲藕汁或白茅根汁或童便一杯；此方宜加贯众，神犀丹亦可，紫菜可用石天葵代之）。③暑湿在上中两焦，秽浊阻遏清气，但发热头胀，四末微麻，身体疼痛，恶心，舌苔白滑者，用清气饮（轻清开肺气，芳香醒胃辟邪）。

（三）冷沙

炒盐包之，熨心腹，以葱白一握放脐上，以熨斗熨之，或灸气海、关元、天枢、足三里，及盐填脐中灸之。

1.头眩，四末微麻，腹痛肠鸣，下利溏白，温温欲吐，胸中不乐，口淡舌白，予苏砂平胃散。如腹中胀痛，眩晕欲死，麻木不知人者，煎方更调入神香散（景岳方：公丁香、白豆蔻各七粒为末），解后用六和汤。

2.若卒中冷沙，吐利（或不吐利），腹痛，身如被杖，四肢厥逆，冷过肘膝，昏不知人，心下硬满，唇面手指黑色，六脉沉伏，烦躁，冷汗时出，汤药不受者，先取嚏（通关散），灸熨并施，服陶氏正阳四逆汤（太少阴）。生附子、炮姜、炙甘草、麝香、皂荚炭、生姜汁。

3.冷沙直犯厥阴，身如被杖，少腹拘急疼痛，上冲心脘，下攻阴中，口吐清涎，四肢逆冷，指甲青晦，目蓝面青，此非姜、附可效，必须苦以泄浊，辛以通阳，用当归四逆汤加川楝子、小茴香、薤白、两头尖，一服即愈（《六因条辨》）。

# 七、湿温

（一）提纲

王孟英云："春分后，天乃渐热，芒种后，地乃渐湿，湿热之气上腾，烈日之暑下烁，人在气交之中，受其蒸湿，邪由口鼻皮毛而入，留而不去，则成温热暑湿之病。热化者，天运之自然；寒化者，体气之或尔。偏于热重者属暑，湿重者属湿。"

喻嘉言云："夏月人身之阳，从汗而外泄；人身之阴，以热而内耗。阴阳两俱不足，甘温苦寒不可过用。"

（二）辨证

头重痛，甚则如裹如蒙，不比风寒拘急、温热热痛。

发热——初起身热不扬，以后渐甚，下午如潮，不比外感发热，及寒热往来，与阳明潮热、面赤谵语有别。

恶寒——湿遏卫阳，故恶寒不如风寒之甚。以后化热不恶寒。

汗出——微汗而黏，与桂枝证微汗不黏，白虎证大汗区别。

口不渴——湿为阴邪，故口不渴，此属初起。若湿郁化热，湿热相搏，亦有口渴，但不引饮。若其人中气素虚，湿邪伤内，脾不能输布，液不升，有口渴，薛氏言之，张聿青有以燥治燥之法。

倦怠嗜卧——四肢沉重，倦怠（脾胃主四肢，主肌肉），不是体痛，嗜卧与嗜睡不同。

胸闷不饥——阳明之气，上布胸中，湿遏清阳，故胸痞只是自觉胸脘不舒，不是结胸，亦无痰饮，也非胃病，不饥是脾胃功能障碍，湿邪内扰，困顿使然，并非伤食（无吞酸，便腐，腹胀痛）。

小便——多不畅，或短少，或黄，或浊。

大便——若外湿侵入，邪未传变，大便尚无改变。外湿初入，内不运水谷之湿，大便溏滞不爽，偏热者有里急，肛热偏虚者，溏泄白黄或不化。

舌——舌苔主要，初起滑，即转腻苔，薄者邪浅，厚者邪深，白者偏湿，黄者偏热，灰色者湿浊夹痰。若垢浊，夹秽恶和痰。入营转绛，但中心多未化净。

脉——薛氏说脉无定体，初起多濡缓，滞数不调。

（三）治则

治则方面，本病易伤气，顾脾胃，忌汗，忌下，忌滋阴，忌消导。

叶天士云："湿温病发汗不愈者，湿家本有汗也，清热消导不愈者，热从湿中而起，湿不去，则热不除也。夫湿邪无形质，攻滞乃有形治法，其不效宜矣。"又云："幼稚谷少胃薄，表里苦辛化燥，胃汁已伤。复用大黄大苦沉降丸药，致脾胃阳和伤极，陡变惊痫，莫救者多矣。"

治湿大法以苦辛芳淡四字为主。湿为黏腻重浊之邪，中人则气机升降受阻。苦降辛开则气机宣布，气化则湿化，湿为浊邪，必得芳香化之。湿与水同气，必得淡渗以从小便去之。

苦辛如属湿热则苦辛寒法，代表方剂甘露消毒丹；如属寒湿则苦辛温法，代表方剂藿香正气散。

叶氏治湿温之法：湿热治肺，寒湿治脾，治肺用苦辛寒（辛淡清化），治脾用苦辛温（辛淡温通法）。其清气分之湿用白豆蔻、杏仁、半夏、厚朴、滑石、瓜蒌、郁金；有热加竹叶、芦根、连翘；舌黄始用黄芩、黄连；湿邪不解，化热阻中，气滞痞痛舌黄则从胃治，用苦辛开泄，如半夏、黄连、黄芩、栀子、豆豉、枳实、郁金、姜汁、橘红等；湿热上蒙清窍，头胀、耳聋、咽喉不利，呃逆、鼻衄，而舌白者，乃邪阻上窍空虚之所，非苦寒沉降可治，用银翘、射干、马勃、牛蒡子、金汁；湿热内陷包络用犀角、玄参、连翘、石菖蒲、金银花、赤小豆、至宝丹等。

（四）方药

1.初起卫气分受邪，病在上焦，三仁汤轻开肺气，表证重，藿朴夏苓汤（头重恶寒，身重，表证较重者）。

偏于寒湿用正气散（头重，发热恶寒，脘闷呕吐，腹痛便溏，舌白不渴）。

偏于湿热用甘露消毒丹（发热，头重，胸痞，口苦，舌黄腻，溺赤，便溏，咽痛，黄疸，脉滞数）；轻的用黄芩滑石汤（微热，溺短赤，身重）。

2.偏于半表半里，湿浊重，达原饮；热重黄连温胆汤；寒热重用蒿芩清胆汤。如疟，苔白浊，积粉尖红（郁金、佩兰、白豆蔻、石菖蒲）。

3.里证，中焦为多，病在脾，多外湿与内湿相搏，中气虚则在太阴。

寒湿：胃苓汤（腹满痛泻，溺短，舌白厚腻，脉缓）。

伤脾：六和汤（寒热胸痞，腹满吐泻，少气倦怠，质淡苔白，脉缓濡）。

伤元气：清暑益气汤。

湿热：连朴饮，燃照汤（身热口渴，神倦汗多，肢怠嗜卧，少气，溺赤，便溏，脉虚大，舌淡苔白黄滑腻）。

（秽黄）下利，腹痛，胸痞，口苦渴，溺赤，舌黄腻，脉数。

4.下焦：茯苓皮汤（猪苓、薏苡仁、大腹皮、通草、竹叶），头重，小便不通，渴不多饮，苔白腻。

5. 湿浊蒙蔽心包：身热时昏昧，谵妄，朦胧，苔黄垢浊腻，脉滑数，加减菖蒲郁金汤（栀子、豆豉、金银花、连翘、黄连、半夏、竹沥、竹叶）。

邪入营血，邪陷心包，阳明腑实，皆有神昏谵语，宜鉴别。

6. 瘥后：五叶芦根汤、驾轻汤（栀子、豆豉、白扁豆、石斛、枇杷叶、木瓜、陈皮、竹叶）、致和汤（沙参、白扁豆、麦冬、甘草、竹叶、石斛、枇杷叶、陈仓米、木瓜）、参麦散（人参、麦冬、莲子、谷芽、石斛、木瓜、甘草）。

驾轻竹叶豆枇杷，橘斛焦栀豉木瓜，湿热余邪宜去取，若放温补是偏差。

乱后扶元可致和，木瓜豆米麦冬科，枇杷石斛生甘草，竹叶沙参九味多。

阴湿者宜用六君。

（五）附

1. 湿温忌下，不宜过拘，若湿热郁聚膜原，与阳明腑热交结，下之宜早，可大大缩短病程，如大柴胡汤、达原饮加大黄，此乃在气分之治。若入营分，又加阳明腑实而神昏烦躁或动肝风者，仍须下之，如犀连承气汤。

2. 藿朴夏苓汤苦温芳化淡渗，治表湿较多。三仁汤苦辛凉淡，治里湿蕴热。二方均有开上、宣中、渗下之功。

3. 新本加入五加减藿香正气散，名曰"三焦升降失司"，一二三均治湿未化热，都是脾运失常，中焦停湿之病，一般无身热；四五两方则治寒湿，可用于一般湿邪扰中（生冷、食滞、水土不服等），治由传染病毒之湿温却不大合适。

4. 宣透膜原法与蒿芩清胆汤均是治伏湿两大法门，伏邪溃后病程可缩短（蒿芩清胆汤，新患用黄连温胆汤），可更加栀子、豆豉、黄芩、豆卷等味。

5. 杏仁滑石与黄芩滑石大同小异，一重三焦，一重中焦。

6. 薏苡竹叶散治白痦多误人。

**编者按：**附录部分参考中医学院试用教材《温病学讲义》，人民卫生出版社 1960 年 9 月版；中医学院试用教材重订本《温病学讲义》，上海科学技术出版社 1964 年版。

# 第十节　温毒温疫

## 一、温毒

### （一）大头瘟（大头伤寒）

大头伤寒即丹毒（西医名亦为"丹毒"），先肿鼻，次肿耳，从耳至头上，络脑后，结块则止，不散，必成脓，故须内外兼治。

如葱豉桔梗汤加牛蒡子、金银花、蝉蜕、大青叶，三豆荷叶汤（三豆：黑豆、绿豆、赤小豆）代水煎药。

又通圣清毒散（荆芥、防风、川芎、白芷、金银花、连翘、牛蒡子、薄荷、栀子、滑石、甘草、桔梗、芒硝、大黄、葱白、豆豉、芦根、犀角、大青叶、浮萍），以上皆俞氏方。

### （二）烂喉痧

《疡科心得集》——清代高秉钧著，三卷，论列诸病，总以两证，互相发明，治法昭然若揭（高秉钧，字锦庭，无锡人，工内外科，诊病不计利）。

《外科正宗》——明代陈实功著，徐灵胎评，许楣案，为一善本。

《疫喉浅论》——清代夏春农著，祖述陈耕道之《疫痧草》，而方法较完备。

《疫痧草》——陈耕道著，成于嘉庆六年，喉痧乃晚近之病，散见《张氏医通》《吴医汇讲》，语焉不详，有用伤寒辛温之法治之，有用《重楼玉钥》治白喉之法治之皆谬，陈氏创疏达、清散、清化、下夺、救液诸法，治始纯。

陈耕道（继宣）喉疾五法摘要：①疏达——葛根、牛蒡子、荆芥、蝉蜕、连翘、郁金、甘草、桔梗、马勃、贝母等，名加减葛根汤。②清散——犀葛汤：犀角、葛根、牛蒡子、荆芥、栀子、连翘、蝉蜕、甘草、桔梗、贝母、马勃、赤芍。③清化——犀角地黄汤，夺命饮：羚羊角、犀角、生地黄、牡丹皮、芍药、石膏、黄连、玄参、连翘、人中黄、金汁、青黛、马勃、沙参。

④下夺——四虎饮：大黄、黄连、犀角、石膏、知母、玄参、生地黄、青黛、马勃。⑤滋液——五鲜饮（沙参、生地黄、白茅根、芦根、甘蔗）、育阴煎（龟甲、鳖甲、生地黄、牡丹皮、沙参、麦冬、知母、贝母、天花粉、玄参、犀角、金汁）。

缺蠲痰（破血散结？编者按：原稿为问号）。

附：竹沥达痰丸《沈氏尊生方》，治痰火喘急、昏迷不醒、痫等证。大黄、黄芩、礞石、沉香、陈皮、半夏、炙甘草（一方有人参、茯苓、白术）、竹沥、姜汁为丸。

玉雪救苦丹（验方）：水安息、血珀、麝香、鹅管石、牛黄、珍珠、螺壳、冰片、川连、秦艽、桂枝、青皮、厚朴、木通、赤芍、寒水石、枳壳、陈皮、豆卷、柴胡、半夏曲、朱砂、连翘、贝母、赤苓、茯苓皮、木香、防风、前胡、大黄、天花粉、白术、牛蒡子、枳实、荆芥、大麦仁、车前子、麻黄、豆豉、炙甘草、六神曲、藿香、大腹皮、石膏、桔梗、苍术、苏合油等47味。

## 二、温疫

吴又可著《温疫论》，疫疠乃戾气为病，邪从口鼻而入，伏于募原，去表不远，附迫于胃，热邪浮越某经，逐现某经形证，其传有九：先表后里、先里后表、但表不里、但里不表、表里偏胜、表里分传、表而再表、里而再里、表里分传再表里分传。从外解者顺，从内陷者逆。出表者解以斑汗，在营斑解，在卫汗解；入里者解以吐下；上冲怫郁，越而出之，解以吐；胃浊脾滞，决而逐之，解以下；斑多，吐少，汗下为常。

最要者为达原饮，乘其初萌，破其伏结，使邪从中溃。

三消饮，达原饮加羌活、柴胡、葛根、大黄。

黄龙汤、三承气汤（下法），瓜蒂散（加山栀吐法）。

白虎汤（从汗解者），白虎举斑汤（从斑解者）为芍药、升麻、柴胡、白芷、穿山甲。

此外有蓄血、蓄水、发黄等证，从伤寒法加减。

瘥后主养阴，处方有：①清燥养荣汤：当归、生地黄、芍药、知母、甘草、陈皮、天花粉。②柴胡养荣汤：前方加柴胡、黄芩，表热未清。③承气养荣汤：当归、生地黄、芍药、知母、小承气汤，里热未清。④蒌贝养荣汤：当归、芍药、陈皮、知母、天花粉、瓜蒌、贝母、紫苏子，痰多，胸膈不利。⑤人参养荣汤：当归、生地黄、芍药、知母、陈皮、生脉散，元气虚。注意逐邪，勿拘结粪。

疫证可下有三十余证，不必悉具，但见舌心黄、腹痞满，便于达原饮加大黄下之。大凡客邪，贵乎早逐，乘人气血未乱，肌肉未消，津液未耗，患者不至危殆，投剂不至掣肘，愈后亦易平复。勿拘于下不厌迟之说，应下之证，见下无结粪，以为下之早，或以为不应下之证，误投下药，殊不知承气本为逐邪，非为结粪而设也。必俟其粪结，血液为热所搏，变证迭起，是犹养虎遗患，医之咎也。况多有溏粪失下，但蒸作极臭，如败酱，或如藕泥，临死不结者，但得秽恶一去，邪毒从此而消，脉证从此而退。要知因邪热致燥结，非燥结而致邪热也。总之，邪为本，热为标，结粪又其标也。

## 三、附：热厥（感染性休克）

热深厥亦深是热厥，胸腹烙手，四肢逆冷，肛趾温差 6～12℃，休克纠正后，恢复至5℃以下。

感染性休克（早期）内毒素→血管痉挛，血管通透性增加→有效血循环量急剧降低→组织器官血液灌注不足→微循环障碍，此时机体采取紧急防御措施，以维持生命，调动血液来保护心、脑等，四肢呈低温收缩状态，只维持其最少循环血量。

血液集中化（胸热，后脑热，四肢凉，此时仍要祛邪，参余师愚清瘟败毒饮）。

缺血性缺氧期（清营泻火，清瘟败毒饮）。

淤血性缺氧期（凉血活血解毒，神犀。神犀香豉板蓝芩，生地银乔紫草临，金汁玄参花粉入，热邪内陷急清心）。

心肾功能衰竭（内闭外脱，综合措施）。

# 第十一节　叶氏温热论选释

编者按：原稿只有按语部分，整理时编入相应原文，便于阅读。原文选录于中医学院试用教材重订本《温病学讲义·附篇叶香岩＜外感温热篇＞》，上海科学技术出版社 1964 年版。

一、[原文] 温邪上受，首先犯肺，逆传心包。肺主气属卫；心主血属营。辨营卫气血虽与伤寒同；若论治法则与伤寒大异也。

【按】温邪顺传：卫分传气分。气分是：①邪热初传气分。②热邪伤肺。③痰热壅肺。④热留胸膈。⑤热郁胸脘（浅、深）。⑥邪留三焦（偏表、偏里）。⑦热入阳明（经、腑），夹热下利。

逆传的成因：①平日心虚有痰，营阴不足，心火上炎。②外邪太重。③误治，包括误汗、误温补、误燥、误用寒遏、误用血药。

辨营卫气血虽与伤寒同——古云太阳主表，统一身之营卫，成无己有风伤卫（阳邪）、寒伤营之说。而太阳经之辨治，桂枝汤证是卫分证是气分，桃仁承气证是血分，邪由浅而深，故伤寒也有营卫气血以示病之浅深，但此处当活看，即疾病分阶段发展之意。

二、[原文] 盖伤寒之邪留恋在表，然后化热入里，温邪则热变最速。未传心包，邪尚在肺，肺主气，其合皮毛，故云在表，在表初用辛凉轻剂。夹风则加入薄荷、牛蒡之属；夹湿加芦根、滑石之流。或透风于热外，或渗湿于热下，不与热相搏，势必孤矣。

【按】寒邪化热，须有一个较长过程，温邪为阳邪，本身是热，故热变最速，这里多是比较急的热性传染病，如流脑、乙脑，来势更急，往往卫气分不明显，或甚短暂，即出现营分症状，古人伏温、伏暑发自营分，由里出表，就是这个意思。

辛凉轻剂——根据《临证指南医案》，药物组成：焦栀皮、豆豉、桑叶、杏仁、连翘、浙贝母。

夹风——头胀，咳嗽，喉痒，鼻塞。夹湿——肢倦，溺短。

这里提示一个重要原则，孤立敌人，逐个击破，便易于取胜，所以要精细辨证，特别是兼病夹病，兼病易治，夹病即与宿病并发，比较棘手。

兼病除夹风、夹湿外，常见者有夹食、夹火。

夹食多见于小儿，方中可酌加消导和中一两味已足，所谓和中解表法，栀子、豆豉极好，因为豆豉能和中，连翘亦有作用，二陈汤、神曲可选用（参《幼科要略》）。

夹火，多见于劳力之人，烦劳火升，温邪易犯，表证之外，尚见咽干舌赤，所谓阴虚风温夹火，用药不能顾此失彼，既要解表，亦须滋阴降火，加减葳蕤汤、天花粉、梨皮、南沙参之类，舌红咽痛可用玄参。

兼症比较复杂，即宿疾与新邪并发，《伤寒论》有疮家、饮家、喘家、酒家、衄家、亡血家、失精家等，一定要全面细察，标本缓急，或先标后本，或先本后标（极少），或标本同治，用药又要照顾周到，勿顾此失彼，勿互相掣肘，要把矛盾统一起来，活法在人，不能——列举，如喘家作，桂枝汤加厚朴杏子佳。

三、[原文] 不尔，风夹温热而燥生，清窍必干，为水主之气不能上荣，两阳相劫也。湿与温合，蒸郁而蒙蔽于上，清窍为之壅塞，浊邪害清也。其病有类伤寒，其验之之法，伤寒多有变证，温热虽久，在一经不移，以此为辨。

【按】水主之气，即津液，肾为水主，主五液。风与温合，清窍干者，叶氏案用辛甘凉理上，即辛凉甘润，沙参麦冬汤、天花粉、梨皮。湿与温合，清窍不利，头胀，目眩，鼻塞，耳聋，咽喉不利，此上焦风热夹湿，与一般湿温有异，叶氏用苦辛寒降之法，焦栀子、香豉、射干、连翘、莲叶边、夏枯草、苦丁茶、郁金、杏仁、瓜蒌皮、滑石等物。

四、[原文] 前言辛凉散风，甘淡祛湿，若病仍不解，是渐欲入营也。营分受热，则血液受劫，心神不安，夜甚无寐，或斑点隐隐，即撤去气药。如从风热陷入者，用犀角、竹叶之属；如从湿热陷入者，用犀角、花露之品，加入凉血清热方中。若加烦躁、大便不通，金汁亦可加入。老年及平素有寒者，以人中黄代之，急速透斑为要。

【按】风热用犀角、竹叶，竹叶清心，辛凉透风热。湿热犀角、花露、花露清凉芳冽，芳化可化湿，由此可知用药之法。叶氏风热陷入，犀角、地黄、玄参、连翘、竹叶、郁金、石菖蒲；湿热陷入，犀角、地黄、郁金、石菖蒲、栀子、豆豉、花露、连翘、绿豆皮、赤豆皮、橘红（盐水炒）、金汁、人中黄，可用大黄，腑通则邪外达，参我们治疗乙脑入营经验。

五、[原文]若斑出热不解者，胃津亡也，主以甘寒，重则如玉女煎，轻者如梨皮、蔗浆之类。或其人肾水素亏，虽未及下焦，先自彷徨矣，必验之于舌，如甘寒之中加入咸寒，务在先安未受邪之地，恐其陷入易易耳。

【按】温邪不燥胃津，必耗肾液，故存得一分津液，便有一分生机，不但斑如此，疹痦亦如此。凡经透解，邪已外达，而热仍不退者，必须考虑津液，验舌较脉更可靠，更易掌握。光绛胃阴亡，干绛有火亦伤津，干绛枯萎不鲜，肾阴竭，由此可知先安其未受邪之地，上工治未病，但不是一味蛮补，要有预见，有临床根据，不能漫无目的。

六、[原文]若其邪始终在气分流连者，可冀其战汗透邪，法宜益胃，令邪与汗并，热达腠开，邪从汗出。解后胃气空虚，当肤冷一昼夜，待气还自温暖如常矣。盖战汗而解，邪退正虚，阳从汗泄，故渐肤冷，未必即成脱证，此时宜令病者，安舒静卧，以养阳气来复。旁人切勿惊惶，频频呼唤，扰其元神，使其烦躁。但诊其脉，若虚软和缓，虽蜷卧不语，汗出肤冷，却非脱证；若脉急疾，躁扰不卧，肤冷汗出，便为气脱之证矣。更有邪盛正虚，不能一战而解，停一二日再战汗而愈者，不可不知。

【按】在气分之治法有多种，此节说的是一种，下文"邪留三焦"是第二种，下文"苦泄辛开"是第三种，"下法"是第四种。

法宜益胃，是治邪在气分治法之一，也是战汗方法之一，不单是补益中气，而是在透邪外达，宣通气机之中，或佐以甘寒，或多饮汤水，如桂枝汤之啜粥法，以精生于谷故也。关键有二，一是邪势松，二是津液足，故叶氏提出法宜益胃，令邪与汗并。

七、[原文]再论气病有不传血分，而邪留三焦，亦如伤寒中少阳病也。彼则和解表里之半，此则分消上下之势。随证变法，如近时杏、朴、苓等类，或如温胆汤之走泄。因其仍在气分，犹可望其战汗之门户，转疟之机括。

【按】此病最多，随症变法，但原则是和解法，上下分消，走泄，具流动之品。在中之上者，栀子、豆豉、枳实、桔梗、杏仁、瓜蒌、郁金、竹茹、温胆汤、杏杷温胆汤、郁佩温胆汤、黄连温胆汤、蒿芩清胆汤、达原饮、柴胡达原饮、柴胡枳桔汤（陈皮、前茶、金汁）、柴陷汤（枳实、桔梗、生姜）、柴芩清膈煎（清心凉膈，柴胡、枳壳、大黄）等。

邪留三焦，而用杏朴苓或温胆诸法，王氏指为湿温，或素有痰饮而言，实似是而非之论，只从药物性能去测证，而不从脏腑机理去分析。因每脏腑之生理功能有一定职能，受邪而功能障碍，出现某一脏腑之特殊症状，如肺，不论为寒、为风、为湿、为燥、为热、为虚、为实，皆令人咳；凡是犯脾，不论湿热、寒湿，皆令运化失常，而生腹满、便溏；入肝，寒热虚实皆可动风；而三焦功能乃元气之别使，主一身气机之升降出入，三焦受病则气机窒塞，三焦者决渎之官，水道出焉，三焦受病则水道受阻，停储为患，故用展气宣通渗泄之法；又命门相火游行三焦，故又有火郁上逆之证，此乃黄连、蒿芩所由来也（蒿芩用碧玉散，青黛泻相火），故叶氏云随证变法。

八、[原文]大凡看法，卫之后方言气，营之后方言血。在卫汗之可也，到气才可清气，入营犹可透热转气，如犀角、玄参、羚羊角等物，入血就恐耗血动血，直须凉血散血，如生地、牡丹皮、阿胶、赤芍等物。否则前后不循缓急之法，虑其动手便错，反致慌张矣。

【按】由此可知，温邪固不忌汗，但不能太过，亦不能辛温，故叶氏常用葱豉汤。清气就是八法之中的清法，一般用凉药，各种治法都是。由此可知，清之太早，遏邪深入，须细玩方可两学。举例，许多用凉药太早之例（如治一咳，用止咳散而愈）。

清营汤之生地黄，本应用鲜生地黄，而丹参可议，直入血分矣，故须清化之剂，如晋三犀角地黄汤加金银花、连翘、玄参、竹叶、栀子、白茅根、麦冬等物，而千金犀角地黄汤则是入血分也。

九、[原文]且吾吴湿邪害人最广，如面色白者，须要顾其阳气，湿胜则阳微也。法应清凉，然到十分之六七，即不可过于寒凉，恐成功反弃，何以故耶？湿热一去，阳亦衰微也；面色苍者，须要顾其津液，清凉到十分之六七，往往热减身寒者，不可就云虚寒而投补剂，恐炉烟虽熄，灰中有火也，须细察精详，方少少与之，慎不可直率而往也。又有酒客里湿素盛，外邪入里，里湿为合。在阳旺之躯，胃湿恒多；在阴盛之体，脾湿亦不少，然其化热则一。热病救阴犹易，通阳最难，救阴不在血，而在津与汗；通阳不在温，而在利小便，然较之杂证，则有不同也。

**【按】**

1. 温病须结合患者素质。

2. 精细辨证，不能执套方，执简驭繁，有时不合，机械分型，有好处，亦有许多坏处。

3. 面色白之人，患湿温病，临床上类型颇多，李东垣法有时是适应这种疾病的，清暑益气，根本是治气虚人夏月暑湿杂感之方，名清暑者，以暑多兼湿故也。尤以劳倦之人，内伤脾胃，阳气不升，津液不足者为宜；瘥后如升阳益胃汤加减、益气聪明汤等均可（升阳益胃：六君子汤、黄芪、防风、柴胡、芍药、羌活、独活、黄连、泽泻）。

4. 阴虚之人，患温、患湿，无论如何不能用补剂，因平素已经阴虚有火，温邪又复劫津，温补是大忌者，故始终要照顾津液，病后调理以麦门冬汤（中焦、后天）和三甲复脉汤（下焦、先天）为最好。

5. 淡味渗泄为阳，通阳即化气、利小便。湿邪易蔽清阳，气流湿去，溺通湿去，热从湿生，湿去则热自除。

湿重——肢倦，神疲，脘痞，腹胀，口不渴，便溏，脉缓，舌腻。

热重——心烦口渴，溺赤，便秘，舌黄，口渴。

湿+热——口苦渴不欲饮，便黏滞不爽，热臭，苔黄腻，脉弦滑数。

里湿盛，以藿朴夏苓汤；热重于湿，连朴饮；湿热俱重，消毒丹。

编者按：湿热证，湿热伤气，四肢困倦，精神减少，身热气高，心烦溺黄，口渴自汗，脉虚者，用东垣清暑益气汤主治。

**十、[原文]** 再论三焦不得从外解，必致成里结。里结于何，在阳明胃与肠也。亦须用下法，不可以气血之分，就不可下也。但伤寒邪热在里，劫烁津液，下之宜猛；此多湿热内搏，下之宜轻。**伤寒大便溏为邪已尽，不可再下；湿温病大便溏，为邪未尽，必大便硬，慎不可再攻也，以粪燥为无湿矣。**

【按】三承气汤各有所宜，伤寒下之宜猛，大承气；温暑热邪宜调胃承气；湿邪用小承气（参王孟英注）。黄黑如胶，肛热腹痛，即可下，不须待便结，轻者如达原饮加青皮、枳实，重者加大黄。

编者按：王孟英注——第二十八条曾有开泄夺下之文，则湿热病原有可下之证，唯湿未化燥，腑实未已结者，不可下耳，下之则利不止，如已燥结，亟宜下夺，否则垢浊熏蒸，神明蔽塞，腐肠烁液，莫可挽回，较彼伤寒之下不厌迟，去死更速矣。

十一、［原文］**在人之体，脘在腹上，其地位处于中，按之痛，或自痛，或痞胀，当用苦泄，以其入腹近也。必验之于舌：或黄或浊，可与小陷胸汤或泻心汤，随证治之；若白不燥；或黄白相兼；或灰白不渴；慎不可乱投苦泄。其中有外邪未解，里先结者，或邪郁未伸，或素属中冷者，虽有脘中痞闷，宜从开泄，宣通气滞，以达归于肺，如近俗之杏、蔻、橘、桔等，是轻苦微辛，具流动之品可耳。**

【按】

1. 此节言痰热结聚胸脘之证，即伤寒所谓结胸证，此病不少，而人多不谙此法。急性胃炎，或素有痰饮，或素有胃病，外邪入里最多此证，苦泄辛通，开其格拒。

2. 此亦是邪留气分之证治之一，邪较栀子豉汤证（胸膈）更深一层，故现舌苔如此，王氏昌阳泻心汤最妙。

3. 外邪未解，里先结者（舌白不燥），在清解外邪方中加入瓜蒌皮、郁金两味。邪郁未伸（黄白相兼），既有外邪又有郁热，连翘栀豉汤治心烦结痛，邪郁于胸（连翘、栀子、豆豉、枳壳、桔梗、郁金、橘红、白豆蔻），即叶氏轻苦微辛，具流动之品可耳。

4. 或素属中冷者（灰白而不渴），宜用瓜蒌薤白桂枝汤（胸中）或二陈汤加白豆蔻、藿香、草果、石菖蒲。

5.苦泄一般以黄芩、黄连为主,大苦大辛治里,开泄一般轻苦微辛,治邪未入里,仍可从表而解,故需达归于肺,亦与上文透解之意相同。

病变部位当是胃之上脘,急性胃炎每多此候。胃为水谷之海,外邪内传,多与水谷相搏而成痰湿。胃为阳土,温为阳邪,故痰湿性质多属于热。胃主通降,胃失通降,则气上逆,格拒为痞。此是有形之邪,但与腑实有形不同,而部位不同,故宜用苦辛开泄,亦即苦辛通降(引王氏昌阳泻心汤注)。

编者按:王氏昌阳泻心汤注——按此泻心汤证也。何必另立治法?以暑热秽浊之邪与伤寒不同,故五泻心汤为引用,岂徒无益已哉。兹以石菖蒲为君,辛香不燥,一名昌阳者,谓能扫涤浊邪,而昌发清阳之气也,合诸药以为剂,共奏蠲痰泄热、展气通津之绩,已历验不爽矣。

十二、[原文]再前云,舌黄或浊,须要有地之黄,若光滑者,乃无形湿热中有虚之象,大忌前法。其脐以上为大腹,或满或胀或痛,此必邪已入里矣,表证必无,或十只存一。亦要验之于舌,或黄甚,或如沉香色,或如灰黄色,或老黄色,或中有断纹,皆当下之,如小承气汤,用槟榔、青皮、枳实、元明粉、生首乌等。若未现此等舌,不宜用此等法。恐其中有湿聚太阴为满;或寒湿错杂为痛,或气壅为胀,又当以别法治之。

【按】"无形湿热"四字,上文则是有热结聚矣,中有虚象,并非即补,乃不可用苦寒泄降耳,用王氏驾轻汤最佳(枇杷叶、竹叶、白扁豆、石斛、木瓜、陈皮、栀子、豆豉),本治余邪未净,身热口渴而痞。

湿聚太阴为满——按之濡,阳明腹满不减,减不足言。

舌白滑腻,口不渴,脉缓濡(苏砂平胃散)。

寒湿错杂为痛——阵发,脘闷,便溏,喜温,肠鸣音亢进(阳明实,肠鸣音减弱),舌白滑,正气散去甘草、桔梗,加木瓜、草果。

气壅为胀——有寒热虚实不同,当辨证施治。

十三、[原文]再黄苔不甚厚而滑者,热未伤津,犹可清热透表;若虽薄而干者,邪虽去而津受伤也,苦重之药当禁,宜甘寒轻剂可也。

【按】用邵步青《四时病机》热郁汤(刘氏桔梗汤加瓜蒌、郁金、青蒿）治清热透表甚妙（黄为热，不甚厚尚未深，滑者津未伤，故立法如此）；黄为热，薄则邪浅或已去七八，但干，则津受伤，甘寒轻剂如竹叶石膏汤、蔗浆、梨皮，不应眷用甘凉。

十四、[原文] 再论其热传营，舌色必绛。绛，深红色也。初传绛色，中兼黄白色，此气分之邪未尽也，泄卫透营，两和可也；纯绛鲜泽者，包络受病也，宜犀角、鲜生地、连翘、郁金、石菖蒲等。延之数日，或平素心虚有痰，外热一陷，里络就闭，非石菖蒲、郁金等所能开，须用牛黄丸、至宝丹之类以开其闭，恐其昏厥为痉也。

【按】营热是绛，心包加上"鲜绛"，凡入心包，每每夹痰，故鲜津不干。泄卫透营，亦含有透热转气之意，但多加清气分之药耳，鲜生地黄较凉，亦不柔腻，如无，可用细生地黄，实即清气分兼清营分，《六因条辨》有加味玉女煎（石膏、知母、粳米、甘草、玄参、地黄、麦冬、石斛、连翘、竹叶、石菖蒲）。

叶氏所用当是万氏牛黄丸，《证治准绳》方有当归、胆南星不宜。

清心牛黄丸：清心解热。至宝丹：通窍涤痰。

安宫牛黄丸：两者兼之。紫雪：清营泻火解毒。

十五、[原文] 再色绛而舌中心干者，乃心胃火燔，劫烁津液，即黄连、石膏亦可加入。若烦渴烦热，舌心干，四边色红，中心或黄或白者，此非血分也，乃上焦气热烁津，急用凉膈散，散其无形之热，再看其后转变可也，慎勿用血药，以滋腻难散。至舌绛望之若干，手扪之原有津液，此津亏湿热熏蒸，将成浊痰蒙蔽心包也。

王孟英云：热已入营，则舌色绛，胃火烁液，则舌心干，加黄连、石膏于犀角、生地黄等药中，以清营热而救胃津，即白虎加生地黄之例也。

【按】批评王孟英仍从白虎加生地黄之例。津亏湿热浊痰，用石蒂南《医原》犀地清神汤（犀角、生地黄、连翘、石菖蒲、郁金、花露、梨汁、竹沥、姜汁、芦根、灯心草）。

十六、[原文] 再有热传营血，其人素有瘀伤宿血在胸膈中，夹热而搏，其舌色必紫而暗，扪之湿，当加散血之品，如琥珀、丹参、桃仁、牡丹皮等。不尔，瘀血与热为伍，阻遏正气，遂变如狂发狂之证。若紫而肿大者，乃酒毒冲心。若紫而干晦者，肾肝色泛也，难治。

【按】瘀血与热为伍，如狂发热，用《六因条辨》加味犀角地黄汤（桃仁、当归、五灵脂、柴胡、黄芩，甚加大黄、土鳖虫）；紫而干晦，《六因条辨》有加味人参固本之法，肝肾阴竭，舌干紫晦，消渴神迷（固本加阿胶、牡蛎、石斛、石菖蒲、郁金）。

十七、[原文]舌色绛而上有黏腻似苔非苔者，中夹秽浊之气，急加芳香逐之。舌绛欲伸出口，而抵齿难骤伸者，痰阻舌根，有内风也。舌绛而光亮，胃阴亡也，急用甘凉濡润之品。若舌绛而干燥者，火邪劫营，凉血清火为要。舌绛而有碎点，白黄者，当生疳也，大红点者，热毒乘心也，用黄连、金汁。其有虽绛而不鲜，干枯而萎者，肾阴涸也，急以阿胶、鸡子黄、地黄、天冬等救之，缓则恐涸极而无救也。

【按】急加芳香逐之，前犀地清神汤，去梨汁，加白豆蔻末、橘络。有内风夹痰，羚角钩藤汤加至宝丹。胃阴亡，《六因条辨》用复脉去生姜、桂枝，加芍药、石斛、牡蛎、地骨皮。火邪劫营，吴坤安用犀地桑丹汤（栀子、连翘、青蒿、黄芩、紫草、知母、菊花、玄参、芦根、桑叶、竹茹、白茅根）。舌绛黄白点，热毒炽盛，用清瘟败毒饮，大红点亦可用。舌绛干枯而萎，吴氏三甲复脉汤、大定风珠，或《六因条辨》上方亦可。

十八、[原文]其有舌独中心绛干者，此胃热心营受灼也，当于清胃方中，加入清心之品，否则延及于尖，为津干火盛也。舌尖绛独干，此心火上炎，用导赤散泻其腑。

陈光淞云：此条与上节色绛而舌中心干者不同。彼则通体皆绛，中心独干；此则通体不绛，唯独中心绛干耳。彼则邪已入营，为气血两燔之候，故宜黄连、石膏两清心胃；此则胃热灼津，邪热在胃，重在平胃热，使心营不受胃热燔灼，故于清胃方中加入清心之品。

【按】陈光淞注颇明，宜细辨。舌尖绛独干，《通俗伤寒论》有清心导赤汤，即导赤散加麦冬、牡丹皮、莲子心、灯心草、益元散、童便。

十九、[原文]再舌苔白厚而干燥者，此胃燥气伤也，滋润药中加甘草，令甘守津还之意。舌白而薄者，外感风寒也，当疏散之。若白干薄者，肺津伤也，加麦冬、花露、芦根汁等轻清之品，为上者上之也。若白苔绛底者，湿遏热伏也，当先泄湿透热，防其就干也，勿忧之，再从里透于外，则变润矣。初病舌就干，神不昏者，急加养正透邪之药；若神已昏，此内匮矣，不可救药。

吴锡璜云：按白苔绛底或黄苔绛底，秋后伏热证多见之，乃营分之热，受膈间湿邪蒙蔽也。见此舌询之，无不脘闷。此证滋液则助痰，运湿则益热，用升提则神昏，久服玄参、生地、天冬、麦冬等类则动中宫之湿，痰气升浮，气道不利，阴霾蔽天，往往气逆眼吊，肢冷神呆而死。温热病虽宜育阴，独于此证则宜慎。

【按】白薄而干，白厚而干，一主邪浅，在上焦肺，治上焦如羽；一主邪深在胃，故宜麦门冬汤之类。

舌苔薄白润者风寒，欠润者风温初起。

湿遏热伏，用栀豉枳桔汤加减（连翘、黄芩、竹茹、郁金、半夏、白豆蔻、茯苓皮），参吴锡璜注。凡舌干，津气亏损，神昏与邪入心包有别。邪入心包实证，自烦躁少寐，谵妄。此证之神昏，是精神涣散，昏昧沉沉不知人，精气两竭而神昏也。

二十、［原文］舌苔不燥，自觉闷极者，属脾湿盛也。或有伤痕血迹者，必问曾经搔挖否，不可以有血而便为枯证，仍从湿治可也。

【按】脾湿盛用理中汤去白术，加半夏、益智仁、橘皮、草果。

二十一、［原文］再舌上白苔黏腻，吐出浊厚涎沫，口必甜味也，为脾瘅病，乃湿热气聚与谷气相搏，土有余也，盈满则上泛，当用省头草芳香辛散以逐之则退。若舌上苔如碱者，胃中宿滞夹浊秽郁伏，当急急开泄，否则闭结中焦，不能从膜原达出矣。

【按】脾瘅用五叶芦根汤加半夏、神曲；白苔如碱，可仿薛氏法，去六一散，加楂肉、莱菔子（湿热病篇第十条）。

编者按：湿热病篇第十条——湿热证，初起发热，汗出胸痞，口渴舌白，湿伏中焦，宜藿梗、豆蔻仁、杏仁、枳壳、桔梗、郁金、苍术、厚朴、草果、半夏、干菖蒲、佩兰叶、六一散等味。

二十二、[原文]若舌无苔而有如烟煤隐隐者，不渴肢寒，知夹阴病。如口渴烦热，平时胃燥舌也，不可攻之。若燥者，甘寒益胃；若润者，甘温扶中。此何故，外露而里无也。

【按】甘温扶中理中汤，甘寒益胃玉女煎加减。

二十三、[原文]若舌黑而滑者，水来克火，为阴证，当温之。若见短缩，此肾气竭也，为难治；欲救之，加人参、五味子勉希万一。舌黑而干者，津枯火炽，急急泻南补北。若燥而中心厚者，土燥水竭，急以咸苦下之。

【按】舌黑而滑，人参四逆；黑而短缩，可加熟地黄、附子、龟甲；泻南补北，黄连阿胶合增液；咸苦下之，犀连承气汤（犀角、黄连、大黄、枳实、鲜地黄汁、金汁）去金汁，加芒硝，可用玄参。

二十四、[原文]若舌白如粉而滑，四边色紫绛者，温疫病初入膜原，未归胃腑，急急透解，莫待传陷而入，为险恶之病，且见此舌者，病必见凶，须要小心。

【按】达原饮去芍药、甘草，加栀子、豆豉、枳实、桔梗、藿香、半夏。

## 附：察舌辨症歌（根据吴坤安《伤寒指掌》删改修订）

**编者按：**此歌诀与前文有差异，内容多与《温热论》论舌部分同，故不予合并，分而存之，附叶氏温热论选释之后。

六淫感证有真传，临证先将舌法看。察色验苔分厚薄，卫营表里辨何难？

白为肺卫仍兼气，绛主心营血后看。次将津液探消息，润泽无亏涩已干。

白而薄润风寒重，温散何妨液未干。燥薄白苔津已少，只宜凉润肺家安。

黏白口甜脾湿重，芳香展气法中寻。苔干厚白边红色，甘守津还养胃阴。

苔如粉白四边红，疫入膜原势最雄。滞夹浊邪苔似碱，不投开泄闭中宫。

若见边红中燥白，上焦气热血无关。但清膈上无形热，滋腻如投却疾难。

白黄气分流连久，尚希战汗透重关。舌绛仍兼黄白色，透营泄卫两和间。

舌苔厚腻皆因湿，是白还黄细认清。湿热孰多方亦异，苦辛芳淡化无形。

黄浊热痰胸痞满，泻心小陷二方佳。黄苔虽薄兼干燥，邪去津干治莫乖。

微黄不浊兼无渴，苦泄休投开泄安。热未伤津黄薄滑，犹堪清热透肌端。

黄而光滑中虚象，湿热无形要辨明。若是老黄中断裂，腹中满痛下之平。

滑润阴寒苔色黑，干焦火炽更伤阴。病危短缩阴阳竭，厚燥应知急下劚。

舌绛须知营分热，绛而鲜泽入心包。似干还湿兼黏腻，浊痰秽恶旧探求。

心承胃灼中心绛，清胃清心势必衰。君火上炎尖独绛，法宜导赤一方裁。

白苔绛底因何故？热因湿遏透之宜。热毒乘心红点大，黄连金汁莫延迟。

舌绛碎生黄白点，热淫湿匮欲生疳。绛而干燥营中火，风动难伸更夹痰。

舌绛不鲜枯更萎，肾阴已涸自彷徨。紫而干晦凋肝肾，纯绛而光胃液亡。

舌淡为虚色不荣，若生芒刺热堪惊。边光紫暗多因瘀，胀大皆由湿毒成。

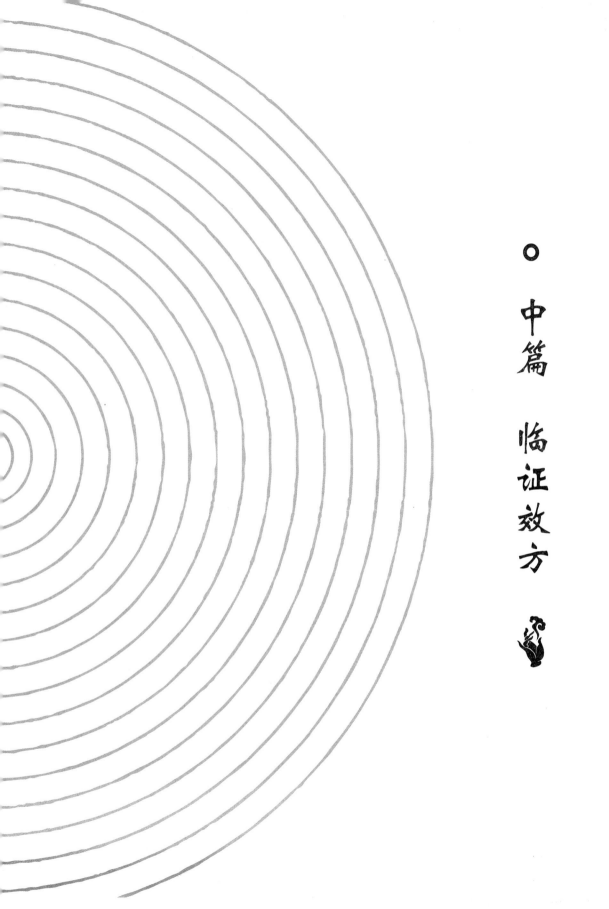

中篇　临证效方

# 第七章 外感热性病（伤寒温病）

医家有云："今夫热病者，皆伤寒之类也。""伤寒有五，有中风，有伤寒，有湿温，有热病，有温病，其所苦各有不同。"故广义伤寒，乃包括六淫之邪所致之各种疾病，现统称为"外感热性病"。

自从仲景根据《黄帝内经》"天人合一"之理，创立六经辨证论治学说之后，至今1700余年，中医治疗外感热性病之理、法、方、药不断得到补充与发展，历代医家虽持论不同，但理无二致。从历史发展的角度来看，伤寒论和温病学说不仅应该合流，而且要随着时代之前进继续发展并有所创新，故"寒温之争"，实无必要。

昔日医家有云："北方多伤寒，南方多温病。"此以地之南北界划寒温。又说"秋冬多伤寒，春夏多温病"，此以季节之冷暖界划寒温，皆是偏见。外感热性病中，何者属寒，何者属温，不能简单界划，而当取决于下列三个因素。

1. 取决于某种致病因素（邪毒）之特定性质。如真性霍乱，多发病于暑湿交蒸之夏秋季节。20世纪40年代东莞霍乱流行，所见者几乎全是"寒中三阴"类型。近年散发于初冬之副霍乱，见症也是如此。清光绪年间，湖北医家田宗汉所经治之真性霍乱，亦全是"时行伏阴"为病，田氏乃作《时行伏阴论》以阐述之。可见霍乱弧菌致病，不论在100年前或现代，不论在长江流域或华南沿海，不论四季，皆具有"阴寒"特性。流行性脑脊髓膜炎多发病于寒风凛冽之冬末春初，其临床表现绝不是"冬伤于寒"，而是"温毒逆传营血，发斑动风"。又如肠伤寒，多发病于秋末冬初，此时正是"风高气爽，燥金司令"，而其临床证候，则是"湿热缠绵"，与燥气相反，因此，温病学家只好称之为"伏暑晚发"。由此可知，邪毒之特定性质，并不因地域之南北、气候之冷暖而改变。

2.外因要通过内因起作用，患者身体素质亦直接影响疾病之寒热虚实等不同属性。我院某医生，素禀虚寒，1976年秋，家中数人患流感，都是暑热证型。第三日某医生亦受感染，但见症却是凛凛恶寒，浆浆汗出，发热头痛，干呕不渴，舌白脉浮松软，我用桂枝汤合玉屏风散治之，一剂知，两剂已。同是感受一种病邪，却因人之体质不同而发病各异。《医宗金鉴·伤寒心法要诀》第1条就明确指出："六气感人，为病同也，人受之生病异也。推原其人，形之厚薄，脏之寒热非一也，或从寒化，或从热化，或从虚化，或从实化，故多端不齐也。"此确是阅历有得之言。

3.人们生活方式的改变与疾病的发生和发展亦有着密切关系。张洁古曾倡言"夏日贪凉饮冷，静而得之为阴暑"，后世温病学家多斥其非。时至今日，人民生活日益现代化，电扇、冷气日趋普及，冰棍、冷饮到处皆是，故夏月感寒及寒湿伤中之"阴暑"，较张洁古时更多。在冬季，室外朔风怒号，室内则暖气温煦，加上肥甘厚腻，对酒围炉，故俞根初在《通俗伤寒论》中所称"客寒包火"一病，亦屡见不鲜。

从上述事例说明，界划寒温，实无必要。下列诸方，乃多年来从"寒温合流"立论，由博返约，而临证屡效者。所选采的方剂，既有仲景之源，也有后世医家之流，是较为全面的。因广东地处岭南，按岭南医学派的特色，不用六经辨证，而从叶天士所说的"卫之后方言气，营之后方言血"，即按病位之浅深、病情的轻重而论述。


# 第一节 卫分临证效方


一、加味清心凉膈散（古方化裁）

方歌：清心凉膈竹栀芩，甘薄连翘桔梗寻。

再益银花与芦苇，风温热渴速煎斟。

药物：连翘 15g，栀子 12g，黄芩 12g，竹叶 10g，薄荷 5g（后下），甘草 5g，桔梗 10g，金银花 15g，芦根 30g。

功效：辛凉解表，苦寒清热。

主治：风温、春温初起，发热，不恶寒，口渴，心烦，脉浮数，舌红，苔薄白微黄，略干。

加减法：头痛加葛根 15g；咳嗽加浙贝母 12g，北杏仁 10g；咽痛加玄参 15g，板蓝根 15g。

**按语：** 此即《伤寒论》所说："太阳病，发热，不恶寒，口渴，为温病。"药物与"撤热柴胡饮"大同小异。彼恶寒，此不恶寒而口渴，故不用柴胡、防风、陈皮之微温散表寒，而在清心凉膈散原方中加入金银花清热透邪，芦根清热止渴。叶天士之《幼科要略》治风温、春温初起，以"清心凉膈散"为首选方，即是此理。

## 二、柴胡饮系列方

《景岳全书·新方八阵》之散阵中，有一、二、三、四、五柴胡饮及正柴胡饮共 6 首，今师其意而不泥其方，重新制订柴胡饮系列方共 5 首，以治外感热性病邪在卫分者。

方歌：正柴胡饮首防风，芍药陈皮姜草充。

解表祛邪辛散法，伤寒温病一方通。

风寒偏盛桂枝枣，风热栀芩翘忍冬。

热咳除姜桑菊入，牛蒡杏桔助其功。

体虚加入芪和术，助汗扶阳更补中。

（一）正柴胡饮（古方）

药物：柴胡 12g，防风 9g，陈皮 5g，白芍 9g，甘草 5g，生姜 3 片。

功效：解表散邪。

主治：景岳原书云："凡外感风寒，发热恶寒，头疼身痛，疟疾初起等证，凡血气平和，宜从平散者，此方主之。"

**按语：** 外感热性病初起，见证属风寒偏重者，宜辛温解表，仲景有麻黄桂枝诸法。见证属风热偏重者，宜辛凉解表，吴鞠通有银翘桑菊诸法。而此则是辛平解表，介乎两者之间。叶天士治温病曾说："在卫汗之可也。"所用葱豉汤亦是平散之法，但其方力轻，而正柴胡饮则力较大。景岳说："血气和平者，此方主之。"所谓血气和平，即是单纯性感冒，并无兼症夹症者，宜用此和平之方。其方乃仿桂枝汤立法，不用桂枝而用防风，防风辛甘微温，李东垣称之为风药中之润剂，既有祛风解表之能，而不如桂枝之温燥。而柴胡与之协同，则透邪外出之力更强，前人有"邪在太阳，忌用柴胡，恐引邪入少阳"之说，此是面壁冥想、脱离实际之论。柴胡只有透邪外出之能而无引邪入里之弊，若以此谬说类推，则仲景桂枝汤用芍药，是将邪气引入太阴矣。又去大枣之壅，加陈皮之走，解表理气两者兼之。近年中医研究院、中药研究所用此方治流感病毒有效，并有抗菌、镇静镇痛、解热抗炎和增强机体免疫之功能，与我历年所见相同（详见拙文《从柴胡劫肝阴谈到柴胡在温病中的应用》，广东中医，1959 年第 8 期）。

（二）解肌柴胡饮（古方化裁）

药物：柴胡 12g，防风 9g，陈皮 5g，白芍 9g，甘草 5g，生姜 3 片，大枣 2 枚，桂枝 9g。

功效：辛温解表，调和营卫。

主治：外感风寒，头项强痛，恶风，发热自汗，脉浮缓，或不缓略数而虚，舌苔薄白。

**按语：** 此即太阳表虚之桂枝汤证，实践证明，此方较桂枝汤原方效速。

（三）撤热柴胡饮（古方化裁）

药物：柴胡 12g，防风 9g，陈皮 5g，白芍 9g，甘草 5g，金银花 12g，连翘 12g，栀子 9g，黄芩 9g。

功效：辛凉解表，苦寒清热。

主治：外感风热，微恶风寒，发热，头痛，心烦，口渴，溺黄，舌红苔薄白欠润，或微黄，脉浮数。

**按语：**此方从柴胡饮及银翘散两方化裁而成。景岳有一柴胡饮，是将正柴胡饮去防风、生姜，加生地黄、黄芩而成，说："一为水数，从寒散也，但外有邪而内兼火者，宜此主之。"内兼火，去生姜甚是，但外仍有邪，无防风则攘外之力大减，故不宜去防风。其加黄芩、生地黄以治内火，此法本于"九味羌活汤"。后世陈修园说"汗出于阴芩地妙"，就是此义，然生地黄寒腻之品，究宜慎用。

吴鞠通治风温初起，用辛凉解表之银翘散，此处亦采其法。既有表证，则解表发散之药必不可少，银翘散中之荆芥、薄荷、豆豉，与正柴胡饮中之柴胡、防风、陈皮，药虽不同，其理则一。吴氏界划三焦甚严，用药亦多清规戒律，他说，银翘散是从清心凉膈散加减而成，"病初起，去入里之黄芩，勿犯中焦"，未免主张太过。其实，一药有多能，黄芩亦入上焦，善清肺热，何以不能用？而且吴氏所说"犯"，不知如何解释，除非病本虚寒，辨证不当，否则黄芩从无侵犯中焦之弊。吴氏所用之金银花，亦是一药多能者，既能治上焦风热，又能治大肠热痢，岂非直犯下焦乎？叶天士说："温邪热变最速。"既然最速，则应仿《金匮要略》"上工治未病，知肝病传脾，当先实脾"之理，在辛凉解表药中加入苦寒清热之品，防患于未然，大可增强疗效，多年临床实践证明，确实如此。

（四）疏风柴胡饮（古方化裁）

药物：柴胡12g，防风9g，陈皮5g，白芍9g，甘草5g，桑叶9g，菊花9g（后下），牛蒡子9g，北杏仁9g，桔梗5g。

功效：辛凉解表，疏风止咳。

主治：外感风热，微恶寒，身热，头目不清，鼻塞嚏涕，喉痒咳嗽，脉略数，舌苔薄白。

**按语：**外感风热病中，上条是里热盛于内，此条是风热束于上，上呼吸道症状较明显，叶天士说："夹风加入薄荷、牛蒡之属。"吴鞠通之桑菊饮亦是此义，故于正柴胡饮中去生姜之燥，而加桑叶、菊花、杏仁、桔梗、牛蒡子等疏风宣肺之品。

### （五）益气柴胡饮（古方化裁）

药物：柴胡 12g，防风 9g，陈皮 5g，白芍 9g，甘草 5g，生姜 3 片，黄芪 15g，苍术 9g（一剂得汗后症减，改用白术）。

功效：辛温解表，益气祛邪。

主治：素禀气虚，或劳倦先伤，后感外邪，恶寒发热，无汗，头痛，身重，口淡不渴，短气懒言，舌正红苔薄，脉不紧不缓，但浮虚无力。

**按语：**此即正柴胡饮合玉屏风散也。玉屏风散既能御风止汗，又能益气发汗，正是中药双向作用之妙，蒲辅周老先生善用此方。此处始用苍术者，以苍术雄烈，长于发汗，汗后则仍用白术之补中，亦是多年临证一得之愚。

## 三、人参败毒散（古方）

方歌：人参败毒草苓芎，羌独柴前枳桔同。

瘟疫伤寒噤口痢，祛邪扶正有奇功。

药物：党参 12g（虚者用吉林参 6g），羌活 9g，独活 9g，柴胡 9g，前胡 5g，桔梗 5g，川芎 9g，茯苓 9g，枳壳 5g，甘草 5g。

功效：发汗解表，扶正祛邪。

主治：伤寒时疫，恶寒，壮热，头痛，骨楚，无汗。舌白不燥，脉浮或弦或缓，多无定体。

加减法：外寒束内热，心烦口渴者加石膏 30g。

**按语：**此《南阳活人书》治伤寒时疫之方。喻嘉言对此方极力推崇，喻氏说："热、暑、湿三气门中推此方为第一。"后世温热学家嫌此方温燥，弃置不用，余师愚虽善用寒凉治暑热疫，但亦说"初起用败毒散去其爪牙"，并不曾将其摒诸门外。临床实践证明，此方之败毒力甚强，可能对某些病毒有抑制作用。1959 年夏秋季节，晴雨寒暖失时，患流感者沿门阖户，症见憎寒壮热，头重，骨楚，目眩，咳嗽声重，投以此方，一两剂即霍然。仅两月，治愈700余例。1985年9月和10月间，东莞登革热流行，病初起，有凛凛恶寒，重裘不温，壮热无汗，腰背如折，又兼心烦口渴者，仿仲景大青龙汤外寒束内热之例，用本方重加石膏治之，可顿挫病势，两三日即愈。

## 四、加减清气饮（古方化裁）

方歌：清气饮中桔杏苏，藿苓陈夏谷芽俱。

茵陈神曲和蝉蜕，湿热时邪一并祛。

药物：北杏仁9g，桔梗6g，蝉蜕6g，茵陈9g，藿香9g，紫苏叶6g，神曲9g（后下），谷芽15g，陈皮3g，半夏6g，茯苓9g。

功效：展气化浊，祛湿。

主治：夏月感受湿邪，发热恶寒，头目昏蒙，肢体倦怠，胸脘满闷，舌苔白滑或腻浊。

加减法：热重于湿，口渴，溺黄，心烦者，去藿香、神曲，加六一散20g，竹叶9g，鲜西瓜翠衣25g。湿浊较重，呕恶，腹满隐痛，大便溏滞者，去蝉蜕，加白豆蔻3g（后下），苍术9g，厚朴5g（后下）。

**按语：**此方始见于《珍本医书集成》所收之《辨疫琐言》，作者乃名不见经传之李炳，原用之治暑，后用治时疫亦效。制方大旨是"轻清以开肺舒气，芳香以醒胃辟邪"，故取名清气饮，方药清纯有效，我用此方，以茵陈代金银花，治湿温初起，较三仁汤为优，夏月外感，多兼夹症，当辨其湿与热，孰为主次而随证加减。

## 五、鸡苏清络饮（古方化裁）

方歌：清络饮中西瓜皮，银花扁豆竹心宜。

丝瓜荷叶鸡苏散，暑病时邪轻取之。

药物：丝瓜皮（络）15g，金银花15g，扁豆花15g，竹叶卷心10g，西瓜翠衣20g，鲜莲叶10g，滑石20g，甘草5g，薄荷5g（后下）。

功效：轻清解暑。

主治：夏月伤暑，发热，微恶寒，头胀痛，倦怠，口渴，溺黄，舌色正常，苔薄。

加减法：表证较重，头痛，微恶寒，无汗者，加葛根20g，青蒿10g。里热较盛，高热，口渴，心烦，脉大数者，加石膏30g，栀子10g。暑热犯肺，咳嗽喉痒者，加北杏仁10g，桑叶10g，桔梗6g。暑热伤津，口渴舌干，唇红者，加麦冬12g，芦根30g。暑热兼湿，大便溏滞，舌苔腻浊者，加豆卷15g，厚朴10g。暑热内蕴胸膈，心烦懊忱不眠者，加焦栀子15g，香豉10g。

**按语：**清络饮乃吴氏《温病条辨》治暑病余邪未净、头目不清之方，余用之治暑病初起，身微热，头目不清，肢倦口渴，溺黄者有效。又薛生白《湿热条辨》第21条云："胸痞发热，肌肉微疼，始终无汗者，腠理暑邪内闭，宜用六一散一两，薄荷三四分泡汤调下即解。"六一散加薄荷，名鸡苏散，有解暑利尿发表之功，余将吴氏方与薛氏之法合而为一，治暑病初起甚效，往往一二剂可愈，病较重者，察其为表证重则加葛根，里热重则加石膏，因"夏暑发自阳明"，葛根透阳明之表，石膏清阳明之里也。

# 第二节　气分临证效方

## 一、麻杏苇茎汤（古方化裁）

方歌：麻杏石甘喘咳寻，合同苇茎两方斟。

　　　消炎更用鱼腥草，专治温邪肺络侵。

药物：麻黄6g，北杏仁9g，石膏24g，甘草3g，苇茎24g，冬瓜仁18g，薏苡仁18g，桃仁12g，鱼腥草18g（后下）。

功效：辛寒彻热，肃肺平喘。

主治：风热犯肺，表热不甚，里热炽盛，汗出咳嗽，气喘痰鸣，或胸胁隐痛，咳唾浊痰或脓血，舌红苔黄，脉滑数或洪大。

加减法：痰中血多者，是热伤肺络，与消化道出血不同，不宜用炭类止血，加白茅根 30g（鲜者用 150g 尤良），黄芩 15g。咳痰脓样腥臭者，是邪热壅盛，加金银花、蒲公英、白花蛇舌草各 24g。呛咳痰稀难出，咽喉干红灼痛者，是火邪充斥肺系内外，加浙贝母 15g，土牛膝根 15g，玄参 18g。咳嗽气喘痰鸣，咿呷作响如哮喘者，是热痰阻遏气道，加地龙 12g，钩藤 9g（后下），葶苈子 15g。

**按语：**此即仲景之麻杏石甘汤合《千金》苇茎汤加鱼腥草。古今医家用麻杏石甘汤治大叶性肺炎、喘息性支气管炎历 1700 余年，疗效昭著，又无耐药性，此乃中医药学可贵之处。《千金》苇茎汤治肺痈，甘寒肃降，平稳实效，人所共知。王孟英说此方"不仅肺痈之妙药，竟可瘳肺痹之危疴"。古代所称之肺痹，乃包括各种肺部感染疾患，以致肺失清肃之令，痹塞不通之重症。两方合用，共奏辛寒宣肺、甘寒肃肺之功，再加上经西医学实践证明有抗菌消炎作用之鱼腥草，治肺部感染疾患邪实而正未虚者有良效。

## 二、陈氏升泄法（古方）

**方歌：**陈氏升泄葛根煨，豆卷芩甘桔橘陪。

外感风温传表里，便溏咳嗽此方推。

**药物：**煨葛根 15g，黄芩 15g，豆卷 15g，桔梗 10g，橘皮 5g，甘草 5g。

**功效：**升泄温邪，退热止利止咳。

**主治：**外感风温，邪由肺胃下注大肠，身热咳嗽，口渴，下利，谵语，胸痞，苔黄，脉数。

**加减法：**表证较重，无汗，微恶风寒，或往来寒热者，加柴胡 12g，防风 10g。里热较重，口渴喜饮，心烦，溺辣者，加金银花 15g，竹叶 12g，芦根 30g。咳嗽痰稀，喉痒者，加前胡 10g，北杏仁 12g。咳嗽痰稠难排者，加桑白皮、瓜蒌仁各 15g。下利黄秽，肛热后重者，加黄连 10g，白头翁 15g。下利溏滞，腹满痛者，加厚朴 10g，山楂 18g。胸痞气逆者，加瓜蒌皮 10g，郁金 10g。胸痞脘闷欲呕者，加竹茹 15g，半夏 10g。原书所称谵语一证较少见，而多是心烦不安，梦呓，加栀子 12g，豆豉 10g。

**按语：**此法见于《温热经纬·陈平伯外感温病》第五条，后世张聿青善用此方，其医案中所称"薛氏升泄法"者便是。因此卷《外感温病》初名《温热病指南集》，题陈平伯撰。后吴子音辑叶、薛、缪三家医案，附录此卷，易名为《温热赘言》，却题一瓢子述，于是后人又认为是薛作。姑勿论陈氏、薛氏，现以《温热经纬》为准，定名为"陈氏升泄法"。王孟英泥执温病忌升提，畏柴葛，对此方颇多无理吹求，竟主张去掉葛根、桔梗、豆卷，易以黄连、桑叶、金银花，则背离原方意旨。后人之崇信王孟英者，亦弃置此良方不用，殊可惜也。风热内迫肺胃，表里皆受，此证常见，尤以儿童为然。仲景当日，已有二阳合病，下利脉促，喘而汗出之论述，立葛根黄芩黄连汤。陈氏此法，乃从仲景方加减而成，所用桔梗、豆卷，一则为舟楫之官，载药上行，散上焦风热而止咳。一则除胃中积热，及肠中郁湿而止利。此方经多年验证，现就陈氏原书所列之发热、咳嗽、口渴、下利、谵语（心烦懊侬、梦呓）、胸痞六种证候，随证加味如上述。

## 三、柴胡温胆汤（古方化裁）

方歌．温胆汤方本二陈，竹茹枳实合和匀。

柴芩更助祛邪力，和解分消立法新。

药物：柴胡 12～18g，半夏 9g，黄芩 12g，甘草 5g，生姜 3 片，茯苓 12g，陈皮 5g，竹茹 12g，枳实 9g。

功效：和解表里，分消走泄。

主治：外感热性病邪留少阳三焦，寒热往来，口苦，目眩，心烦喜呕，默默不欲饮食，胸胁痞满，舌红苔白或微黄，舌心厚向边尖渐薄，脉数或滞或缓或弦，无定体。

加减法：体质素虚，少气，脉弦带涩者加吉林参 9g，太子参 15g。口渴者加天花粉 9g。腹中拘痛者加白芍 15g。心悸加茯苓至 30g。咳嗽加北杏仁 12g，桔梗 9g。

按语：小柴胡汤乃和解少阳之方，各种外感热性病，邪在半表半里，法宜和解者，皆可用小柴胡汤。至于药味之增损，可随证而变。故《伤寒论》诸方中，小柴胡汤适应证最多。自叶天士倡言"柴胡劫肝阴"后，世之崇奉叶氏者亦终身与柴胡为仇。叶氏畏忌柴胡，而自出心裁，谓"气分不传血分，而邪留三焦，亦如伤寒中之少阳病也，彼则和解表里之半，此则分消上下之势，如温胆汤之走泄"。所谓"走"，是用橘红、半夏之辛香流动以舒展气机；所谓"泄"有两义，一是用茯苓之淡渗以泄湿邪，一是用竹茹、枳实之寒泄，以彻热邪，邪势得松，可冀战汗而解，此亦是叶氏心思灵巧之处。其实，仲景于《伤寒论》第101条指出，服柴胡汤后有"蒸蒸而振，却复发热汗出而解"者，可知小柴胡旋转少阳枢机，得战汗而祛邪外出。而《伤寒论》第230条更明确指出，服小柴胡汤何以能战汗而解之理："上焦得通，津液得下，胃气因和，身濈然汗出而解。"叶氏用温胆汤之走泄，乃从《伤寒论》脱胎而来。临床实践证明，小柴胡与温胆汤合用，确是相得益彰，并非简单凑合，一加一等于二也。

后世俞根初立蒿芩清胆汤，世之畏忌柴胡者，多用此方以代小柴胡。叶天士曾说"青蒿减柴胡一等"，其实两者不能相代。青蒿长于芳化，并有清阴热之能，而和解枢机、疏土达木之效则远不及柴胡也。

## 四、白虎汤系列方

### （一）白虎汤（古方）

方歌：白虎辛寒解热方，膏知米草煮为汤。

　　　　阳明热汗兼烦渴，温暑伤寒用尽当。

　　　　多汗脉芤虚象见，人参加入保安康。

　　　　本经头痛加干葛，柴半黄芩和少阳。

　　　　加入桂枝能化疟，增来苍术湿家尝。

　　　　热伤气血宜兼治，玉女煎玄麦地黄。

药物：石膏 30g，知母 15g，甘草 10g，粳米 10g。

功效：清气分实热，止渴除烦。

主治：伤寒、温热、暑病、邪传阳明气分，出现高热、汗出，口渴，脉洪大数，舌红苔黄干。

**按语：**白虎汤为辛寒解热之剂，寒能彻内，辛能达表，古人所谓"达热出表"是也。从仲景立方到现在，历代医家变化因心，有所发展。现将其较著者，并列论述如下。

（二）白虎加人参汤（古方）

药物：石膏30g，知母15g，甘草10g，粳米10g（或用生山药30g），人参10g（以西洋参另炖和服为宜，或用太子参25g）。

治白虎汤证，大汗出，脉芤者，乃热邪伤津耗气，故加入人参益气救津。张锡纯认为用生山药代替粳米，功效更佳，意亦可取。

（三）白虎加葛根汤（古方化裁）

药物：石膏30g，知母15g，甘草10g，粳米10g，葛根15g。

治白虎汤证，兼头痛，或微恶寒，脉洪大数，略浮者，乃阳明本经内热，而兼有本经表证者，临床并不少见，故加葛根以升散本经表邪。

（四）白虎加柴胡汤（古方化裁）

药物：石膏30g，知母15g，甘草10g，粳米10g，柴胡15g，黄芩12g，半夏12g。

治白虎汤证，兼见寒热往来，胸胁痞闷，干呕，此乃少阳、阳明同病，乃外感热性病所常见者，故加小柴胡汤之主药三味，两解少阳、阳明之邪。

（五）白虎加桂枝汤（古方）

药物：石膏30g，知母15g，甘草10g，粳米10g，桂枝8g。

《金匮要略》治温疟，其脉如平，发热，不恶寒，身痛时呕者。如检出疟原虫，加青蒿20g。

（六）白虎加苍术汤（古方）

药物：石膏 30g，知母 15g，甘草 10g，粳米 10g（应以薏苡仁 30g 代之），苍术 15g。

此方出于《南阳活人书》，原治："湿温多汗，身重足冷。"再加入蚕沙 15g，豆卷 15g，桑枝 30g，治风湿病，四肢沉重，关节疼痛，偏于湿热较重者有效。

（七）白虎加增液汤（古方化裁）

药物：石膏 30g，知母 15g，甘草 10g，粳米 10g，生地黄 20g，玄参 15g，麦冬 15g。

治白虎汤证，咽干舌燥，反不渴，神情烦躁，舌质干绛，苔少而燥，此温邪热伤津液，有传营之兆。仿叶天士"如玉女煎"之法，加入增液汤（玄参、生地黄、麦冬）治气血两燔。

## 五、加减普济消毒饮（古方化裁）

方歌：普济消毒薄翘蚕，甘桔芩连蒡板蓝。

　　　蛇舌升柴玄橘入，时行疫疠可相探。

药物：升麻 6g，柴胡 10g，黄芩 15g，黄连 6g，连翘 15g，僵蚕 10g，薄荷 5g（后下），桔梗 10g，玄参 15g，板蓝根 15g，甘草 5g，牛蒡子 15g，陈皮 5g，白花蛇舌草 30g。

功效：清热解毒，疏风消肿。

主治：瘟疫，发热、恶寒，头、面、颐、咽喉肿痛。

加减法：原方有马勃，此药苦涩难入口，现改用白花蛇舌草，清热解毒之功更佳。如颌下、颈项淋巴结肿大结核，加浙贝母 15g，夏枯草 20g。

**按语：**此方首载于《东垣试效方》。据传，金代中叶，河北一带大头瘟天行，传染甚厉，病多危重。东垣视之，曰："身半之上，天之气也。邪热客于心肺之间，上冲头面，而为肿、坚。"因立此方，以黄芩、黄连清心肺之邪热。颐部、面部乃少阳、阳明经脉分布之处，故用升麻、柴胡疏散本经之邪。配以清热解毒、轻扬上行之品，治大头瘟病颇合。我常用此方加减，治痄腮咽喉肿痛有效。

## 六、凉膈散（古方）

方歌：凉膈硝黄栀子翘，黄芩甘草薄荷饶。

再加竹叶调蜂蜜，膈上如焚一服消。

药物：大黄15g（后下），芒硝15g（后下），连翘15g，栀子12g，黄芩12g，甘草5g，竹叶12g，薄荷5g（后下），煎成调蜂蜜一匙。

功效：解表、泻火、通腑。

主治：热邪传里，表里俱实，壮热，烦躁梦呓或谵语，口秽，便秘，舌苔黄燥，脉数有力。

加减法：腹满痛，大便秘，或热结旁流臭秽，神识昏沉者，仿大承气汤意加枳实15g，厚朴15g；神昏，循衣摸床，手足瘛疭者，再加安宫牛黄丸一枚（壮热、谵语、狂躁者，则改用紫雪丹）。

**按语**：外感热性病，邪在上焦不解，渐传于中，渐成腑实，故以连翘、薄荷、竹叶解表邪，栀子、黄芩清里热，大黄、芒硝泻腑头，上下分消之，则邪势自松。

阳明为五脏六腑之海，居中土而万物所归，凡寒、温、暑、湿诸邪，皆可传入胃腑，故有"六经实热，总清阳明"之论，而下法则是拨乱反正之重要手段。吴又可曾言："大凡客邪，贵乎早逐，乘人气血未乱，肌肉未消，津液未耗，病人不至危殆，投剂不至掣肘，愈后亦易平复。勿拘于下不厌迟之说，应下之证，见下无结粪，以为下之早，或以为不应下之证，误投下药，殊不知承气本为逐邪，非为结粪而设也。必俟其粪结，血液为热所搏，变证迭起，是犹养虎遗患，医之咎也。况多有溏粪失下，但蒸作极臭，如败酱，或如藕泥，临死不结者，但得秽恶一去，邪毒从此而消，脉证从此而退，岂徒孜孜结粪而后行哉。"此真是临证有得之言，近年来，多数学者亦认为，下法目的不仅在于通便，而且可促进机体有毒物质的排出，使邪正消长之机向有利于机体的方面转化，正如张子和所言："邪去而元气自复也。"

## 七、甘露消毒丹（古方）

方歌：甘露丹名消毒方，茵芩滑藿贝翘菖。

　　　蔻仁通射薄荷叶，总治时邪暑湿伤。

药物：滑石24g，茵陈18g，黄芩12g，连翘12g，贝母9g，射干12g，薄荷5g（后下），白豆蔻5g（后下），藿香9g，石菖蒲9g，木通12g。

功效：清热祛湿，化浊解毒。

主治：暑湿交蒸，邪在气分，发热，头重倦怠，肢酸，脘闷，胸痞，吐泻，咽痛，颐肿，黄疸，疟痢，淋浊，舌苔白滑，或腻，或干黄。

加减法：原方用贝母，取其散结除痰，用浙贝母较好。射干解毒利咽，现药肆以萹蓄作射干，硬说两者一物异名，其实萹蓄只能利水，不如以牛蒡子代之。热重于湿者，加黄连6g，金银花15g。湿重于热者，加半夏9g，厚朴6g。

**按语**：相传清代雍正年间，江南暑湿时疫流行，苏督请叶天士先生制此方，存活无算。治湿温用药要诀乃"苦、辛、芳、淡"四字，即苦泄、辛开、芳化、淡渗四法合一。而此方是其典范，方中茵陈、黄芩、射干味苦，能泄能降；薄荷、贝母、连翘、藿香味辛，能散能宣；石菖蒲、白豆蔻芳香，则能化浊；滑石、木通淡渗，可以利水，则湿热之邪无法流连了。

## 八、加减达原饮（古方化裁）

方歌：达原饮子朴槟芩，芍药知母草果临。

　　　寒热往来苔厚浊，膜原先受湿邪侵。

　　　银柴透解榆黄泄，早下方知妙义深。

药物：槟榔30g，地榆30g，金银花30g，厚朴15g，草果15g，黄芩15g，知母15g，白芍15g，柴胡15g，大黄15g（二三剂后改用黄连）。

功效：透解三焦，清化湿浊。

主治：湿温的肠伤寒初中期，发热弛张，或日晡蒸热，或寒热如疟，头痛，身重，神倦，胸痞脘闷，不渴或渴不喜饮，心烦懊恼，大便溏黄恶臭或涩滞不爽，或秘结，舌苔白黄，中心厚，向边尖渐薄，脉滞数或濡缓。

**按语：**达原饮乃吴又可用治湿热疫之主方，吴氏认为疫邪从口鼻入，直趋中道，留于膜原。膜原亦即三焦半表半里之处，故用消磨疏利之品，直捣膜原，祛其伏湿，清其伏热。若加柴胡，偏于透表，若加大黄，偏于攻里，乃表里分消之妙法。后吴鞠通倡言湿温忌下之说，时医多畏忌大黄。殊不知湿热胶结，邪最难解，早期用大黄攻逐邪毒，大可缩短病程，绝无"下之则洞泄"之弊。薛生白所著《湿热条辨》用下法者就有三条。王孟英也说："湿热证原有可下之证。"此方更加入金银花、地榆，既增强本方祛邪解毒之力，又能保护肠壁，疗效更佳。20世纪70年代，我主持留医部工作时，用此方治疗确诊为肠寒者30例，其疗效与对照组用氯霉素者相同，氯霉素组有1/3病例复发，而中药组则无一例复发。大黄用二至三剂，畅下之后，可改用黄连，自然热降症减，再转方治之，半月可愈。

## 九、加味参麦散（古方化裁）

**方歌：**参麦甘连斛谷芽，黄芪玉竹与川瓜。

健脾益胃生津液，邪少虚多细探查。

**药物：**吉林参15g，麦冬15g，石斛15g，川木瓜12g，炙甘草5g，谷芽30g，鲜莲子30g（如无用怀山药30g代之），黄芪18g，玉竹25g。

**功效：**补气育阴，健脾养胃。

**主治：**湿温的肠伤寒中后期，低热稽留，或热退后，仍时有微热，神思不清，懒言体倦，咽干舌燥，纳少便溏，脉濡细数，舌红不华，苔少或剥。

**加减法：**口干渴喜饮加乌梅5g。便溏稀薄，麦冬同米炒黄，去米，加白术12g。干呕或哕，加姜竹茹12g。自汗心悸加龙骨20g，牡蛎20g。

**按语：**肠伤寒中后期，见证多以正虚为主，因湿热胶结日久，湿伤气，热伤阴，此时正气大伤，虽仍有低热（常在37～38℃，或仅午后有微热，37.5℃以下），已不堪攻伐，治法以扶正为主，一旦肺气旺，胃气和，津液布，于是营卫调和，溅然汗出，身发白痦晶莹如水珠，而病乃愈。此即叶天士所说"法宜益胃，令邪与汗并，热达腠开，邪从汗出"之理，热退后，正虚见证更明显，仍须扶持元气，顾护津液。薛生白《湿热条辨》第28条用清补元气之法，正合此义。后人定名为参麦散，我在原方中再加黄芪益气，玉竹养液，功力更宏，此方无刚燥助火及阴柔腻膈之弊，热病后用以调补最宜。

## 十、石斛汤（新订方）

方歌：石斛甘凉入胃家，参茹米草麦枇杷。

　　　暑温初愈休温补，夹湿苡苓扁豆加。

药物：石斛 15g，西洋参 5g（另炖兑服，或用太子参 15g），竹茹 15g，枇杷叶 15g，麦冬 15g，甘草 5g，粳米 15g。

功效：甘凉养胃阴。

主治：温病、暑病愈后，短气，唇干，口渴，倦怠，舌红，苔薄略干，脉濡数。

加减法：温病、暑病多夹湿，若舌苔薄白，中心略厚，脉濡略数，大便不实，小便黄短，加茯苓 15g，薏苡仁 20g，白扁豆 20g（或用扁豆花 15g）。胃纳差，加麦芽 30g。

**按语：**温、暑、湿病多属热，初愈时虽有短气、口干、纳差、倦怠等症，但不宜畏虚投补。正如叶天士《温热论》所说："清凉到十之六七，往往热减身寒者，不可就云虚寒而投补剂，恐炉烟虽熄，灰中有火也。须细察精详，方少少与之，慎不可直率而往也。"

新订"石斛汤"宗叶氏之旨，采用《金匮要略》之甘平益气、养胃阴之麦门冬汤，去半夏、大枣之温，加石斛、竹茹、枇杷叶等清养不克之品，为善后早期用药。

又岭南湿旺四时，虚兼湿者，不可用柔腻、温燥之药，可加入茯苓、薏苡仁、白扁豆（或用扁豆花）等清轻祛湿，诸药合用，看似平淡，却有实效。

## 十一、苏砂平胃散（古方）

方歌：平胃苍甘朴橘皮，阴邪寒湿总伤脾。

苏砂解表兼温里，楂曲和中消导滞。

药物：紫苏15g（叶梗同用），砂仁9g（后下），厚朴9g，苍术15g，陈皮6g，炙甘草6g。

功效：解表温中，健脾燥湿。

主治：外感风寒，内伤生冷，发热恶寒，腹痛吐泻，或腹满便溏，四肢倦怠，舌苔白滑或厚腻，脉浮缓或濡滞不等。

加减法：夹食积，腹痛滞下恶臭，或呕哕酸腐者，加焦山楂15g，神曲9g。头痛恶寒甚，表邪重者，加羌活9g，防风9g。肢节酸楚，欲作转筋者，加木瓜12g，蚕沙12g。阴寒内盛，腹痛如绞，呕恶清涎，肢凉脉伏者，加干姜12g，吴茱萸6g。

**按语**：平胃散方名平胃，实乃治脾之方。脾为阴土，喜燥恶湿，若外感六淫之湿，内伤饮食之湿，则脾为湿困，健运失职。平胃散健脾燥湿，用意是培其卑而使之平。清末田宗汉用本方加紫苏、砂仁，治时行伏阴（霍乱）初起有效，今人生活舒适，夏月恣意贪凉饮冷，寒湿中之病日多，此方之用也日广了。

# 第三节　营分、血分和三阴临证效方

## 一、加减清瘟败毒饮（古方化裁）

方歌：清瘟败毒地连芩，丹石栀甘竹玳寻。

羚角玄翘知芍麦，邪燔气血急煎斟。

药物：羚羊角5g，玳瑁10g，生地黄30g，牡丹皮15g，赤芍15g，石膏30～90g，知母15g，甘草5g，黄连10g，黄芩15g，栀子15g，竹叶12g，麦冬15g，玄参30g。

功效：两清气血，泻火解毒。

主治：伤寒温暑，热邪从气分内传营血，壮热昏狂，吐衄，发斑发疹，舌绛。

加减法：脉实，舌苔黄厚燥，便秘者，加大黄12g（水浸后下）。神昏僵厥者，加石菖蒲10g，郁金10g，和服牛黄丸或至宝丹一枚。神昏狂躁者，和服紫雪丹1瓶。吐衄，发斑疹者，加红条紫草15g，金银花20g，白茅根30g。

**按语**：此乃复方，即合白虎汤、犀角地黄汤、清心凉膈散三方为一，再加黄连、玄参也。相传乾隆年间，暑热疫证流行，桐城余师愚制此方名"清瘟败毒饮"，活人无算。叶天士谓"温邪上受，首先犯肺"，清心凉膈散疏透上焦邪热，治肺者也；气分炽热，病在胃家，白虎汤清阳明大热，治胃者也；热邪传变迅速，内陷心包营血，犀角地黄汤合玄参、黄连清营凉血，治心者也。此方药味多，剂量大，通彻内外，扫荡心肺胃之无形邪热，有拨乱反正之功。清心凉膈散之用桔梗，取其为舟楫之官，病初起邪在卫气者宜之，现邪热内陷，故去之，改用麦冬，既可清心，又能滋液。若脉滑实有力，舌苔黄厚而燥，便秘者，应加入大黄，虽非便秘，而滞下溏黄臭秽者，亦可加入，乃釜底抽薪之法。

又牛黄丸、至宝丹、紫雪丹被视为治温病之三宝，此乃仲景与唐宋以前医家所未论及者。自清初推广应用以来，确实挽救不少危殆患者，此是温热学之一大贡献。三宝之中，安宫牛黄丸长于清心开窍生神，至宝丹长于辟秽镇痉，紫雪丹长于泻火解毒。当权衡病势，选择使用。

现时全世界皆禁捕犀牛，我国已明令犀角不再作为药物使用，吾粤医家多用兕角（药店称"广角"，又称"柱角"）代之，功效相伴。然兕亦稀有动物，兕角亦颇难得。近人主张用大量水牛角代替，功效如何，尚未肯定。何老每将羚羊角与玳瑁合用，代替犀角，效果满意。考玳瑁咸寒，入心肺两经，宋以后方书多用治中风不语，神昏冒乱。李时珍谓"玳瑁解毒清热之功，同于犀角"，故至宝丹用之。羚羊角兼入心肺两经，虽然其主要作用在于凉肝息风，但亦有镇心神、清心火之效（编者按方歌中有连翘一味，药物组成中缺少，查看原书稿药物组成亦缺，疑脱，临床可酌加使用）。

## 二、新订昌阳泻心汤（新订方）

方歌：泻心新法重昌阳，栀豉芩连瓜蒌半。

　　　　蓝郁银翘紫金锭，祛瘟化浊功效彰。

药物：石菖蒲 9g，黄连 9g，黄芩 12g，半夏 9g，全瓜蒌 15g，郁金 9g，焦栀子 12g，香豉 9g（后下），金银花 15g，连翘 15g，板蓝根 15g，太乙紫金锭或安宫牛黄丸一枚（和服）。

功效：泻火化湿，清心通窍。

主治：湿温的肠伤寒中期，湿热久郁，化火传营，高热持续，神烦谵妄，昼则了了，夜则昏沉，胸痞脘闷，渴不引饮，溺黄便窒，舌绛，或尖独绛，苔黄厚浊，脉带数。

加减法：头痛目赤，四肢拘急者，加羚羊角 5g。大便溏泄，黄秽或夹血者，加地榆 30g，白头翁 15g。

**按语：** 肠伤寒失治误治，毒血症严重者，中期常见邪入心营证候。何廉臣《重订广温热论》将温热病传营分区分为燥火与湿火两大类。风热为病者，则成燥火，因风为阳邪，化燥最易。而湿热为病者，则成湿火，因湿为黏腻之邪，化浊最多。治疗前者，宜甘寒救津，后者则宜芳香化浊，有不同也。王孟英立昌阳泻心汤蠲痰泄热，展气通津，以代替《伤寒论》之五泻心汤。今师其义而不泥其方，改由泻心汤、陷胸汤、栀子豉汤三方融合化裁，而重加清泄芳化之品，方中之太乙紫金锭善能解热毒，辟秽恶，徐灵胎最善用之，如无，用牛黄丸亦可。

## 三、加减复脉汤（古方化裁）

方歌：复脉汤中地麦胶，参甘芍斛育阴求。

　　　　潜阳牡蛎同龟鳖，救脱扶危法一流。

药物：人参 15g（西洋参或吉林参另炖和服，视病情使用），生地黄 25g，阿胶 15g（烊化），炙甘草 12g，麦冬 15g，白芍 20g，龟甲 30g，鳖甲 30g，牡蛎 30g，石斛 15g。

功效：益气育阴，潜阳息风。

主治：热病日久，邪少虚多，面赤，手足心热，咽干口燥，短气神疲，心悸怔忡，虚烦少寐，甚则筋惕肉瞤，欲作痉厥，舌红少苔，或光绛无苔，脉细数或虚大。

加减法：元气大虚，时时欲脱者，人参可用野山参 3～5g，加五味子 10g。心悸惊恐者，加龙齿 30g。纳呆大便溏滞者，酌减阿胶、生地黄之量，用谷芽 100g，糯稻根须 50g，煎汤代水煎药。

**按语：**《伤寒论》治"伤寒，脉结代，心动悸"，用炙甘草汤，又名复脉汤，乃调和阴阳、补气养血之祖方。吴鞠通根据叶天士"温邪不燥胃津，必耗肾液"之旨，用本方去人参、桂枝、生姜、大枣，加白芍收敛三阴之阴，名"加减复脉汤"。吴氏自注云："在仲景当日治伤于寒者之结代，自有取于参、桂、姜、枣以复脉中之阳，今治伤于阴者之阳亢阴竭，不得再补其阳也。"其去桂枝、生姜、大枣，于理可通，人参亦谓其补阳而去之，实属不智。仲景治阳明热盛伤津，白虎汤尚可加入人参，岂有久病阴液大伤，反不能用人参之理？且人参品种甚多，有扶元救脱之野生人参，有补气益脾之吉林参，有甘凉生津之西洋参，有甘平清养之太子参，皆可随证选用，不能去也。阴虚之甚，则不能维阳，阳气必亢，而阳气亢盛，又必伤阴，二者互为因果，故治疗须双管齐下。热病日久，真阴消亡，虚阳浮亢，为悸，为痉，甚则厥脱者，必得介属沉潜质静之品，重着归下，始克有济。吴氏立三甲复脉汤、大定风珠等法，有功医门不少。王孟英、叶子雨皆说此方药太浊腻，无病之人，胃弱者亦难下咽，久病衰残恐速其危。其言虽非无理，但不能因噎废食。余认为火麻仁作用不大，恐其柔润滑肠，宜去之，参酌《六因条辨》，加石斛清养脾胃之阴者，以济三甲胶地之腻，且仍用人参之益气扶元为主药，则全方之腻浊副作用已减，患者如果是脾胃素虚，而辨证又不得不用育阴潜阳之法者，每用大量糯稻根须、谷芽煎汤代水煎药，则无碍脾妨食之弊，此乃经 50 年临床实践有得之言。

## 四、新加附子理中汤（古方化裁）

方歌：理中汤主理中乡，甘草人参术与姜。

吐泻腹疼阴气盛，若加附子总扶阳。

黄芪五味山茱萸，益气强心效更彰。

药物：吉林参 20g（另炖和服），附子 20g（先煎），干姜 15g，炙甘草 10g，白术 25g，黄芪 30g，五味子 10g，山茱萸 20g。

功效：益气回阳，救逆固脱。

主治：热病邪入三阴，阴盛阳微，恶寒，冷汗出，下利清谷，四肢逆冷，气怯神惨，面白唇青，舌淡萎晦，脉微欲绝，或浮数无根。

加减法：脘痛烦躁，呕吐清涎，加吴茱萸 15g。转筋加蕲艾 15g。

**按语**：医家云："六经虚寒，总温少阴。"《伤寒论》以四逆汤为温经之主方，生附子配干姜能逐阴寒，振肾阳。若脉不出者，则倍干姜，重用附子。柯韵伯谓此方应有人参，非此不能回元气于无何有之乡，甚有见地。临床实践证明，通脉四逆汤救脱回阳之力，远不及霍乱篇中之理中汤加附子，即理中四逆两方合一也。陶节庵立回阳救急汤以统治三阴寒厥，法亦可取，唯方中肉桂尚须斟酌，若阳亡汗多，似非肉桂之所宜，不如重用黄芪，与白术、附子为伍，以守中宫，固卫阳也。张锡纯善用山茱萸强心固脱，效果良好，故此处兼采其长。有人谓，方中既有五味子之酸敛，又增山茱萸，是否太杂？殊不知五味子着重收敛心肺耗散之津气，山茱萸着重固涩肝肾之欲脱真阴，一治上焦，一治下焦，古方都气丸五味子与山茱萸同用，亦取义如此。五味子配人参、黄芪，山茱萸配附子，有阴阳相须相济之妙，其力倍于理中四逆，又纯于回阳救急也。

## 五、桃花参附汤（新订方）

方歌：桃花参附用乌梅，芪术阿胶熟地煨。

米草炮姜同止血，阳亡下利莫徘徊。

药物：赤石脂 20g（一半研末兑服，一半同煎服），人参 10g（另炖和服），附子 15g，乌梅 10g，炮姜 10g，炙甘草 10g，粳米 10g（炒黄），阿胶 15g（烊化），炙黄芪 20g，白术 20g，熟地炭 15g。

功效：补气温阳，逐寒止利。

主治：伤寒邪入少阴，四肢逆冷，下利清谷，呼吸浅促，脉微欲绝。兼治湿温重症（肠伤寒）后期，邪深正竭，腐肠下血。

**按语：**伤寒或湿温，久延失治，邪入下焦，乃正气衰残、阴阳离决之危症。本方用桃花汤（赤石脂、炮姜、粳米、炙甘草）涩肠止利，合附子理中汤（实即四逆汤加人参、白术，功效更强）补气回阳。再加炙黄芪建中气，乌梅、阿胶、熟地炭补血、止血，合成拯危救急之良方。20 世纪 40 年代，氯霉素尚未问世之时，人患伤寒合并肠出血危症，西医治之不效者，余用此法救治多例，均获痊愈。由此可知，中医能治重病、坏病。

## 六、乌梅桃花汤（古方化裁）

方歌：桃花赤石合乌梅，参术胶连两地煨。

炙草炮姜温涩法，伤寒下血莫徘徊。

药物：乌梅 10g，黄连 10g，炮姜 12g，赤石脂 25g，炙甘草 5g，阿胶 15g（烊化），吉林参 15g，白术 15g，生地炭 18g，地榆炭 15g。

功效：补气健脾，涩肠止血。

主治：湿温的肠伤寒中后期，正虚邪陷，腹痛下血，神疲气怯，耳聋目花，面黄肢冷，舌暗不华，脉细。

加减法：脉微肢厥者，加熟附子 15g。腹痛加白芍 20g。呕加半夏 15g（可与附子同用，无相反作用，陶节庵回阳救急汤亦是半夏、附子同用）。

**按语：**肠伤寒出血乃肠伤寒严重并发症之一，早期少见，常发生在第 2 周以后，此时湿热邪留已久，湿伤气，热伤阴，故用药以扶正为主。此方从乌梅丸、桃花汤、黄土汤三方化裁而成，治虚性下血甚效。

**编者按：**与上方桃花参附汤互参。

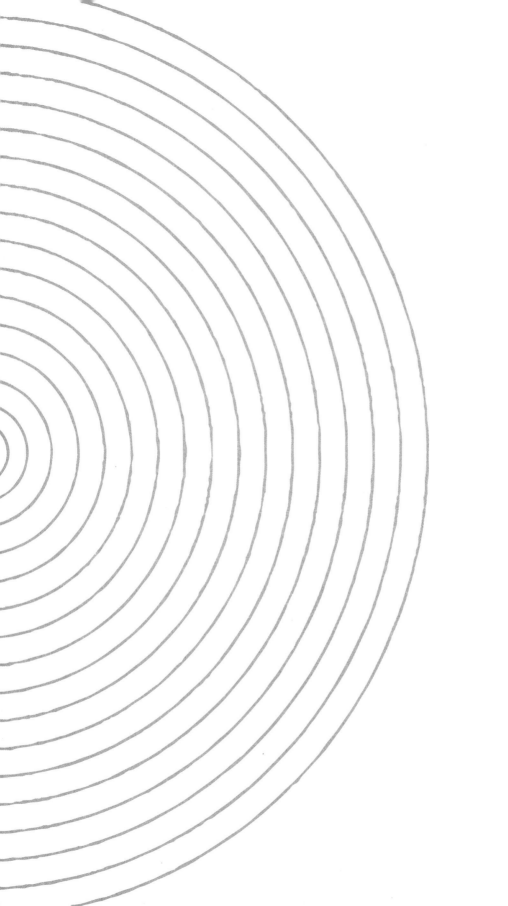

下篇 临床验案

# 第八章　传染病（外感热性病）

## 第一节　流行性感冒（暑温高热）

叶某，男，7岁，1994年7月10日初诊。7月初患儿因发热不退，曾入某医院治疗，经全面检查无异常，诊断为流行性感冒。西药用抗病毒及静脉注射等法，又结合中药治疗，用白虎汤、黄芩、黄连等药，治之七日未效，乃前来就诊。

患儿面赤，神烦，壮热（40.2℃），无汗，胸痞，肌肉酸痛，溺黄，口苦不渴，舌赤，苔黄，脉数，寸浮关滑。此暑热仍在肌表，予清络饮合鸡苏散：丝瓜络、荷叶、金银花、淡竹叶、扁豆花各15g，西瓜翠衣、滑石各25g，甘草5g，薄荷7g。

小孩服药后，黄昏时微汗溅然，体温稍降，又将药渣再煎服一次，入夜汗出溱溱，热随汗退，翌晨已退至37.5℃，脉转大数，口渴思饮，再予竹叶石膏汤两剂病愈。

**按语：**此病本不重，前医用重剂治之不效，余用轻药治之而愈者，关键在于辨证。忆40年前，有一自诩为"科学化中医师"者，谓治外感热病，用体温计可测其轻重而用药，凡38～39℃者用银翘散，39～40℃者用白虎汤，40℃以上者用羚犀紫雪云云，识者皆嗤之。时至今日，仍有"以西套中"者，见患儿壮热至40.2℃，则用白虎汤、黄芩、黄连等大寒之剂，忽略无汗，不渴，脉不洪而浮，非白虎汤所宜。古云"体若燔炭，汗出而散"，常有表证壮热用辛温解表而愈者，故中医之寒热，并不等于体温计之高低也。

清络饮一方，见《温病条辨·上焦篇》，由鲜荷叶边、鲜金银花、鲜扁豆花、竹叶卷心、丝瓜皮、西瓜翠衣等六味药组成（无鲜品用干者亦可）。原治"暑温余邪未解，但头微眩，目不了了者"，又云："凡暑伤肺经气分之轻证皆可用之。"余不但用之治暑证初起之轻者，若加减用之得宜，亦可治重症，此"轻可去实"之妙也。今治此例，兼见脉浮无汗，故加入鸡苏散（六一散加薄荷）。

薛生白《温热条辨》第21条云："胸痞发热，肌肉微疼，始终无汗者，腠理暑邪内闭，宜用六一散一两，薄荷叶三四分，泡汤调下，即汗解。"刘河间创制六一散，可治各种暑证。加入薄荷解表，可得微汗而解，与清络饮合用，故投剂即效。

附记45年前一医案：1952年夏，余在联合诊所工作，一日，时近黄昏，诊务已完，余下班回家，刚出门，友人带一中年商人请余一诊。自述发热已一周，服药多剂未效，现仍身热无汗，肢体微疼，胸脘不舒，溺短不渴，脉浮濡略数，正薛氏所云暑邪内闭腠理之证，书方：滑石30g，甘草5g，薄荷5g，急火煎数沸，趁热服之。

商人见方，面有愠色，归谓友人曰："汝说何某人诊病细心，现匆匆开方，药仅三味，无非敷衍塞责耳。"友曰："时已入夜，姑服之，明日易医可也。"

翌晨，商人来所复诊，频呼："真妙药，昨夜服后2小时，遍体汗出，全身轻快，入睡颇安，今晨诸恙悉退矣。"此事与本例有类似之处，故记之以为佐证，可知前贤经验，极为宝贵也。

# 第二节　病毒性脑炎（热入营血，阳明腑实）

罗某，女，13岁，东莞市城区人。患者于2004年6月17日出现流涕、喷嚏、壮热（体温39.2℃），经抗菌、退热治疗后热退。19日早上6时许，患者突然出现四肢抽搐，双目上视，口吐白沫，神志不清，当时体温尚正常，即入我院住院部治疗。次日壮热（体温39.8℃），中西药物并投，发热持续不退，体温在38.5～40℃，神昏谵语，抽搐频频，2004年6月25日请何老会诊。其人面赤，精神亢奋，烦躁不安，四肢躁动，抽搐频频，双目上视，神识不清，不认识家人。舌质绛，舌苔白厚腻浊，脉洪大实数。气粗，谵语，声音洪亮，四肢厥冷。

实验室检查结果：2004年6月20日头颅MRI扫描示：双侧额叶、颞叶及岛叶多发异常信号，考虑为脑炎改变。血常规：白细胞$4.80×10^9$/L，淋巴细胞比例73.1%，中性粒细胞比例22.2%，淋巴细胞$3.5×10^9$/L，中性粒细胞$1.10×10^9$/L，其余项目正常。

此例病毒性脑炎，发病于夏至节令，起病急骤，卫分症状短暂，旋即出现气营两燔、邪陷心包、热盛动风之症状。壮热，面赤，四肢抽搐，双目上视，口吐白沫，精神亢奋，神昏谵语。眼下为月经期第二天，量适中，色暗红。舌质绛，苔白厚腻浊，脉洪大实数。《素问·热论》曰："后夏至日为病暑。"故此例当属暑温，四诊所见，乃为暑热蒸迫，气营两燔，且经水适来，热入血室。暑热疫邪鸱张，内陷心包，引动肝风。法当清暑凉营，息风镇痉，清心开窍，方拟清营汤合三石汤、羚角钩藤汤、安宫牛黄丸加减：羚羊角10g（先煎），钩藤15g，桑叶15g，菊花15g，滑石30g，石膏40g，寒水石25g，丝瓜络15g，金银花15g，连翘15g，丹参15g，竹叶15g，竹茹15g，天竺黄15g，郁金10g，山栀子15g，黄连10g，干地黄20g，安宫牛黄丸一枚（和服）。4碗半水，先煎羚羊角半小时，再纳诸药，煎成1碗。中药药液少量多次鼻饲，安宫牛黄丸分3次，用开水和匀鼻饲。

二诊：服用前方后，病情无改善。舌绛而干，舌苔全退，脉洪大弦数。患者病情转重，舌光绛而干，此时暑热传变迅速，已深入营血，热盛伤阴。故在前方基础上，以犀角地黄汤（犀角用羚羊角、玳瑁代之）凉血解毒，合增液汤救阴，白虎汤解暑清热，继续用清营汤与安宫牛黄丸凉营清心开窍：羚羊角10g（另煎），玳瑁15g（另煎），玄参25g，干地黄25g，麦冬15g，牡丹皮

15g，赤芍15g，丹参15g，竹叶15g，天竺黄15g，郁金10g，石菖蒲10g，金银花20g，草决明30g，连翘15g，石膏40g，知母15g，安宫牛黄丸1粒（和服）。诸药用4碗水煎成大半碗，羚羊角、玳瑁另用2碗清水煎成小半碗，与其他中药药液和匀鼻饲。

三诊：今晨测体温38.3℃，四肢抽搐时发时止，抽搐缓解时神志稍清，腹胀满，大便干结难解。舌质绛，舌中心见薄黄干苔，脉洪数象减。眼下津伤稍有改善，故舌中心续生薄黄苔，为营血分热毒有转出气分之机，乃胃气尚存之佳象。但腹胀满，大便干结不畅，此为热结于里，阳明腑实。法当釜底抽薪，急下存阴，方用增液承气汤合白虎汤、犀角地黄汤、安宫牛黄丸、清营汤加减：羚羊角10g（另煎），玳瑁15g（另煎），玄参25g，干地黄25g，麦冬15g，牡丹皮15g，赤芍15g，丹参15g，竹叶15g，金银花20g，草决明30g，连翘15g，石膏40g，知母15g，大黄15g（后下），蝉蜕15g，地龙20g，安宫牛黄丸一枚（和服），1剂。

四诊：昨天体温又升至40.2℃，体温稍升高则神昏，口角及四肢抽搐，体温稍降则神清，能认亲人，能进行简单对答，大便仍干结，腹部胀满。舌质绛，苔薄黄稍润，脉弦大实数。燔灼气营之热毒鸱张之势得挫，但腑实未能尽卜，故仍守前方加减：羚羊角10g（另煎），玳瑁15g（另煎），钩藤15g，地龙20g，干地黄25g，牡丹皮15g，知母15g，赤芍15g，玄参25g，麦冬15g，大黄12g（后下），金银花20g，连翘15g，石膏40g，丝瓜络15g，1剂。

五诊：昨天排稀烂大便一次，腹部按之濡，昨日中午12时至晚间11时，体温徘徊在37.5～37.9℃，抽搐较轻，口唇抽动明显好转，神志清，能配合舌诊。诊病之时，患者抽搐发作，意识短暂丧失，持续10分钟后，抽搐缓解，神志清醒。舌质红，舌尖独绛，苔黄浊，脉弦大实数象续减。病有转机，但舌尖独绛，为心营火热仍亢盛，腑实得下，故前方去大黄，加银花藤、丝瓜络清热透络解暑：羚羊角10g（另煎），玳瑁15g（另煎），钩藤15g，蝉蜕20g，地龙20g，干地黄25g，牡丹皮15g，知母15g，赤芍15g，玄参20g，麦冬15g，银花藤30g，黄连10g，连翘15g，石膏50g，丝瓜络15g，葛根15g，安宫牛黄丸一枚（和服），1剂。

六诊：昨天体温在 37.3～37.9℃，晚上体温升高至 38℃，抽搐比较频繁，持续时间较长。今晨神志清，情绪平静，能够与医生进行正常交谈，诊病时合作，舌质红，舌尖独绛，苔黄厚而燥，脉弦象减，仍实大数。此乃邪热有复燃之征兆，心肝风火鸱张，法当清气凉营，平肝息风，仍用前方加减：羚羊角 10g（另煎），玳瑁 15g（另煎），钩藤 15g，蝉蜕 20g，地龙 20g，干地黄 25g，知母 15g，玄参 20g，麦冬 15g，银花藤 30g，连翘 15g，石膏 50g，丝瓜络 15g，葛根 15g，桑叶 20g，菊花 15g，板蓝根 15g，黄连 10g，安宫牛黄丸一枚（和服），1 剂。

七诊：昨天白昼体温在 37.2℃ 左右，凌晨体温升高至 38.9℃，抽搐频繁，神志尚清。舌质红，舌尖独绛，苔黄厚而燥，脉弦大实数。此乃热毒有复燃之势，预后堪忧，缘由发热持续半月，近两天体温有不断上升趋势，若不加以控制，后遗癫痫的可能性极大，法当清心开窍，镇痉，两清气营，方用紫雪丹、犀角地黄汤、羚角钩藤汤加"三石"（滑石、石膏、寒水石，为大寒沉降之品），可遏止暑热鸱张之势，早晚各服 1 剂，以增强药效：石膏 30g，知母 12g，寒水石 25g，滑石 20g，金银花 12g，玄参 15g，干地黄 15g，麦冬 12g，羚羊角 8g（另煎），玳瑁 8g（另煎），蝉蜕 12g，地龙 12g，全蝎 3g，桑叶 15g，菊花 10g（后下），钩藤 12g，黄芩 12g，连翘 12g，紫雪丹 1 支（和服）。2 剂，早晚各 1 剂。

八诊：昨天至今早体温在 38～38.8℃，咳嗽，仍抽搐，抽搐发作时神志不清。舌质红，尖绛，黄苔稍退，仍干燥，脉弦大实数。热毒鸱张之势得挫，效不更方，故守前方加减：羚羊角 8g（另煎），玳瑁 8g（另煎），蝉蜕 12g，地龙 12g，全蝎 4g，钩藤 10g，桑叶 12g，菊花 10g（后下），玄参 15g，干地黄 15g，麦冬 15g，寒水石 25g，滑石 20g，石膏 30g，知母 12g，柴胡 10g，川贝母 12g，黄芩 12g，竹茹 10g，生甘草 3g，紫雪丹 1 支（和服）。2 剂，早晚各 1 剂。

九诊：昨天体温在 37.2～37.8℃，神清，对答正确，抽搐时轻时重，睡寐较好。舌质红，尖绛，苔黄腻浊，脉弦大实数。营血分热毒渐清，故撤去犀角地黄汤，拟羚角钩藤汤合白虎汤、紫雪丹，加全蝎、地龙、蝉蜕、嫩桑叶凉肝镇痉，青蒿解暑透邪：羚羊角 8g（另煎），龙齿 20g，石决明 20g，玄参 15g，干地黄 15g，麦冬 15g，地龙 10g，蝉蜕 10g，钩藤 10g，全蝎 4g，川贝母 10g，青蒿 10g（后下），石膏 30g，知母 15g，竹茹 10g，寒水石 30g，西洋参 10g（另炖），嫩桑叶 20g，鲜竹叶卷心 20 条，紫雪丹 1 支（和服）。2 剂，早晚各 1 剂。西洋参用半碗水炖 1 小时，与其他中药药液和匀服。

十诊：发热渐退，昨天体温在 36.8～37.2℃，神志清，口角间歇性抽搐，胃纳好，能入睡。舌质红，腻浊苔退薄，脉略弦略数。体温日趋正常，抽搐明显改善，此乃暑温后期，邪热渐退，但暑热久羁，肝肾阴液已伤，虚风内动。故前方加鳖甲、石斛育阴潜阳，息风镇痉：羚羊角 8g（另煎），象牙丝 15g，龙齿 25g，石决明 30g，鳖甲 25g，蝉蜕 15g，地龙 15g，僵蚕 6g，钩藤 15g，全蝎 4g，玄参 20g，干地黄 20g，麦冬 15g，石斛 15g，鲜竹叶卷心 20 条，嫩桑叶 20g，青蒿 15g（后下），竹茹 15g，白芍 20g，川贝母 15g，2 剂，早晚各 1 剂。

十一诊：昨日体温在 36.7～37.4℃，神清，胃纳、睡眠正常。中午 12 时许，面部抽搐较重，持续 30 分钟后，才逐渐缓解。舌质红，腻浊苔退薄，脉略弦略数。四肢抽搐平息，唯面部抽搐未全止，体温接近正常，此乃邪退正虚，肝肾阴液大伤，水不涵木，虚风内动。法当育阴潜阳，息风镇痉，方用三甲复脉汤合止痉散、增液汤、羚角钩藤汤复方治之：钩藤 15g，石斛 20g，僵蚕 5g，蝉蜕 20g，地龙 20g，白芍 25g，鲜嫩桑叶 20g，鲜竹叶卷心 20 条，玄参 20g，干地黄 20g，麦冬 15g，羚羊角 5g（另煎），鳖甲 25g，龟甲 25g，牡蛎 30g，龙齿 30g，石决明 30g，珍珠末 1 支（和服），蜈蚣 1 条，全蝎 5g，西洋参 10g（另炖），生甘草 5g，2 剂，早晚各 1 剂。

十二诊：两天来体温在 36.7～37.3℃，面部抽搐轻微，抽搐时口角㖞斜，流涎。舌脉同前。此乃药中病机，故守前方加天麻增强平肝息风之功；阿胶、女贞子、白芍滋肾阴，养肝血，筋脉得养则痉止。因热毒燔灼血分日久，经脉瘀阻，丹参、三七入血分，活血祛瘀，亦能透血分之邪，故用之：羚羊角 8g（另煎），龟甲 30g，鳖甲 25g，牡蛎 30g，石决明 30g，地龙 20g，全蝎 6g，蜈蚣 1 条，石斛 20g，天麻 15g，钩藤 15g，丹参 15g，三七 6g，女贞子 15g，干地黄 25g，麦冬 15g，白芍 30g，鲜嫩桑叶 20g，西洋参 10g（另炖），生甘草

7g，阿胶 15g（烊化），3 剂，每日 1 剂。

十三诊：三天来体温正常，神志清，精神好，自诉口唇有跳动感，右手乏力。舌质红，苔薄白，脉略数。眼下热毒已清，肝肾阴液渐复，虚风日趋平息，故仍守前方育阴潜阳，息风止痉。全蝎、蜈蚣拔风力虽强，但其性燥烈，久用恐伤阴耗血，现抽搐渐止，宜去之，加远志、石菖蒲涤痰安神开窍：羚羊骨 15g（另煎），石决明 30g，珍珠母 30g，龟甲 30g，地龙 20g，天麻 15g，钩藤 15g，鳖甲 30g，干地黄 15g，熟地黄 15g，牡蛎 30g，山茱萸 12g，石斛 20g，远志 10g，石菖蒲 10g，丹参 20g，三七 5g，麦冬 15g，鲜嫩桑叶 20g，赤芍 15g，白芍 15g，阿胶 15g（烊化），3 剂，患者出院。

十四诊：2004 年 7 月 10 日出院后，患者恢复上学，并坚持服用前方，每周 3 剂。现癫痫发作明显减少，发作时仅口唇上下颤动，持续 10 分钟则缓解，发作时神志清，发作后疲乏，昏昏欲睡。舌质红，苔薄黄，脉略弦略数。此乃病毒性脑炎后遗癫痫顽疾，眼下肝肾阴液渐复，肝阳仍偏亢，肝风夹痰浊上扰清空，蒙蔽心窍。治宜滋肾养肝，潜阳息风，涤痰止痉，方用羚角钩藤汤加减：羚羊角 10g（另煎），天竺黄 10g，钩藤 10g，蝉蜕 15g，地龙 15g，石决明 30g，川贝母 15g，竹茹 15g，桑叶 12g，菊花 12g，麦冬 15g，茯苓 15g，干地黄 20g，生甘草 5g，7 剂，隔日服 1 剂。

追访至 2007 年 6 月，患者已恢复上学，学习成绩尚可。继发性癫痫明显好转，间有小发作。

**按语：**此例为病毒性脑炎患者，持续高热、神昏、抽搐，西医治之不愈，而用中药治愈，可为中医能治急重病的最好例证。叶天士说："夏暑发自阳明……不必用下。"余师愚治暑热疫，以及石家庄治乙型脑炎经验都反对用下法。何老认为："六经实热，总清阳明。"早期急下，可顿挫病势，使营热、肝风得以渐解。此例两进下法，使病有转机。但邪入营血，犀角自是重要药。目前此药已缺，何老不用水牛角，而用羚羊角合玳瑁代之。因羚羊角既能平息肝风，又可兼入心营解热。而玳瑁据李时珍所说："玳瑁清热解毒，功同犀角，故至宝丹用之。"故此例用羚羊角、玳瑁代替犀角，效果相侔。此例之抽搐贯彻始终，而治疗则随症而异。邪势盛则用羚角钩藤汤加虫类药；邪势衰而正虚，则用三甲复脉汤育阴潜阳，立法严谨。下法治疗内科急症及育阴潜阳法之广泛运用，都是何老学术思想的特色，这些在本例治疗中得到了充分体现。

# 第三节　麻疹（气虚邪陷）

万寿里一柳姓小孩，年2岁。1959年1月，患者初病发热咳嗽，误服温燥药1剂，热愈甚，咳愈频。易医用大剂苦寒之品，病转好而麻疹透出，再剂即麻疹收没，医仍续用苦寒，病反加重，始抱来求余治。症见浑身壮热无汗，咳嗽喘急，胸高鼻扇，面色灰白，昏睡露睛，泄泻溏薄，舌苔白滑，脉浮数无力。此为麻疹初出之候，过服苦寒，阳气受遏，正虚而邪内陷也。病情颇重，急用人参败毒散原方扶正透邪，令其频灌。次日，患者麻疹遍体，疹色极淡，夹有白疹，热减退，气喘平，便溏亦止。但自汗大出，唇白，面无神采，疲惫欲绝，脉浮数而微，邪虽外达而阳气亦随之外越也。急用桂枝加龙骨牡蛎汤，重加黄芪，白汗乃收，疹色亦转红活，脉亦有力。但小便黄短，咳嗽仍频，口渴烦躁，盖阳气已回，麻疹本来之征候出现矣。改用沙参、川贝母、冬瓜仁、桑叶、薏苡仁、苇茎等极轻清之品，两日后麻疹收退，白疹大出。再用沙参、怀山药、茯苓、冬瓜仁、地骨皮、石斛、甘草、白芍、白扁豆、糯稻根须、牡蛎、桑寄生等出入，又六日始愈。

**按语：** 昔年吾在东莞时医治麻疹，中肯者固多，然亦间有偏执者，如说麻疹乃"热毒"之病，自始至终，用苦辛大寒之药以清解之，固守不变。诚如是，则仲景六经辨证之学可废，叶氏卫气营血之说亦可束之高阁矣，宁有是理乎？

又有一见麻疹，即滥用凉血活血之药，如红条紫草、牡丹皮、赤芍、红花、生地黄、桃仁者，竟谓"治斑疹须凉血活血，乃叶天士先生法也"。殊不知叶氏《温热论》所论邪陷营血之发斑疹，并非麻疹。叶氏称麻疹为"痧疹"，其所居之苏州则称为"瘄子"。《幼科要略》有专章论治痧疹，正如徐灵胎所云"议论和平，字字珠玉"，可为治疗麻疹之金科玉律。此章洋洋数百言，理、法、方、药俱全，独无只字提及血分，且亦未有凉血活血之方药。故医者治学，态度须严肃，读书亦要认真仔细，最忌囫囵吞枣也。麻疹有热毒炽盛，或调护失宜，致日久邪陷营血，疹色暗紫，或点大融合成片而赤，神烦谵语者，此时须清营透热，凉血解毒。然此乃麻疹之变局，并非正局，故麻疹有用活血凉血之证，但不能作为常规，一见疹子便用。即如此例，先用人参败毒散，后用桂枝加龙骨牡蛎汤加黄芪得效，亦是变局，百中无一，岂能作为常规耶？

世俗又有强调麻疹忌口之偏见，谬种流传，不知是何人作俑？麻疹邪热方张之际，一切煎炒炙煿之物，助火资邪，油腻生冷，滞气伤中，皆应禁食。且幼儿脾胃气馁，饮食应予调节。然而，过分强调忌口，反于病不利。中华人民共和国成立前，东莞有不少医者，一见麻疹，必再三告诫忌口，要用仓底老米，水煮十数沸去汤不用，尽弃其营养成分，然后将米渣加水，熬成稀粥，仅放盐数粒，以饲患儿，其余食物皆不准入口。试想麻为阳邪，壮热充斥表里，肺胃津液既受其煎熬；日数既多，心营肾阴亦被其损耗。此时若水谷精微输布不足，则抗邪之正气不充，虽幸而获愈，已淹淹酿成损怯，或脏腑精微不能上注于目而失明，或脾胃气阴两伤而成疳鼓，种种变证，不能尽述，皆医之过也。

# 第四节　麻疹内陷致危（表闭里实，热斥三焦）

1958 年冬，万江石美乡叶某，3 岁，出麻疹两日，病情突变，父母清晨抱患儿来所求治。急视之，患儿神迷如寐，目窜上视，鼻孔大张，焦如烟煤，气喘胸高，腹满，口喷涎沫，二便闭塞，舌上无苔，舌根微黄而燥，六脉沉伏如无，按其心房，仍有搏动，麻疹仅稀疏数点而已。此为麻疹初出之候，为外寒所束，加以饮食不节，积滞内壅，导致表闭里实，热邪充斥三焦，病至危重，稍缓则殆。此等舌脉，极似阴虚气弱，最易惑人。即用麻杏石甘汤、小承气汤、葶苈大枣汤合并治之。留在所中，以观其变。服药后两小时患儿微汗自出，喷沫渐止，脉渐出，目亦张开，至中午，得大便，下积秽甚多，气喘大减，神志清醒矣。明日来诊，诸恶候悉退，麻疹遍出，舌上遍布黄苔，脉滑数，改用清凉透解，佐以和中消食之品，又四日而安。

**按语：** 此病甚险，而收效之速，更出乎意料。此病若见其脉微伏若绝而用温补固死，即明知其为热病，惑于脉伏而舌上无苔，不敢用此峻剂，以疲药应病，恐亦难救。《温热经纬》载余师愚言："脉浮大而数者，其毒发扬，一经凉解，病自霍然。沉细而数者，其毒已深，大剂清解犹可扑灭。至于若隐若现，或全伏者，其毒重矣，其证险矣！"余氏之论，虽为热疫而发，然麻疹亦是热性传染病，于理可通。唯余氏治疫忌汗下，而此案则汗下兼行，法自异耳。又昔贤谓诊治外感，察舌较诊脉更可凭，然亦有大实痼热，而舌不紫不绛反无苔，待邪势松透始黄苔满布者，如此例是。《王孟英医案》论伏气为病者，亦多见此等舌，医者不可不潜心细究也（此案曾刊载于《广东中医》1959年第4期）。

# 第五节　麻疹逆证（肺胃湿毒火炽）

翟某，男，8个月，住莞城世科里，平素体质虚弱。1960年春节后患病，咳嗽，便溏，经久不愈。3月4日，复发热，神倦，咳嗽，7日发现足腿出麻疹数点，头面胸腹未见，一老医诊之，曰："麻疹自下而上，是逆证也。"予升麻葛根汤治之。次日，患者腹部多出数粒麻疹，稀疏细小，顶尖色紫，老医曰："此险证也，速速入院为佳。"家人不信，易医治之两日，果不出此老先生所料，8日晚势危，始抱来医院求治。见患儿神情烦躁，大渴引饮，体温高至40℃，而四肢厥冷，颈柱已软，面色苍白，唇青，头大汗出，喘咳，胸高鼻扇，痰壅盛，腹胀满。据云今日泻下黄水五次，小溲点滴全无，脉浮数无伦，重按无力，指纹紫晦透甲，推之不移，舌绛，中心黄浊而厚，扪之干糙。余见其势危，先予西药救急，并为静脉补液。夜半，患儿手足渐温，烦躁略减，稍能入睡。细思此病乃麻毒踞肺，湿热聚胃，湿毒相搏，壅塞脏腑，故麻疹不能透发，迅即化火，恶候蜂起矣。此时用药法则，一乃急除胃中湿热，鼓阳明清气上行，冀其泻止；一乃泻上焦邪火，肃太阴治节下行，以冀喘平；并须扶元气，救津液，兼顾其虚，务令正可胜邪，则疹可透。拟葛根芩连汤合竹叶石膏汤，去半夏之燥，易以川贝母，更加桑叶、枇杷叶、冬瓜仁以利肺也。天未明，即煎成频灌；复请老先生来医院商治，亦赞同余意。此药服至上午9时，效果即显，患儿沉睡甚酣，痰鸣气喘渐平，汗亦收，泻亦止，下午睡醒，麻疹大出，头面胸腹遍布，色亦红活，恶候悉退。唯胸脘仍满，时时啼哭，大便糊滞，舌苔未净，盖火下津回，湿犹未去也。转方用西洋参、葛根、茯苓、薏苡仁、陈皮、谷芽、糯稻根须、神曲、藿梗、甘草等平淡之品，治之四日，疹收病愈出院。

# 第六节　麻疹失治致马脾风（热毒蕴聚，内陷心肺）

方某，女，2岁，住莞城渡头庙18号。1964年7月初患麻疹，迁延失治，身热稽留十余日。7月16日麻疹渐收，身热复炽，咳逆气喘，夜烦谵语，18日病更重，乃入院留医。

患儿呈急性病容，面色青紫，颈项软而无力，头向后倒仰，扶之不能直，高热（体温40.1℃），气喘，鼻扇，痰鸣，胸高，呈三凹征，腹满至心下，绷急如鼓，烦躁神糊，唇焦鼻煤，涕泪全无，二便闭塞不通。脉滑数，两寸无力，舌边尖干绛，苔黄厚，中心焦糙，皮肤干涩无汗。听诊心率156次/分，心音减弱，两肺皆有明显湿性啰音，呼吸44次/分，神经病理反射阴性。血常规：白细胞$23 \times 10^9$/L，杆状核粒细胞比例2%，中性分叶核粒细胞比例62%，淋巴细胞36%，诊断为麻疹肺炎合并心衰。

此中医所谓马脾风恶候也。病由麻疹失治，热毒蕴聚肺胃，劫津烁液，酿痰内陷，经腑窒塞，包络欲闭，化源将绝危候。急用吴氏牛黄承气汤荡涤热痰，开窍通腑，合竹叶石膏汤加减，甘寒肃肺，救欲绝之化源：大黄10g，捣碎，开水浸5分钟，和服安宫牛黄丸1粒。接服西洋参3g，竹叶6g，石膏25g，半夏6g，麦冬10g，甘草3g，玄参12g，川贝母4.5g。

服药后2小时，患者头额胸背微汗出，下午热降至38.5℃，气喘渐缓。黄昏时腹中大响，泻下黄秽黏稠粪便甚多，小溲快畅，腹胀顿减，烦躁渐止，呼呼入睡，一夜安和，只有间中呛咳，痰气上逆。

二诊：19日天明，患儿能自抬头，颈柱不软，喘止胀平，体温降至37.4℃，病已速退，唯舌苔仍燥，脉仍滑数，痰嗽仍频。前方去大黄，加瓜蒌仁、竹茹、冬瓜仁。一剂热全退，痰嗽大减，舌苔之厚者退薄。燥者转润，脉亦趋和。此后用清肃肺胃轻淡之品，调理四日，舌净咳止，肺部啰音消失，痊愈出院。

按语：此病西医诊断为肺炎合并心衰，然西医之"心衰"，并不等于中医之"虚脱"，切忌对号入座，一见心衰，即投干姜、附子，必致偾事。即如此例，乃麻疹失治，热毒蕴聚，内陷心肺，劫烁津液，呈脏腑气机升降窒塞之候。《幼幼集成》名之曰："马脾风。"论云："胸膈积热，心火凌肺，热痰壅盛，忽然暴喘，不急治必死，用牛黄夺命散。"乃上病下取之法，因肺失清肃，气机有升无降，故喘促致危。肺与大肠相表里，往往急下之后，地道一通，天气即舒。余师其意而不泥其方，用大黄通腑，安宫牛黄丸清心火以保肺金，兼涤痰热，合竹叶石膏汤加味，甘寒清肃，以救欲绝之化源，较单用牵牛子、大黄为胜。而大黄捣浸灌服，给药迅速，故不用西药，亦能抢救垂危（此例刊载于《中医杂志》1984年第3期）。

# 第七节　麻后误治吼哮（肺胃阴虚，火气上逆）

陈某，男，4岁，住莞城陈屋巷。1959年2月初患麻疹，医治之愈，而咳不止，谓余邪未尽也，用桔梗、牛蒡子、北杏仁、枇杷叶、百部、陈皮等治咳之剂，咳反增而气粗，迁延七八日，咳甚变喘，乃易医诊治。医见状大惊曰："病危矣，速速入院，稍缓则殆！"母急抱来我院求治，盖麻后易患白喉也。为详细检视喉部，两侧略觉红肿，并无点膜可见，急请化验员取喉间分泌物检验，未有发现白喉杆菌，血常规亦正常。与之食物，吞咽并无困难，其母谓此儿每餐能进饭一碗。细审其声，乃发自喉间，与哮喘之发自气管者有异。且干咳无痰，观其神色并无特殊，唯疲惫汗出而已。舌质淡红而干，苔薄白，中间却有一片黑而燥者，脉大软而数。询知小便略黄，大便两日一行，量少而干，午后微热，夜有虚烦，渴欲饮水。余慰之曰："病非白喉，亦非哮喘，此西医学所谓假性格鲁布呼吸音也，属喉炎一类，麻疹后间有之，病本不重，但治不如法，故吼声特甚耳。无须留医，但病程必长，非三数日可愈也。"20 年来，余见麻疹病后，肺胃阴虚火盛作咳，医用桔梗者多有此变。盖桔梗升提，既逼火上炎，更使肺气有升无降，则呛咳吼哮并作矣。前贤朱丹溪、柯韵伯、叶天士皆谓肺火作咳宜肃肺降气清火，从无妄用升提之理；况麻疹最易劫液伤阴，后期咳嗽，岂能作外邪犯肺治乎？此病虽非白喉，而脉症合参，皆肺胃阴虚、火气上逆所致，病机与白喉相类，可借用养阴清肺汤治之，此亦中医异病同治之特点也。方用：玄参 15g，生地黄 15g，麦冬 12g，川贝母 6g，白芍 10g，牡丹皮 6g，薄荷 1.5g，甘草 3g，桑叶 10g，沙参 10g。

是日服药后，下午之微热退，夜睡安，呛咳稍缓，吼声略减，此后每日来医院门诊，恪守此法不移，服至 14 剂始痊愈。

# 第八节　乙型脑炎（气营同病，腑实动风）

林某，男，6 岁，1964 年 6 月 29 日发热头痛，渴饮呕逆，次日即壮热神糊，某医院作流脑治，两日未效。7 月 1 日来我院治疗。患儿高热 40.6℃，面赤烦躁，谵妄狂叫，目赤唇焦，溲赤便秘，舌边尖绛起刺，中布黄厚燥苔，脉洪大滑数。在诊疗之际，患儿面色陡变，目窜上视，四肢抽搐，不省人事，值班医生为其针人中、合谷，注射苯巴比妥钠、青霉素，随即入院，由中医治疗。

体检摘要：项强，巴氏征（＋），克氏征（＋），腹壁反射及提睾反射消失。血常规：白细胞 18.2×10$^9$/L，杆状核粒细胞比例 4%，中性分叶核粒细胞比例 77%，嗜酸性粒细胞比例 2%，淋巴细胞比例 17%。脑脊液检查：压力正常，蛋白定性（＋＋），糖半定量 30～40mg/dL，细胞数 30×10$^6$/L，分类：中性粒细胞比例 75%，淋巴细胞比例 25%，涂片及培养均未发现脑膜炎双球菌（由防疫站协助检查者）。诊断：乙型脑炎（重型）。中医辨证：暑热充斥，气营同病，一方面是阳明腑气不通，另一方面是热陷心包、火炽生风之候，予凉膈散合白虎汤荡涤热邪，至宝丹清心镇痉：石膏 50g，知母 15g，连翘 20g，栀子 20g，黄芩 25g，竹叶 15g，大黄 15g，芒硝 15g，甘草 5g，薄荷 4g，至宝丹两瓶（每瓶

1.5g），分 4 次频灌。此后，除静滴葡萄糖盐水、维生素 C 外，未用其他西药。

患儿入院后，抽搐频繁，下午七时，中药已分次灌完，泻下黄秽稀粪，量中等，抽搐略减，是夜由深度昏迷转为烦躁谵妄，惊厥，体温仍高（40.3℃）。

二诊：第二日会诊，众议下后不可再下，改用泻火清营息风之剂，清瘟败毒饮加减，和服紫雪丹（方从略），两剂。

三诊：第四日，患者热稍降（39.5℃），谵妄略少，掐之有痛感，昏沉如故，仍时时抽掣，自第一日下后，未解大便，舌干绛，中心焦黑，脉弦滑数，用犀连承气汤合白虎汤清心胃，再下其热结：广角5g，黄连7.5g，大黄15g（水浸后下），玄参20g，生地黄25g，麦冬15g，石膏75g，知母15g，甘草5g，竹叶15g。药后四小时，腹中鸣动，泻下大量黄黑胶粪，随即安静入睡，微汗溅然，热渐降（暮38℃，午夜37.5℃）。

四诊：第五日，患者热退（36.8℃），抽搐止，神志渐清，知饥索水，病势锐减。此后用竹叶石膏汤加减调理而愈，无后遗症，20 年来健康良好。

**按语：** 此例高热持续、深度昏迷、抽搐频繁三者并见，乃乙型脑炎中之重型。而入院五天，险浪悉平，下法实起主要作用。但古今名医都说暑病不须用下，如叶天士即张凤逵之言："暑病首用辛凉，继用甘寒，终用酸敛酸泄，不必用下。"余师愚治暑热疫更反对下法，他说："热疫乃无形之毒，而当硝黄之猛烈，热毒焉不乘虚而深入耶？"近年石家庄治疗乙脑经验，亦有"邪陷心包时，徒攻阳明，并不能解决问题，且遗后患"之论点。我个人看法是：阳明乃五脏六腑之海，居中土而万物所归，伤寒温热之邪皆可传入胃腑，既然"夏暑发自阳明"（叶天士语），其热性又较伤寒温热为甚，岂有始终流连在经，而总不入腑之理？故入院第一天，即用芒硝、大黄，虽未得峻下，但已能阻遏鸱张病势。次日会诊，泥于成说，未曾乘胜追击，两进大剂寒凉之品，效果不显。第四日从"六经实热，总清阳明"立方，畅下之后，如釜底抽薪，营热肝风均随之平息，正如吴又可所说："但得秽恶一去，邪毒从此而消，脉证从此而退。"故此例病虽重而愈速，且无任何后遗症也（此案曾刊载于《中医杂志》1984 年第 3 期）。

# 第九节　乙型脑炎（阳明实热，络闭动风）

李某，女，1.5 岁，大岭山人，1972 年 8 月患乙脑，第 14 天转来我院。入院时高热 39.8℃，已持续不退者十日以上，深度昏迷，舌强，口噤失语，四肢瘫痪，关节强硬，搐搦频作，眼睑不动，二便失禁，形肉尽脱，病情危重。家人诉说，自发病迄今已遍用中西药物综合救治，病情仍未好转。诊其脉沉小滑数，唇焦干裂，舌瘦硬深绛，苔黄带黑，全身干涩无汗。此乃暑疫热毒深踞心肝胃三经营分，出现胃腑实、心窍闭、肝风动三大危候。处方：生大黄 18g，芒硝 15g，石膏 150g，知母 18g，甘草 6g，麦冬 15g，玄参 24g，生地黄 24g，金银花 18g，连翘 15g，郁金 12g，石菖蒲 9g，大青叶 18g，大剂浓煎，化服万氏牛黄清心丸 2 粒（当时安宫牛黄丸、至宝丹、紫雪丹均缺），整天鼻饲，另用少量氢化可的松静脉滴注。第二日泻下黄黑胶粪多次，即微汗出，黏腻异常，热降至 38.5℃，仍用上方加减再进，第三日复下胶黏粪便甚多，汗透，热降至 37.5℃，眼球开始微转动，稍能吞咽，呼之似有感觉。乃除去芒硝、大黄，渐进清营解毒、息风养阴之剂，配合针灸治疗，病情日有好转。由于病深且重，昏迷抽搐时间过长，1 个月后肢体关节始软，两个月后始能用单字发音，70 天始能起坐，3 个月后学行，记忆力恢复，无后遗症。

**按语：** 此病极重，提高疗效之关键，除用芒硝、大黄泻下逐邪外，又在于用大量石膏。余忆 20 世纪 60 年代初，一张姓患者，男，16 岁，患乙脑第三日即入我院，如法治之半月，高热神昏痉厥如故，请李翼农先生会诊，李曰："方药对症，何以久治不愈？"沉思再三，曰："是矣，药轻不中病也！"余曰："石膏每剂用量 60g，尚嫌不足乎？"李曰："须半斤以上。"当时即加至 150g，病始有转机，调治半年而愈，有口吃、左下肢跛行等后遗症，故治此例时，吸取前次之经验教训，石膏第一剂即用 150g，遂能应手取效（此案曾刊载于《新中医》1974 年第 2 期）。

# 第十节　乙型脑炎（肝肾阴竭，虚风内动）

陈某，男，9岁，大朗公社人。1971年7月患重型乙脑，经中西医治疗20天，转来我院。入院时，患儿处于深度昏迷状态，高热40℃，全身抽搐震颤，肢体强直，口噤，斜视，二便失禁，形肉尽脱，舌干绛枯萎无苔，脉弦细劲数。此乃暑邪深入，久羁营血，消耗真阴，内风升动之候。治宜滋肾养肝，潜阳息风，予三甲复脉汤加减：龟甲30g，鳖甲24g，牡蛎24g，龙齿18g，石决明24g，钩藤9g，生地黄18g，熟地黄18g，麦冬12g，阿胶9g（烊化），白芍15g。

每日浓煎一大碗，分次鼻饲，或加玄参、天冬、女贞子之壮水，或加丝瓜络、桑枝之通络，或加竹茹、贝母、石菖蒲之涤痰，并配合针灸治疗。第八天热净神清，痉止，但失语，肢体瘫痪。仍主前法与针刺并治，不到1个月，患者神志清朗，言语流利，记忆力恢复，肢体活动如常，无后遗症出院。

**按语**：乙脑属暑证。叶氏谓"夏暑发自阳明"，初中期宜辛苦大寒清解，或加芒硝、大黄下之，或兼牛黄至宝之清心开窍。然壮延日久，则如叶氏所云："热邪不烁胃津，必耗肾液。"液涸则阳亢动风，便非上述方药所能治，必须潜肝阳以息风，滋肾液以祛热，三甲复脉汤最为合拍，再配以清心涤痰、凉肝镇痉之品，故收显效。而患儿入院前20天，医者固守石家庄治疗乙脑之经验，自始至终用羚羊角、石膏、知母、大青叶、板蓝根、龙胆草、金银花、连翘、栀子、黄芩等大苦大寒之品，克伐过度，与前案对比，彼用白虎汤得效，此用白虎汤致危，故医者临床，首须精细辨证，据理立法，不能执死方以治活病也（此案曾刊载于《新中医》1977年第4期）。

# 第十一节  登革热3例

## 一、登革热（外寒束热）

莫某，女，42岁，护士。1985年10月上旬患登革热，初用西药，口服、肌内注射、静滴并进，两日未效。第三日高热至41℃，寒战，重裘不温，无汗，头痛如劈，项强掣痛，腰背如被杖，面赤，烦躁，口渴不引饮，舌苔薄白微黄，脉浮弦洪数。此寒邪外束，内热方炽，先进人参败毒散加石膏，方用：太子参、柴胡、前胡、羌活、独活、茯苓各15g，川芎、桔梗、枳壳、甘草各10g，石膏45g，煎成一碗半，分两次服，每两小时1次，在上午服完。药后不久，即恶寒罢，溱溱汗出而热降，全身轻快，唯头项仍强痛，面赤，心烦，口渴，下午接服白虎加葛根汤合清心凉膈散，方用：葛根30g，石膏60g，知母、连翘、栀子、黄芩各15g，甘草、薄荷各5g，桔梗10g，积雪草30g。煎成两碗，分两次服，至暮服完。次日热尽退，头项舒，四肢遍出红疹（此疹与斑疹、麻疹不同，可不治自愈），再进清解，第三日即上班工作。

## 二、登革热（阳明热炽）

李某，女，14岁，学生。1985年9月下旬患登革热，先西医治之两日，未效；第三日除用西药外，加用中药（方用蒿芩清胆汤加减）治疗两天，第五日，热升至40.5℃，四肢骨节酸痛，父母抱持来就诊，意欲住院。扪之灼热烙手，头部热汗自出，面色苍赤，目绕红丝，烦渴引饮，呻吟呼叫，诉说四肢甚痛。诊其脉洪数，舌红苔黄。时适病床已满，余慰之曰："病势虽凶，但病情不重，不必住院，两三天可愈也。"方用桂枝白虎汤加味：石膏60g，桂枝、知母各15g，薏苡仁、白茅根、桑枝各30g，地骨皮、丝瓜络各20g，甘草10g，水四碗，煎成一大碗，上下午分两次服，下午渣再煎一次，黄昏时服。

次晨，其母携儿来，已能自己行走。据云，上午服药后，下午得战汗，热降，身痛减。黄昏时，服第三次药后，即困倦酣睡一宵，今晨热降身和，诸恙悉蠲矣。改用清络饮加薏苡仁、豆卷、白茅根、芦根等轻清之品，又两日而安。

## 三、登革热（邪留三焦）

黄某，女，31岁，工人。10月初患登革热，中西医治疗一周未效，16日来门诊，患者面色晦滞，寒热往来（37.5～39℃），头痛身重，肢酸，胸胁苦满，口苦干呕，心烦懊恼，大便艰涩，脉滞数，苔黄白腻，已用西药五天，兼服三石汤3剂矣。其夫谓发热持续，恐出白疹（即肠伤寒之俗称），余曰："此外邪夹湿，滞留三焦，见症虽似肠伤寒，然治之得宜，未必缠绵也。"予柴胡温胆汤合栀子豉汤复方：柴胡、半夏、黄芩各15g，茯苓、竹茹各20g，焦栀子、香豉、枳实各10g，陈皮、甘草各5g，上午煎服，下午复渣再煎服一次。

药后汗出热降症减，而腹隐痛，下溏便三次，伴里急后重，此里湿夹大肠为出路也。前方去香豉加黄连10g，葛根20g，即合葛根芩连汤意。第三天腹痛止，大便转好，热亦退净，唯舌苔仍腻，肢体仍倦，胃纳仍钝，改用王氏驾轻致和诸方出入，又三日而安。

**按语：**登革热乃西医学病名，虽则高热持续，但非凶险之病。因其传染力强，流行范围广，影响群众健康，妨碍生产，又不可等闲视之。1985年9月和10月，我市及邻近地区登革热流行，已由防疫部门分离病毒确诊。由于病发于秋，乃有伏暑、兼寒、夹湿之各种不同类型。经余治愈者逾200例，按伤寒温疫之法治之，皆获速效。故选记上述三例，以示医者临证当精思明辨，不可固执板法。

《南阳活人书》首用人参败毒散治伤寒时疫，宋代所称伤寒，乃包括一切温热暑湿在内之广义伤寒。故喻氏《医门法律》论败毒散云："热湿暑三气门中推此方为第一，以其功之著也。人感三气而病，其气互传，乃至十百千万，传为疫矣。倘病者日服此药二三剂，所受之邪不复留于胸中，讵不快哉！"余师愚治暑疫，善用大剂寒凉，然亦说"首用败毒散去其爪牙"，并不摒除辛温解表之法。而后世某些医者，徒知见热投凉，畏羌活、独活、川芎、柴胡如虎，却说法宗叶氏。考叶氏治感，明言"在卫汗之可也"，而所用汗剂并不限于辛凉，《幼科要略》治春温之由于外邪引发者，先用辛温解表之葱豉汤，可为明证。近20年来，每遇流感盛行，患者出现外寒束内热，类似大青龙汤证者，余每用人参败毒散加石膏辄效。今用治登革热初期卫气同病，外寒极盛而里热方炽者，确能顿挫病势，大大缩短病程。例一患者，高热至41℃，药后数小时即溱溱汗出，周身轻快，与用西药退热剂汗出病不减，俄而复热者迥然不同，可知本方确具甚强之"败毒"力也。

古人论伤寒发病，每云："一日太阳受之。"温病学家亦有"卫之后方言气，营之后方言血"之说，然观察今年此病初起，仅微恶风寒，发热，头痛，倦怠，类似一般感冒。至二三日始出现憎寒壮热，头痛骨楚，无汗，乃太阳（卫分）表证。倘泥执逐日传经之说，则无法解释；若指为伏气由里出表，亦属牵强。其实中医治病之特色重在辨证，辨证精确，则病因、病位及疾病之性质皆可了如指掌，并可预测其转归。即如例一，余揣度其表寒解后，阳明气分之热必盛，故令其下午即接服白虎加葛根汤合清心凉膈散，使邪敌无喘息之机会，故愈病迅速。

登革热特征之一乃身痛。若背脊疼痛如折者，治在太阳，非羌活、独活不能解，如病例一是也。若四肢疼烦者，治在阳明，非白虎不为功。《金匮要略》治温疟，但热不寒，骨节疼痛，时呕者，用白虎加桂枝汤。病例二虽病因不同，但理无二致，故亦用大剂白虎加桂枝汤取效。薏苡仁是阳明专药，仲景用麻杏石甘汤治一身尽痛，故余用之以代粳米，历验不爽。桑枝、地骨皮、丝瓜络、白茅根等清凉透解，皆能疏阳明之络，清阳明之火，辅助白虎汤，共奏其功。

登革热邪不即解，除化热入阳明气分外，又多出现半表半里之证。叶天士云："气病不传血分，而邪留三焦，亦如伤寒中少阳病也。彼则和解表里之半，此则分消上下之势，如温胆汤之走泄。"此论颇具卓识，惜其畏忌柴胡，后人因之治半表半里之证，多改用青蒿，如蒿芩清胆汤是也。其实青蒿长于芳化及除阴分之热，若和解少阳之力，远不及柴胡，且柴胡"能于顽土中疏理滞气"（语见徐灵胎《神农本草经百种录》），则又非青蒿之所能。病例三外邪夹湿，流连三焦，胶着不解，又屡进三石汤寒凉冰伏，湿更难堪。故径用柴胡温胆汤，旋转枢机，合栀子、豆豉宣其陈腐郁结，使半表之邪从外解而汗出热降，半里之邪下泄大肠而为肠澼。再合葛根芩连汤升散余邪，彻热燥湿，表里之邪便得廓清矣（编者按：何老曾发表《试论登革热证治》于《新中医》1987年第5期，可相互参考）。

自仲景创六经辨证之说，至今1700余年，中医治疗外感热性病之理、法、方、药不断发展补充，故余一向认为，寒温学说既应合流，且应有所创新也。

# 第十二节　传染性单核细胞增多症（暑热伤津）

1993年7月4日上午9时，有中年夫妇带一儿童来求余诊。据云，发病至今已17天，在某院留医治疗未效，因诊断不明，建议转往广州大医院治疗。今晨出院，未能立即成行，欲先服中药1剂，明日赴穗。随即出示某院转院意见书：陈某，男，8岁，发热八天，6月25日入院，发热，体温39～40℃，关节疼痛，颌下、颈内外、腹股沟淋巴结肿大如花生米大小，无粘连，质中，无压痛，心肺阴性，肝肋下二横指，脾未及。既往史：1993年3月因发热出现异型淋巴细胞增高，住院诊断为"传染性单核细胞增多症"，好转出院。血常规：白细胞$20.1×10^9$/L，中性粒细胞$8.1×10^9$/L，淋巴细胞绝对$1.3×10^9$/L，红细胞$4.11×10^{12}$/L，血红蛋白106.8g/L，血小板$425×10^9$/L，疟原虫（－），肥达反应（－），血培养（－），血沉22mm/h，抗"O"＜1∶500，肝功能无异常，B超示肝大2cm，肝内光点浓密，用阿莫西林等对症处理，仍反复高热，故转上级医院治疗。

患儿身热烙手，有微汗出，面赤神烦，自诉头痛骨楚，口渴引饮，大便干结，小便黄短，唇焦舌赤，苔黄干，脉濡细数疾。病属暑热久羁，伤津耗气，予王氏清暑益气汤合清络饮加减：西洋参、竹叶卷心、丝瓜络、知母、石斛、南豆花、麦冬各10g，鲜莲叶半块，西瓜翠衣、忍冬藤各15g，甘草3g，积雪草20g，1剂，水煎2次，分多次服。

第二日清早，复来就诊，问其是否即往广州。其父曰："服药后，热降睡安，此次住院已花费数千元，若中药得效，则不愿再跋涉也。"患儿神气颇佳，并谓今晨溏便一次。前方去知母，加葛根10g；又两剂，热净身和，诸恙悉退，乃去竹叶卷心、莲叶，复入消瘰丸（玄参、浙贝母、牡蛎）及夏枯草、王不留行、风栗壳等，出入为方，又十余剂，身上淋巴结肿大亦渐消退。

**按语：**此例暑热伤津，我不从西医之病名强行对号入座，而着重辨证论治得愈。王氏清暑益气汤能清暑热，扶元气，生津液，因无心经烦热之证，故去黄连之苦燥，易以积雪草之甘淡。因有骨节疼烦之主诉，故复入吴氏清络饮，取丝瓜络、忍冬藤（代金银花）之清热透络，仅3剂而热退病除。最后，复入程氏清瘰丸等，而痰核亦渐消退矣。

夏日天暑下迫，地湿上腾，人在气交之中，得病每多暑湿兼夹。何况夏日人身之阳，以汗而外泄；人身之阴，以热而内耗。阴阳两俱不足，不如冬令之封藏固密。叶天士曰："发泄司令，里真自虚。"可谓要言不烦。李东垣立清暑益气汤，升清阳，益元气，保肺救津，健脾祛湿清热，药味虽多而用意周匝，故薛生白之《湿热条辨》、吴鞠通之《温病条辨·暑温》皆采其方。近年饮食劳倦失节之人，脾胃气馁，患暑湿伤气之病日多，故东垣之方应用范围日广。

王孟英过分强调暑病乃一派阳热怫郁之象，谓东垣之方有清暑之名，而无清暑之实，另立一方以代之，又说较东垣之方为妥，其实两方立法不同，岂能妄为比较？王氏方从竹叶石膏汤脱胎而来，不用石膏之辛寒达表，而用黄连、知母之清里，去半夏之苦燥，易以石斛之甘凉，甚有巧思。此方偏于寒凉，治阳盛之体，暑热伤津而不夹湿，中焦仍健者颇宜，与东垣之方可并存而不可偏废，所用之人参、黄芪、苍术、白术，究非竹叶、知母、黄连可取代也。

# 第十三节 肠伤寒5例

## 一、肠伤寒（湿温下血）

黎某，男，中年，屠宰烧腊业职工。1955年秋月患病，坚持带病工作，失于调治，外感未愈，复加劳倦内伤，遂发为大病。初起寒热骨痛，神气极疲，医进发散清解之药不应，渐至神志昏沉，莫知所苦。易医数手，连进清凉，而灼热不退，汗出沾衣；又作阳明经病治之，服白虎汤两剂，汗不止，高热更甚，神志昏愦，大便下血。戚好见其势危，招余往视。见其人面色苍白，目瞑不欲开，神志昏乱，妄语时作，身灼热如燎，汗涔涔自出，大便下血，日四五行，色红而稠，中无粪便。呼吸浅迫，颈下胸白疹密布，细如针孔，色枯不亮。六脉浮数，重按无力，舌红苔黄薄而润。此病起于劳倦内伤，脾肺气馁，此薛氏所谓："先有内伤，再感客邪。"治不得法，以致阳陷于阴，即《黄帝内经》所谓："汗出复热，不为汗衰，狂言不能食，病名阴阳交，交者死也。"今脉虽浮数尚未散乱，重按虽无力尚有根，汗虽多而身仍灼热，大便虽下血而腹壁尚柔，一线生机未泯。若再迁延，即脉散无根，汗出身冷，脘腹胀满，阴阳离决，无可挽回。即用仲景桂枝加龙骨牡蛎汤重加人参、黄芪、当归、地黄，一剂而喘定汗收，便血减半。次日用归脾汤加地黄、芍药，而便血全止，神志清朗，白疹遍出如珠。此后悉本此法，日进阴阳双补之剂，身又微汗出而热日减，疹出日多。家人问何以汗止后又微汗出之故。余曰："昔日之汗乃阴脱阳浮，元气欲离之兆；今日之汗，乃阴平阳秘，营卫流行之机，岂能等同视之。"果然，疹随汗出至膝下，热随汗退至正常，及至疹透热净，汗亦自止，遂愈（此病将愈之际，曾嘱其到某院化验肥达反应，O凝集素1：320，H凝集素1：640，诊断为肠伤寒）。

## 二、肠伤寒（湿温误汗厥脱）

戚某，男，7岁，住莞城维新路，1959年7月中旬得病，先在门诊治疗1

周，继入某院留医，确诊为肠伤寒，治疗6日，热退出院。8月4日，患儿复发热，家人给服退热散，即汗出热退。次日，发热更甚，又给退热散加量。如是者三日，渐至神昏谵妄，家人惶惑，于8月8日入我院（莞城卫生院）留医。时我院留医部刚成立不久，一切规章制度尚未完备，有重病入院，领导即召群医会诊。其脉细数而促，舌绛而干，体温高至40.5℃，面青，唇焦干，神志昏瞀，目不识人；日夜谵妄，呼叫不休，无片时安静。众议为热邪深入厥阴，方用羚羊角、犀角、紫雪丹、黄连、玄参、生地黄、麦冬等。次日，病仍不减，反增泄泻，腹部热满，众议仍用前方出入。是日中午，突然大汗出，体温陡降至36.5℃，面色苍白，谵语更频，目光炯炯，而视物不见。药适煎成，不敢与服，姑予少许西洋参水沃之，以观其变。下午体温复升至40.8℃，诸医以其复热也，又将煎成之羚犀药灌之，是夜仍无好转。第三日晨，又大汗出，如水淋漓，体温再降至36.2℃，脉细数且乱，舌光绛而痿，腹胀满，按之绷紧，上气喘促，神色迷糊，语无伦次，且手足震颤作痉，循衣摸床，撮空理线，而二便失禁矣！斯时群贤毕集，多云不治。余曰："此病若是热邪逆传心包，以致神昏谵语者，则汗出热退之际，自当神志清，脉趋和缓为是，何以谵语更甚，脉更细数而乱，病反加重？盖此病反复久延，当其复热之时，误服大量退热散三次，妄发其汗，以致心液外泄，神明失守，此与热邪内陷心包有别。其余所有见症，皆正虚阴阳离决危候。经云：'病温虚甚死'，病已危殆，当分秒必争，冀其转危为安也。"众问余用何药，余曰："急进参附汤，下午再商。"当时人参难得，改用野生西洋参20g，加附子10g，浓煎大碗，频频与之。余自晨至暮，留院观察病情。

下午患儿谵妄较减，入睡约两小时，气喘渐缓，汗亦渐减，是药见效机。再拟大剂人参固本汤合生脉散，加龙骨、牡蛎、珍珠末、人乳、芍药、炙甘草，连夜接服。是夜体温回升至38℃，入睡颇安，肢痉止，腹壁软，翌晨神志渐清矣。众皆推余主药，仍用此法出入，三日后，热退身和，汗收脉静，知饥进食。唯口内遍生白腐，咳嗽声嘶，大便两日不行，口燥渴饮。改用西洋参、北沙参、梨皮、南杏仁、玉竹、麦冬、生地黄、火麻仁等，又3剂而诸恙悉平。8月18日痊愈出院，四日后，又微热咳嗽，面目手足微肿，倦怠恶食，父母甚忧，抱来诊治。余告以无恐，用人参、北芪、白术、当归、橘皮、五味子数味，一剂热退咳止，再剂肿消，后以六君子汤、归脾汤调理而康。

## 三、肠伤寒（湿温邪陷营血）

1959年夏秋，初则淫雨为灾，继而暑热如火，人在气交之中，感受暑湿之邪，发病较往年为重，极易内陷营血。当时，卫生院收治此等病十余例，皆用清瘟败毒饮得效者，今举一案为例。

张某，女，19岁，未婚，莞城北隅人，体壮健，平素无病。8月20日发热，自恃体强，不服药。次日，即感头痛，服羌活、白芷、藁本等药1剂，即头重昏沉不举，发热如故。易医知其为暑湿之病，投金银花、连翘、荷叶、滑石、黄芩、栀子等药，病未减，而腹痛泄泻，又加茵陈、薏苡仁、黄连等，继用温胆汤加减两剂，病势依然，乃来我院留医部。其人面赤怫郁，体如燔炭（体温40.2℃），神迷，闭目则谵语滔滔，睁目则狂躁呼叫，频呼腹痛，按之腹满不实，脐周压痛，大便溏黄，夹有瘀黑胶便，烦渴引饮，目绕红丝。唇焦，舌质深绛，边尖红粒如刺，舌苔黄厚干燥，中心焦黑，口秽喷人，脉弦滑数。审视胸部，已见蔷薇红疹十数颗，颈项白疹数粒。血常规：白细胞$2.5×10^9/L$，肥达反应（＋），诊断为伤寒并发肠出血，即中医所谓暑湿秽浊之邪，弥漫三焦之病，现已内陷营血矣。虽未经误治而现症甚重者，以邪毒太盛故也。幸正气未虚，一乃患者体质素强，亦是前医用药无误之故。遂仿清瘟败毒饮之法，用犀角、生地黄、赤芍、牡丹皮、石膏、知母、黄连、黄芩、金银花、连翘、栀子、竹茹、冬瓜仁大剂冲服紫雪丹。一剂热降至38.8℃，气息柔，谵语减，便血止。再剂得汗，热转弛张（晨36.8℃，午后38.2℃），舌转红，黑苔退，腹满痛大减，神志渐清，病始转危为安。此后用化湿清热、益气通津之品，调治十日，痊愈出院。

## 四、肠伤寒（妊娠伏暑）

祁某，女，26岁，妊娠40日。1964年9月22日起，发热倦怠，咳嗽心烦，先西医以上呼吸道感染治之两日；中医亦作风温治，选用麻杏石甘汤、银翘散、玉女煎，羚羊角、黄芩、黄连、栀子、豆豉等多剂，热日甚，于10月5日入院治疗。

病者体弱，面黄暗晦，肢倦气怯，早晨略觉清和（体温37.5℃），日晡蒸热（38.2℃），入夜更甚（39℃），头重目眩，神迷嗜卧，懊恼烦躁，辗转不宁，脘腹痞满，口苦渴饮，多饮则呕，小溲黄热，大便五日不行。脉缓小，舌干，边尖起红粒，苔厚浊。血常规：白细胞$4.4×10^9$/L，杆状核粒细胞比例5%，中性分叶核粒细胞比例73%，淋巴细胞21%，大单核细胞1%，肥达反应（＋），诊断为肠伤寒。

此暑热夹湿，发自膜原，弥漫三焦，暑热伤津，湿邪伤气，病交两候，正气暗虚，且妊娠月半，平素体虚，姑与扶元涤暑、展气化湿之剂，肠中虽有宿垢，未敢遽下。方用：西洋参3g，沙参12g，竹叶6g，芦根6g，六一散15g，石斛10g，冬瓜仁20g，佩兰4.5g，谷芽12g。

次日，病无增减，苔仍黄厚，大便未行，于前方加入火麻仁、天花粉以润肠通便。又两剂，症仍不减，蒸热依然。因思：此病日晡蒸热，脘腹满痛，大便五日不解，舌苔黄厚转燥，可下之证具，而不敢遽下者，乃以其病久体虚，下之恐伤其气；早期妊娠，下之恐殒其胎；且肠伤寒病在第3周，下之恐导致肠穿孔。然扶元祛暑化湿润肠之药已服3剂，病情如故，暑湿之邪已归阳明，渐成燥结。腑气一日不通，邪热一日不解，迁延时日，更耗气劫津，胎亦难保无虞。平稳之方实非平稳之法，乃仿陶节庵黄龙汤之法，亦合叶氏下之宜轻意也。处方：人参3g，当归10g，生地黄15g，白芍12g，天花粉10g，麦冬10g，大黄10g，陈皮3g，甘草3g，早晨服药，午得大便，先解结粪，后下胶溏，午后得畅汗，热竟全退（36.4℃），以后用扶元养胃、清热化湿之药，日见显效，调理五日而安。《黄帝内经》"有故无殒"之言，于此益信（此案刊载于《广东医学·祖国医学版》）。

**按语：** 上述四例，已确诊为肠伤寒，其中重者二例，危者二例，皆单用中药治愈。忆昔数十年前氯霉素尚未问世之时，东莞人若患"漏底白疹"（即肠伤寒合并肠出血），入德国人所办之某医院者，皆被断为"死症"，病者多出院而求治于中医。余用仲景桃花黄土诸汤，合叶天士之清心凉营等法，全活甚多。

世皆谓肠伤寒属中医之湿温。《温病条辨》虽有论湿温之专章，然自上焦篇之三仁汤起，以至中焦篇、下焦篇数十条，所论范围甚广，用其法治肠伤寒，皆不中肯。其轻者需要四周，自愈而已，非药效也。叶氏《临证指南医案·暑门》中邵新甫所作之结语中，有论及"伏暑晚发"者，从病机、证候、病程、传变，以至转归，与肠伤寒极为相似，惜不为人所注意，兹摘录于下："暑湿之伤，骤者在当时为患，缓者在秋后为伏气之疾。其候也，脉色必滞，口舌必腻，或有微寒，或单发热，热时脘痞气窒，渴闷烦冤，每至午后则甚，入暮更剧，热至天明，得汗则诸恙稍缓，日日如是，必要两三候外，日减一日，方得全解。倘如元气不支，或调理非法，不治者甚多。然是病比之伤寒，甚觉势缓；比之疟疾，寒热又不分明……每遇秋来，最多是症，求之古训，不载者多……要知伏气为病，四时皆有，但不比风寒之邪，一汗而解，温热之气投凉即安。夫暑与湿，为熏蒸黏腻之邪也，最难骤愈。若治不中窍，暑热从阳上熏而伤阴化燥，湿邪从阴下沉而伤阳变浊，以致神昏耳聋，舌干衄血，脘痞呕恶，洞泄肢冷。棘手之候丛生，竟至溃败莫救矣。"

细阅此章，真抵得上一篇"肠伤寒论"。其中提到"不治者甚多"，及"竟溃败莫救矣"。可知此病过去死亡率甚高，虽名医亦感棘手，无怪东莞之德人医院皆断为"死症"也。然而，医者若能精细辨证，勿拘守一家之言，而套用三仁汤、苡薏竹叶散、黄芩滑石汤等隔靴搔痒之方，虽危重病亦可挽回，轻者更无论矣。如第一例之正虚邪陷下血，用桂枝加龙骨牡蛎汤及归脾汤，第二例之误汗亡阳用参附生脉散，第三例湿从火化，内陷营血，用清瘟败毒饮，皆吴氏《温病条辨》所未及论者，而第四例孕妇而用下法，更为吴氏所不许矣。故医者当对症下药，变化因心，不能株守一家之言也。

又肠伤寒早期治之得宜，大可缩短病程，而下法乃逐邪之主要手段。吴氏论湿温，开宗明义第一章便云："下之则洞泄。"世之宗奉吴氏者，辄云："湿温忌下。"其实，吴瑭之前辈薛生白所著《湿热条辨》中，用下法者就有三条，王孟英亦云："湿热证原有可下之证，唯湿未化燥，腑实未结者不可下耳……如已燥结，亟应下夺，否则垢浊熏蒸，神明蔽塞，腐肠烁液，莫可挽回。"余认为肠伤寒早期，湿浊蕴聚化热最多，寒湿伤及脾阳者极少，应宗吴又可"注意逐邪，勿拘结粪"之说，下不厌早。若待王氏所言已成燥结之候，未免太迟。20世纪60年代，余用达原饮加柴胡疏透，大黄荡涤，治肠伤寒多例，大可缩短病程，后经多年实践，厘定"加减达原饮"一方，在肠伤寒初、中期加减运用，在不用氯霉素的情况下，效果与之相侔。其基本方：槟榔、地榆、金银花各30g，厚朴、草果、黄芩、白芍、柴胡、大黄（二三剂后改用黄连）各15g，随证加味。

今日抗生素已广泛应用于临床，肠伤寒之预后已大大改观矣。然余仍录采旧案数则详为论述者，意在强调中医治病必须精细辨证，"谨察阴阳所在而调之"，而处方用药，必须旁搜远绍，撷采众长，自能无往而不胜，不独治肠伤寒为然也。

## 五、肠伤寒复发（暑湿伤气）

李某，男，12岁，1995年夏日患暑湿时邪，经中西医治疗两周，热仍稽留不退。6月25日，某院门诊检查，血常规：白细胞 $4.2 \times 10^9$/L，肥达反应H凝集素1：320，O凝集素1：640，确诊为肠伤寒，住院治疗十日（用西药不详），热退出院，1周后复热，再到某院治疗五天，热仍弛张。7月20日来诊，患儿面色暗晦不华，神气疲惫，每日发热，上午37～37.5℃，下午38～38.5℃，伴微恶寒，口干渴，不引饮，胸脘痞闷，时有腹痛，杳不思食，大便溏滞，量少而黄，小便黄短，颈项胸腹遍布白㾦如水珠。脉虚软略数，舌淡红，苔白，中心厚向边尖渐薄。此叶天士所谓"湿邪伤气，邪虽出而气液枯也，必得甘药补之"。予东垣清暑益气汤加减：西洋参12g，黄芪15g，麦冬12g，五味子6g，葛根15g，升麻6g，白术10g，甘草3g，陈皮5g，神曲10g，黄柏8g，泽泻12g，南豆花10g。

服1剂，下午热降至37.6℃，3剂寒热全罢，渴止，思食，乃去升麻、黄柏、神曲，加怀山药、石斛，调理旬日而康。

**按语：**此例即叶氏《温热论》所称之"白㾦"，粤人谓之"白疹"。昔年医者患者多说白疹即肠伤寒，并非确论。白㾦非病，只是暑湿时邪发病过程中所出现之一种征候，其机理正如叶氏所云"乃湿郁卫分，汗出不彻"之故，凡暑湿病热久不退者，可见胸腹白㾦，而肠伤寒病程长，故多出白疹，两者并不能等同也。即如小儿暑热证（夏季热），久热不退，若治疗得当，可微汗溅然，身发白㾦晶莹而病向愈，又岂能谓白疹等于夏季热乎？尝闻"科学化中医师"言，说"中医之湿温，即西医之肠伤寒"，此又是一偏之见。中医之湿温包括多种夏秋季，甚至冬初之外感热性病在内，善读薛氏《湿热条辨》及吴氏《温病条辨》之"湿温篇"者，当一目了然，故肠伤寒只是湿温病中的一种而已。

此例肠伤寒愈而复发，正是叶氏所言："邪虽出而气液枯也，必得甘药补之。"用东垣清暑益气汤以升清阳，益元气，生津液，祛湿清热，恰中病机，故投剂即效。

# 第十四节　钩端螺旋体病（瘟黄血症）

叶某，女，19岁，未婚，万江公社蓬庙人，一向健康。1959年7月下旬，患者即觉不适，仍出勤工作如故。至7月30日夜半，腹痛甚剧，高热呕吐，翌日即全身发黄，在某医院治疗三天，诊断为急性黄疸型传染性肝炎。8月5日转入我院留医部。当时患者高热至39℃，腹部剧痛，大便下血3次，色瘀，呕吐频频，口渴引饮，饮入即吐，呕出鲜血，据云自昨日至今已呕血两碗。神情烦躁，辗转呼号，足腿拘急疼痛，舌绛苔黄干厚燥，脉洪数逼指。此湿热秽毒，深踞阳明肝胆，内陷营血，来势凶险。须急泻阳明之实火，清营血之热毒，用犀角地黄汤加大黄、焦栀子、鲜竹茹、鲜荷叶、侧柏叶、茜根、墨旱莲，大剂浓煎，少量频服。并请西医协助用镇吐剂止呕，使药得以服下，并静脉滴注葡萄糖盐水以补充体液。

是夜，药服完，呕逆下血渐止，腹痛略减，但神志昏沉，时有谵语，热邪尚深留营分。次日仍用前方去大黄、荷叶、侧柏叶、墨旱莲。加茵陈、金银花、冬瓜仁，两剂而谵语息，神志清；但黄疸未退，腹痛未止，发热如潮，舌黄厚浊，邪已由营血转出气分。改用金银花、茵陈、栀子、冬瓜仁、滑石、黄芩、黄连、芦根、豆卷、竹茹等3剂，是夜得安睡，目黄稍退，小便量多。唯仍腹痛，大便日五六行，里急后重，所下黄秽，夹有少量血液。乃用白头翁汤加栀子、茵陈、金银花、黄芩、川楝子，服5剂而下痢减，大便趋正常，腹痛亦止，黄疸消退七八分。但热仍稽留不退（每日38.5℃左右）。胸腹布满白疹，汗出口渴。又改用沙参、麦冬、扁豆花、西瓜翠衣、石斛、薏苡仁、糯稻根须、地骨皮、豆卷、甘草等轻扬彻邪、化气益胃之品，治之5日，热渐降，白疹透出至膝，黄疸全退，小便正常。唯觉神倦，头眩目花，右胁下痞块触痛，余邪深踞肝络，阴血暗损。改用吴又可三甲散加何首乌、海螵蛸、生地黄、白芍、牡丹皮、桑寄生、乌豆皮、秦艽、石斛等搜肝邪、消坚痞兼养阴血之法，又8剂而胁痛渐止，痞块缩小，而汗出畏寒，神疲乏力，是邪去正虚也。又改用补中益气汤，仍加三甲散软坚，善后调理。9月14日病愈出院，共住院39天。11月来复查，右胁痞块已消，自谓已参加劳动。1960年1月再来复查，精神、体力完全恢复正常。

当时卫生院留医部刚建立不久，尚无化验设备。此病据某医院诊断为急性黄疸型传染性肝炎，而根据当时所记述之病情，何老疑为钩端螺旋体病。后得当时佛山地区人民医院协助取血送检，确诊为钩端螺旋体病。

**按语：**此例钩端螺旋体病，中医古称"瘟黄"，病情凶险。当时西医只运用支持疗法，而主要用中药治疗。何老宗温病卫气营血传变之理，层层透解，应手取效。可知中医能治愈重型之急性传染病。

各诊次之处方如下。

一诊处方：犀角1.5g（磨汁冲服），干地黄15g，赤芍15g，牡丹皮12g，大黄15g，山栀子10g（炒焦），鲜竹茹15g，鲜莲叶半块，侧柏叶15g，茜草15g，墨旱莲15g。

二诊处方：犀角1.5g（磨汁冲服），干地黄15g，赤芍15g，牡丹皮12g，山栀子10g（炒焦），鲜竹茹15g，鲜莲叶半块，茜草15g，茵陈15g，金银花15g，冬瓜仁25g。

三诊处方：黄连 5g，黄芩 15g，山栀子 15g（炒焦），金银花 15g，茵陈 15g，冬瓜仁 25g，滑石 20g，芦根 20g，豆卷 15g，鲜竹茹 15g。

四诊处方：白头翁 20g，秦皮 15g，黄连 10g，黄柏 10g，黄芩 15g，栀子 12g，茵陈 20g，金银花 15g，川楝子 10g。

五诊处方：北沙参 20g，麦冬 15g，扁豆花 15g，西瓜翠衣 15g，石斛 15g，薏苡仁 20g，糯稻根须 25g，地骨皮 15g，豆卷 15g，生甘草 5g。

六诊处方：鳖甲 20g，何首乌 15g，海螵蛸 20g，干地黄 20g，白芍 20g，牡丹皮 10g，桑寄生 20g，乌豆皮 15g，秦艽 10g，石斛 15g。

七诊处方：鳖甲 20g，何首乌 15g，海螵蛸 20g，干地黄 20g，白芍 20g，牡丹皮 10g，桑寄生 20g，乌豆皮 15g，秦艽 10g，石斛 15g。

八诊处方：黄芪 15g，党参 15g，当归 15g，白术 12g，升麻 5g，柴胡 10g，炙甘草 5g，陈皮 5g，鳖甲 20g，海螵蛸 15g。

# 第十五节　结核性胸膜炎（温邪化燥）

叶某，男，84 岁，1996 年 4 月 13 日入院。血液检查及 CT 诊断为结核性胸膜炎，中西药治疗经月未效，5 月 13 日请余会诊。患者形瘦色悴，神疲气怯，呼吸喘促，稍动则甚，语声低微，左胸膈隐痛，咳嗽无力，痰稠难排，口干咽燥，夜烦少寐，纳差，便秘，午后低热（37.5～38℃），手足心热甚，舌暗红，苔薄黄而干，脉浮细滑数，重按空豁。此高龄阴气大虚，平素虚火燔炽，春令风温外袭，灼液成痰，阻塞肺络，治节失职，肃降无权，本虚标实，防其厥脱，予清燥救肺汤合苇茎汤。处方：西洋参 10g，阿胶、苦杏仁、枇杷叶各 12g，桑叶、桃仁、麦冬各 15g，火麻仁、石膏、苇茎、冬瓜仁、薏苡仁各 30g，甘草 5g，日 1 剂，水煎服。

2 剂后热退，二便通畅，胸痛减，咳痰较易，再进 2 剂，胃纳较好，能起坐，舌苔退薄过半，唯仍短气喘促，言语声低，改用人参固本汤加山药、茯苓、川贝母、石斛、扁豆等调理半月出院，后用生脉地黄汤加蛤蚧峻补肺肾善后。

**按语：**此例结核性胸膜炎感受春温邪毒，急性发作，经中西药治疗经月，缠绵未愈，而用清燥救肺汤合苇茎汤治之，却有立竿见影之效，可知古方可治今病，在乎医者之灵活运用耳。清燥救肺汤乃喻嘉言治燥气伤肺之名方，认为《黄帝内经》之"诸气膹郁，诸痿喘呕"皆属肺燥。故立此方，大旨以甘凉养胃阴、甘寒清肺燥为主。20 世纪 70 年代，余用此方为基础，治疗麻疹肺炎中后期，火盛刑金，喘憋神迷，肺叶焦枯重症逾百例，皆获痊愈。20 世纪 80 年代，又用此方加减，治肺源性心脏病急性发作 50 余例，亦能缓解症状，使患者带疾延年。

今治此例结核性胸膜炎，又用此方以益气救津清火，但患者见胸膈隐痛，痰多难排之实证，故合苇茎汤以肃肺涤痰降浊。《千金》苇茎汤本治肺痈，王孟英更推广其用云："不仅为治肺痈之妙药，竟可瘳肺痹之危病。"《黄帝内经》所说之肺痹，乃"风邪舍于肺，发热上气，烦满喘而呕"，以致痹塞不通，相当于今之各种肺部感染重症。近年医刊报道，用此方治胸腔积液奏效，亦有用治肺癌者。此例之胸膜炎用之颇宜，与清燥救肺汤配合，扶正祛邪，收效甚速。

# 第十六节　外感热性病（西医学诊断未明确）

## 一、温邪传里，肺胃同病

黄某，男，45 岁，干部。1990 年春节前天气温煦，风阳鼓荡，患者早饭后感受风邪，又加劳累，即发热，头痛，口渴不引饮，咳嗽轻而胸脘满闷，用西药退热药及抗生素未效，继而腹痛下利黄溏多次，脘胀欲呕，小便短涩不畅，医者建议入院。患者先驱车就诊，诊其脉浮滑数，舌苔薄黄干腻，此冬令风温，肺胃俱受，热邪下注大肠也。用陈氏升泄法加味治之，处方：煨葛根 20g，黄芩、竹茹、豆卷各 15g，厚朴、桔梗各 10g，橘皮、甘草各 5g，滑石 20g。嘱其即服 1 剂，黄昏时再服 1 剂，看病情如何，再商量是否入院。晚上 9 时，患者电话告诉我，现已热退，利止病除，溺畅，唯觉疲倦饥饿耳，问能否进食，以明日尚须外出公务也。是夜食粥两碗，安睡一夜，天明即工作如常。

**按语：**"陈氏升泄法"见《温热经纬·陈平伯外感温病》第五条，原文云："风温证，身热咳嗽，口渴下利，苔黄谵语，胸痞脉数，此温邪由肺胃下注大肠，当用黄芩、桔梗、煨葛、豆卷、甘草、橘皮之属，以升泄温邪。"后贤张聿青善用此法，《张聿青医案·风温门》第二案初诊所用之"薛氏升泄法"，即此方加味。而陈氏却变为薛氏者，因此卷《外感温病篇》最初名《温热病指南集》，题陈平伯撰。后吴子音刻叶、薛、缪三家医案时，附录此卷，易名为《温热赘言》却题寄瓢子述，后人认为是薛生白所作。姑勿论作者为谁，现以《温热经纬》为准，名之曰："陈氏升泄法。"王孟英评注此条，颇多偏见，如云："下利正是病之去路，升提安可妄投；既有咳嗽胸痞之兼证，岂葛根、桔梗、豆卷之所宜乎？当易以黄连、桑叶、金银花。"果如王氏所增删者，则此方只泄不升，与作者立方原意不符矣。试看陈平伯自注云："温邪下利是风热内迫，虽有谵语一证，仍是无形邪热蕴蓄于中，故用葛根之升提，不任硝黄之下逐也。"此论实从《伤寒论》之太阳邪陷阳明用葛根黄芩黄连汤一法中悟出，且经实践检验而化裁者。葛根既是主药不可去，桔梗亦不可删。叶氏《幼科要略》论春温、风温初起，皆列清心凉膈散为首选之备用方。此方即凉膈散去芒硝、大黄之下药，加桔梗为舟楫之官，上行而清胸膈无形风热，陈氏此处用桔梗，即取其意。至于大豆黄卷，《本草纲目》谓能除胃中积热，王孟英自订之蚕矢汤，亦用之与黄芩、黄连、蚕矢、木瓜配伍，治热性霍乱、吐泻转筋，豆卷岂升提药乎？故陈氏升泄法之妙，在此三味，王孟英之一家之言，致使后人畏忌而弃置此法不用，良可慨也。

风热内迫肺胃，表里皆受，此证常见，尤以儿童为然，可用陈氏原方为基础，并据其原文所列之证候加味，常收良效。

陈氏升泄法原方（药量乃余所订）：煨葛根、黄芩、豆卷各15g，桔梗10g，橘皮、甘草各5g。身热，表证较重，无汗，微恶风寒，或往来寒热者，加柴胡12g，防风10g。身热，里热较甚，口渴喜饮，心烦，溺辣者，加金银花15g，竹叶12g，芦根30g。咳嗽痰稀，喉痒者，加前胡10g，北杏仁12g。痰稠难排者，加桑白皮、瓜蒌仁各15g。下利黄秽，肛热后重者，加黄连 10g，白头翁 15g。下利溏滞，腹满痛者，加厚朴 10g，山楂 18g。胸痞气逆者，加瓜蒌皮 10g，郁金 10g。胸痞脘闷，欲呕者，加竹茹 15g，半夏 10g。谵语一证较少见，而多是心烦懊侬不安，睡中梦呓，加山栀子 12g，豆豉 10g。

总之，前贤经验，可法可师，临证加减，活法在人耳。

## 二、温病阴竭气脱

李某，男，59 岁，莞城饮食业职工，素有咳嗽宿疾，两年来常苦目痛，视力减退。1962 年 6 月 21 日发病，初起恶寒发热，头痛咳嗽，经中西医治疗，高热持续不退，胸痛，痰中带血，烦躁谵语。7 月 1 日入院治疗，先由西医诊治。血常规：白细胞 $15 \times 10^9$/L，杆状核粒细胞比例 2%，中性分叶核粒细胞比例 86%，嗜酸性粒细胞比例 2%，淋巴细胞 10%，红细胞 $4.08 \times 10^{12}$/L，血红蛋白 110g/L。小便检查：尿蛋白（++），白细胞（++），透明管型（++），颗粒管型（++），血沉 77mm/h。初步诊断意见：①肠伤寒。②中毒性肺炎合并肾炎（余认为第二个诊断比较接近）。遂使用大量抗生素，输液及皮激素等治疗，未见好转。7 月 4 日，病情危笃，家人戚友均以为绝望，征得院方同意，舁回家中，一切后事均已措办停妥，唯以一息尚存，其子求余往诊，聊尽人事而已。

初诊（7 月 5 日）：病者神志丧失，目睛混浊，瞳孔对光反射消失，面色苍白，颧红、气喘痰鸣，额上及四末微汗自出，双足躁动不宁，两手撮空，筋肉惕动，口噤不开。撬视之，舌干绛枯萎，舌苔黄黑而焦，以水少少沃之，尚能下咽，其脉细劲数疾。其戚友皆谓病已至此，待时而已，无须服药。余曰："论证则死候皆见，论脉则尚未绝望，余既来，岂可不勉尽人事？" 其子请即下药，遂书下方，嘱其浓煎，少少频灌。处方：人参 6g，麦冬 5g，五味子 4.5g，龟甲 30g，牡蛎 30g，阿胶 12g，地黄 24g，芍药 18g，炙甘草 4.5g，茯神 15g，山药 18g，珍珠末 2 支（每支 0.33g）。

二诊（7 月 6 日）：据云昨日药灌至下午，夜间撮空躁动稍减，瞳孔对光稍有反应，黑睛混浊略减，口噤稍开，呼之似有知觉，仍不能言，舌仍干绛，焦苔稍退，唯脉仍细劲数疾无伦，险候未过，前方加石菖蒲、远志各 3g。中午药服完，神色渐好，下午4时突然面色苍白，大汗出，四肢厥冷，手足躁动转甚，神志完全丧失，家人为之沐浴穿衣，环绕而泣。其子急请余至，持其脉数无序，急令浓煎上等人参18g灌之。及暮，厥回汗收，夜间气喘较平，躁动渐止，沉沉如睡状。

三诊（7月7日）：神志渐清，听觉恢复，与之言能点头以示可否，目睛混浊者大减，舌可伸出口外，与稀粥能自吞咽。舌肉仍干焦，黑苔退，转为黄燥，脉虽弦细，数象已减，病有转机，仍主前法出入。前方去五味子加天冬15g，玉竹24g。

四诊（7月8日）：神志已清，能言索食，进稀粥一碗。左目见物，右目昏翳，小便知觉恢复，大便二日未行，舌质由绛转红，苔黄干，咳嗽频繁，痰稠色如铁锈，自述胸痛，右肢不遂，下肢浮肿，脉弦细数。用育阴益气、肃肺涤痰之法：人参6g，生地黄24g，玄参18g，天冬15g，麦冬15g，玉竹24g，白芍18g，阿胶10g，牡蛎30g，蛤壳24g，石决明30g，川贝母10g，百合15g，橘红3g，珍珠末2支。

五诊（7月11日）：前方服3剂，思食软饭，精神渐好，能靠坐片时，咳嗽减少，但痰中带有血丝，右臂若废，右目赤翳，小便短赤，大便秘结，面色不华，舌红苔薄黄，脉弦数无力。遂予六味地黄汤加人参、麦冬、桑叶、菊花、贝母、沙参、石决明等善后，并邀针灸科医师为针治，眼科医师为之治目。调理至月底，肿消咳平血止，右臂亦举动自如，唯灵便轻劲较前大减，左目复原，右目已失明矣。9月复任职于饮食业焉（病者愈后，存活8年半）。

**按语：**此病乃温邪久羁，阴竭阳亢，内风升动而元气离亡之候，已死症迭见。唯脉尚弦细数疾，一线生机未泯，卒能起九死于一生；若脉见浮大空豁，按之散乱者，虽卢扁莫救矣。叶天士云："热邪不燥胃津，必耗肾液。"故热病初中期常见肺胃津伤，后期则多见肝肾阴竭。阴竭则阳无所恋而上亢化风，故吴鞠通立三甲复脉汤，大定风珠、小定风珠诸方，正为此等证而设。然临床所见，阴虚阳亢之甚者，元气亦将离亡。盖元气无形，乃根基于真阴，而附于真阳，阴平阳秘则元气充旺，阴竭阳浮则元气离散。凡脉见细弱而极数，或芤，或促者，是元气将脱之兆，非用人参不能挽救

（脉细而微者须加附子），此病首次两日皆用人参6g，然力犹不足，故病虽暂好，而第二日下午突现元气暴脱之险象，苟非及时用大量人参，则莫可挽回。吴氏取仲景复脉汤去桂枝、生姜、大枣之温，谓治温邪不得再补其阳，是矣；奈何将人参亦谓其补阳而一并去之，实是智者一失。仲景治阳明热病汗多，脉芤，舌上干燥，大渴欲饮水数升者，白虎汤尚可加入人参以扶元气，救津液，岂有温邪久羁深入下焦，真阴欲涸，元气衰残者，反不能用人参之理乎？且人参品种甚多，有甘凉补肺生津之西洋参，有甘温益气补脾之吉林参，有强心救脱，挽回欲绝元气之长白山野生人参，均可随证选用也（此案曾刊载于《广东中医》1963年第2期）。

## 三、春温（脾肾阴竭）

1945年春，西正街若兰烟店之吴姓女，年11岁，患春温20余日，更医六七手，中西药物遍投，病危时请余治。其症身热如燔，神迷如寐，大便失禁，泻下溏黄，小溲涓滴，四肢搐搦拘急，口噤咬牙，舌强失语。撬视之，舌质光绛，中心焦黑，六脉沉细数促，至数不清。形肉尽脱，胸腹白疹隐隐，白如枯骨。问其致病之由，兼阅旧方，乃知初起症如一般时感，而疲惫神倦，西医用退热剂三日，病反复。中医先用三黄白虎汤，热不解，反增神昏谵语，筋肉惕动。更医谓邪入心包，用紫雪清宫汤两剂，更沉迷不醒，大便失禁，痉厥交作。余思此病历经凉解，未曾用辛温燥劫之品，而日转重者，盖此儿禀赋薄弱，伏温初起，即疲惫神倦，阴气先伤故也。眼下见症乃脾肾阴竭、肝风内动之候，势颇凶险。即用西洋参、怀山药、炙甘草、金钗石斛、熟地黄、牡蛎、阿胶、冬虫夏草、枸杞子为剂，冲服人乳、珍珠末，并用燕窝煎汤代水煎药，煎成大半碗，撬齿频灌。是夜呼吸调和，痉厥渐减，两剂后神识渐清，小便通，腹泻止。续进两剂，热退七八，能言索粥，往日之枯疹如屑脱落，胸腹遍布晶莹水珠，再用补剂调治，1月始能起步。

**按语**：40年前，余仿效邓寿生峻补脾肾真阴之法，救治白疹坏病屡效。东莞人所谓白疹，即叶天士《温热论》所称之"白㾦"，叶氏谓"邪虽出而气液枯也，必得甘药补之。或白如枯骨者多凶，为气液竭也"。然救治得法，亦可化凶为吉。邓寿生擅长温补，即如此方，深得叶氏以甘药补其气液之旨。当时乃抗日战争时期，广东沦陷，医疗条件极差，无法确诊为何病，余认为以肠伤寒可能性较大，虽病发于春，然广东之肠伤寒，四季皆有，直至今日，更是如此。

## 四、暑厥

李某，男，38岁，羊杞坑农民。1962年8月下旬即觉不适，28日寒热如疟，医用截疟剂，疟止，随即脘闷泄泻发热，经西医治疗后，泄泻亦止，发热如故，9月5日神昏肢厥，连夜抬至本院留医部。

初诊（9月6日）：体温37.9℃，身热不扬，四肢厥冷，僵卧如尸，颈项强直，目瞪不合，腹壁深陷，腹肌挛急，面色晦滞，神志不清，舌謇失语，时作太息，大便数日不行，小溲失禁，混浊色赤。脉沉数，糊混不清，舌边尖赤，苔黄白厚浊。此暑湿秽浊之邪，深伏膜原，发为疟痢，本乃伏邪外达之机，治不得法，致邪无出路，熏蒸心包，蒙蔽清窍，内闭渐成，外脱将至。急进清凉芳冽之剂，清心通窍，辟秽化浊，解热搜邪，冀其神清乃吉。外方：至宝丹1瓶，金银花18g，石菖蒲4.5g，郁金6g，竹叶12g，鲜荷叶24g，滑石18g，木通10g，活水芦根30g，冬瓜仁18g，佩兰叶4.5g，黄连4.5g。

二诊（9月7日）：昨夜神识渐清，舌能伸，目能转动，颈项仍强，默默不知所苦，答非所问，小溲短浊，脉至数略清，舌苔转黄厚干燥，口秽喷人，大便未行。是心包之郁热暂解，膜原之伏邪犹存，已渐成里结，不直捣其巢穴，恐其熏蒸燔灼，痉厥神昏复至，拟达原饮加大黄，仍佐清心辟秽。方用：槟榔12g，草果4.5g，厚朴4.5g，知母10g，黄芩10g，大黄12g，竹茹18g，焦栀子10g，冬瓜仁18g，郁金6g，石菖蒲4.5g，至宝丹1瓶。服药后4小时，解酱色胶粪甚多，俄而恶寒战栗，即大汗淋漓，沾衣透襦，四肢冰冷。值班护士恐其暴脱，急呼余至，诊其脉沉细虚软，呼吸匀顺，曰："此战汗，非脱也。"其时患者已呼呼入睡。

三诊（9月8日）：今晨神志清朗，答问流利，始知身在医院。脉来细软和缓，舌苔退薄大半，仅舌根微黄，诸羔悉除，唯自觉全身倦息，气怯口干而已。

盖腑气通，腠理开，伏邪已溃，解后元气津液俱伤，炉灰未熄，拟益气滋液，兼搜余邪为治。处方：西洋参 4.5g，生地黄 18g，石斛 12g，白扁豆 18g，甘草 3g，谷芽 15g，竹茹 15g，枇杷叶 10g，冬瓜仁 15g，佩兰叶 4.5g，黄芩 6g，焦栀子 6g。

服后知饥进食，能起坐步行，调理两日出院。

**按语：**此病来势甚凶，而愈病之速，出乎意外。惜当时设备所限，未做任何化验检查，唯有从张凤逵《伤暑全书》之例，名之曰"暑厥"。究其发病经过，颇类昔人所称之"伏气"为病，温病学家论伏气，莫衷一是。余认为外感热性病中，发病时以里证为主者皆可按伏气治之。此例发病于夏秋之交，暑邪夹湿，伏于膜原，而秽浊熏蒸，蒙蔽神明，遂致昏厥。其脉沉数混滞，舌苔黄白厚浊，是邪仍在气分，最忌误认为营血之病。《洄溪医案》有清芬辟疫之法，方用鲜石菖蒲、鲜泽兰叶、青蒿、芦根、白茅根等味及辟邪解毒丸散，何廉臣盛称之。余仿其法，暂祛其氤氲秽浊之气，使神志得清。然邪之巢穴尚在膜原，故用吴又可达原饮加味，以消磨疏利之品，攻其伏邪，荡其里结，乃得腑通便行，腠开汗出，伏邪尽解矣。此乃祛伏湿之妙法，叶天士《温热论》及薛生白《湿热条辨》皆有论湿浊内伏膜原之文，而蒋宝素《医略十三篇》记其师王九峰用达原饮治伏邪甚神，皆可互参也（此案曾刊载于《广东中医》1963 年第 2 期）。

## 五、伏暑阳证变阴

1956 年秋某夜，余正在卫协开会，一渔民叩门寻至，抱一五岁小孩何某求余急诊。据云，病已二十余日。当时患儿昏迷烦躁不宁，四肢厥冷，已过肘膝，头身反灼热，气喘胸高，鼻扇，腹满绷紧，敲之作鼓声，下利鲜血，而面色苍白，目不识人。舌红，中心黑滑，脉数疾，至数不清，重按则散。此真阳欲脱之候，顷刻即大汗淋漓，无可挽救。急投大剂四逆汤加人参、当归。恐煎药需时，乃用星群药厂之提炼中药令其频灌。

翌晨来诊，据云昨夜服药后躁扰稍定，四肢已温，便血大减，且得安睡片时。余仍用前方，干姜、附子减半，加白芍，两剂烦躁止，神志清，脉象敛，大便硬矣。但气喘咳嗽如故，身热不退，舌黑苔转黄浊，口秽喷人，渴饮溲赤，盖此病本乃暑邪伤气为患，以前过用苦寒攻伐，致阳证变阴。今进温补3剂，阳回而暑热本证现也。改用竹叶石膏汤加石斛、西瓜翠衣，两剂，热减喘平渴止，黄苔退薄，小水清长，而浑身白疹遍出；唯神气疲乏，杳不知饥，不能起坐。又改用西洋参、怀山药、茯神、石斛、麦冬、炙甘草、糯稻根须、佩兰、南豆皮清补气液之品，精神渐好，食量日增，但1周未大便。前方加火麻仁，便仍不行。是日患儿食量甚好，过食肉饭，次日又发热谵语，舌苔黄，脉滑数有力，其母见病情反复，甚忧。余曰："毋恐，此食复也。"径用栀子、豆豉、枳实合小承气汤1剂，得大便通利，热退，谵语息。再服轻清和胃药两剂，舌黄苔化净。即改用人参、黄芪大补，匝月始能行，而发尽脱矣。此病甚险，而病情复杂，寒热攻补四法俱曾用到，每病情转变，即当机立断改易方法。由此可知，病万变，药亦万变，医者当审证立方，灵活施治，不独治温病为然也。

**按语：**此病颇似肺炎合并心衰，惜当时条件所限，未有西医学之各项检查耳。

# 第九章　呼吸系统疾病

## 第一节　急性支气管炎（阴虚肺燥，风温上受）

王某，男，27岁，1955年秋末，患风温咳嗽，医用桑菊饮、止嗽散等治之五六日不效。余诊其脉虽浮数，稍按则软弱无力，舌红而干，乃用叶天士辛甘凉治上燥之法治之，如沙参、桑叶、天花粉、梨皮、甜杏等，效亦不著。细询之，缘患者乃阴虚本质，稍劳则火升头晕耳鸣。因明代汪蕴谷《杂症会心录》有时气咳嗽一章，其论云："盖肺属金，体本燥，通肾气而子母相生。肾阴不足之人，肺阴必虚；且水亏不能涵木，肝阳易亢。秋冬季节，雨泽愆期，凉风至，燥气生，天燥外入，肺燥内发，则咳嗽无痰，咽干口燥矣。又风为阳邪，阴虚之人，肝阳勃郁，与外风两相感召，则鼻塞流涕，耳鸣头晕矣。外邪侵袭，肺合皮毛，故亦有恶寒（不甚）微热之候，此病以本虚为主，虽感外邪，宜内外兼治，始克有济。"汪氏用何首乌、玉竹、黑豆、川贝母、麦冬、桑叶、桔梗、甘草、枇杷叶、牡丹皮、地骨皮、梨汁。余仿其法化裁，乃新订"首乌玉竹饮"一方，用何首乌、玉竹、玄参、麦冬、桑叶、菊花、甘草、桔梗八味。以何首乌、玉竹柔润息风为君，玄参、麦冬滋水清金为臣，此四者治其本虚。桑叶、菊花辛凉疏风为佐，甘草、桔梗泻火利咽为使，此四者治其标实。病者服之，一剂即诸恙均减，再剂而瘥。此后凡阴虚之人，患时气咳嗽者，悉本此法治之皆效。如声嗄者加竹蜂、沙参、梨皮之属，痰多者加川贝母、甜杏、瓜蒌之流，皆效如桴鼓。然医者多畏忌玉竹，更有谓外感咳嗽服玉竹者永无愈期，此与吴鞠通畏忌桑白皮如出一辙。然《备急千金要方》早有葳蕤汤治外感病之例。俞根初之《通俗伤寒论》，从《备急千金要方》化裁制订"加减葳蕤汤"，治阴虚风温。蒲辅周老前辈治温病化热伤津者，善用玉竹，详见其医案中，皆彰彰可考。故医者当"勤求古训，博采众方"，不能"各承家技，终始顺旧"也。且凡药皆有所偏，其所偏正是其所长，吾人当识其偏而善用之，以治脏腑阴阳气血之偏，不能畏其偏而废弃之也，岂独玉竹为然哉！

# 第二节　痰饮喘咳（夏月感寒）

林某，男，57岁，饮食业职工，为人勤朴，素有痰饮宿疾（西医诊断为老年慢性支气管炎），平日咳嗽痰多，林不以为意，未行系统治疗。1967年6月，淫雨连绵，患者凌晨上班，天凉衣单，遂感外邪，咳嗽加剧。医套用桑菊饮、止嗽散之类，治之四日，反而气喘咻咻，痰白而黏。余诊其脉浮缓，左弦，舌苔薄白而滑，病者自述寒热往来，一日数作，头项强痛，胸脘痞满不舒，时作干呕。此外感风寒，太阳少阳合病也，处桂枝柴胡各半汤·桂枝、芍药、炙甘草、生姜、大枣、柴胡、半夏、党参、黄芩、茯苓。余告病者："此药服后，寒热头痛可愈，明日当复来，再用除痰止咳之方。"翌晨，患者来复诊，笑曰："此药服后，不但头痛、恶寒、发热尽解，而且一觉安适，咳止气顺，我已上班，先生谓今日为我除痰止咳，大可不必，以免花费公家医药费也。"余曰："汝新病虽愈，而痰饮宿疾未除，当乘胜追击，以冀一劳永逸，才是真正节约。"遂令服六君子汤加干姜、细辛、五味子。又3剂，患者自觉良好，坚决停药。余通知其单位领导，给予成药六君子丸，间歇服用，病根遂除。

**按语：**老年病痰饮（慢性支气管炎）者，常缠绵难愈，且易感外邪，若治失其宜，每感冒一次，则病情加深一步。然若能于此时迅速顿挫病势，则外邪尽解之后，宿疾亦可随之减轻，且有向愈之机，数十年来，我见不少。

# 第三节　老年慢性支气管炎合并肺气肿（温邪夹饮）

张某，男，69 岁，1994 年 11 月 21 日来诊，平素嗜烟酒，久咳多年，经 X 线检查数次，均诊断为老年慢性支气管炎合并肺气肿。今感受冬温，发热喘咳，经某医院用西药治疗九天，热稍降而喘咳甚。病者形体尚健，低热（37.8℃），咳嗽气喘，痰稠而黄，喉中痰鸣，胸脘痞闷，心烦少寐，口干渴，小便频短，舌苔微黄，脉浮滑数。今根据《伤寒论》云："阳明病，脉浮发热，渴欲饮水，小便不利者，猪苓汤主之。"又"少阴病，下利六七日，咳而呕渴，心烦不得眠者，猪苓汤主之"。则此例乃温邪化热，与宿饮相搏，当从小便去之，与仲景之论有相通之处，即予猪苓汤加味：猪苓、泽泻各 20g，茯苓 25g，滑石 30g，阿胶、枇杷叶、车前子各 15g，苦杏仁 12g，3 剂。

药后热退，脉和，喘平气顺，小便量多，唯久病痰嗽未除，胃纳不佳，嘱其戒烟酒，常服参贝六贤散加味：西洋参、川贝母、胆南星、半夏、车前子各 15g，橘红、甘草各 5g，玄参、蛤壳各 20g，薏苡仁 30g。咳频则加苦杏仁、枇杷叶；痰多，溺短则加瓜蒌、茯苓；病者间歇服之，宿疾渐瘳。随访 2 年无复发。

**按语：**《金匮要略》云："夫短气有微饮，当从小便去之。"后世医家均认为利小便乃治痰饮之一大法门，《金匮要略》之苓桂术甘汤、五苓散乃补脾通阳利水之法，肾气丸乃补肾温阳利水之法，而缺育阴清热利水之法。何老借用《伤寒论》之猪苓汤以补充之，屡收良效。试将五苓散与猪苓汤进行比较，则一目了然。两方同用猪苓、泽泻、茯苓三药利水，而五苓散用白术补脾，桂枝通阳。猪苓汤用阿胶育阴，滑石泄热。由此可知，二方各有所宜。且"人年四十，阴气自半"，老人多静少动，加以烟酒助火，易生积热，若感外邪引发宿饮，则化热恒多，若进温燥，便有劫液伤津之弊。

《金匮要略》云："病痰饮者，当以温药和之。"仲景用"和之"两字，大有深意。然则所谓温药者，并不限于温补、温阳、温散，凡能舒展气机，使痰饮无所停留，如苦杏仁、枇杷叶、旋覆花、半夏、胆南星、橘皮等之辛苦微温，能宣能降，皆属"和之"之法。王孟英所辑之《鸡鸣录》有"参贝六贤散"一方，由西洋参、川贝母、法半夏、胆南星、橘红、甘草、玄参、蛤壳八味药组成。据云"治久嗽胸膈不舒，痰多食少极效"，则是以温药展气通津涤痰之中，又寓益气清火之法，对老人痰饮久病而兼气虚有火者最宜。此例经常服用，得以却疾延年。

# 第四节　肺炎（邪留少阳）

张某，男，14岁，初中学生，1981年8月10日门诊。患者于5月初出现发热咳嗽，经中西医门诊治疗未效，于5月4日入某院治疗，经X线确诊为大叶性肺炎，治疗4周，诸羔悉减，唯低热不退（38℃左右），咳嗽未止，乃转院治疗。据述第二次X线显示右下肺病灶尚未消散。此后缓慢好转，延至7月底，热退至37.2℃，咳嗽尚余多少。第三次X线检查，据云病灶已大部分消散，只余少许淡薄阴影。乃回家调理，继续在该院门诊治疗。出院后第六天（8月5日）又发热，多方治疗数日，持续不退，白晨至营，稽留于37.8～38.6℃。8月9日，X线复查：右下肺有散在不均匀之片状影，血常规·白细胞$8.5\times10^9$/L，中性粒细胞比例89%，淋巴细胞比例11%，红细胞$2.8\times10^{12}$/L，血红蛋白92g/L。家人认为已遍用抗生素、激素，不愿再行入院，乃来我院门诊。

患者形瘦色悴，短气懒言，体温上午37.8℃，下午38.5℃，深夜38℃，无头痛恶寒，皮肤干涩无汗，咳嗽声低，痰白而黏，胸脘痞闷，按之濡，右胁发胀，间有隐痛，纳呆食少，大便数日一行，但不干结，腹软无压痛，小便微黄，口苦微渴。舌正红，苔白不燥，舌心略厚，脉弦细数，右寸略浮。当时辨证为风邪犯肺，久病伤气，正虚不能达邪外出。昔东垣治外感风寒，内虚蕴热，咳而吐血者，用麻黄人参芍药汤，今仿其意：麻黄5g，党参15g，白芍15g，麦冬12g，五味子5g，炙甘草5g，黄芪12g，桂枝5g，川贝母6g。

二诊（8月11日）：昨日服药后，下午热升至38.8℃，咳嗽频，胸痞胁痛反增，余羔依然，舌脉同昨。此病正虚邪实，昨药偏于温补，未中病机，医家云"二虚一实，偏治其实"。转方用苇茎汤合泻白散，以清肃肺金，涤痰清热：

桑白皮 15g，地骨皮 15g，甘草 5g，黄芩 12g，苇茎 30g，冬瓜仁 30g，薏苡仁 25g，瓜蒌仁 10g，川贝母 6g，南沙参 15g。

三诊（8 月 12 日）：热仍未降（38.7℃），咳虽略少，但排痰乏力，胃纳更差，时作干呕，舌上反遍布白苔，中心厚向边尖渐薄。余沉思良久，转方用小柴胡汤加味：柴胡 10g，半夏 10g，黄芩 10g，太子参 15g，杏仁 10g，生姜 3 片，大枣 4 枚，茯苓 15g，陈皮 5g，厚朴 6g。

四诊（8 月 13 日）：昨暮得微汗，热降（38℃）。家人谓发病 3 个月以来，虽炎夏亦少出汗，昨日汗后，患者稍觉轻快，咳减，排痰较易，舌苔略退，效不更方，柴胡增至 12g。

五诊（8 月 14 日）：昨午微汗续出，热续降，舌苔续退，胸胁渐舒，胃纳稍振，得大便一次，仍用前方，柴胡增至 15g。

六诊（8 月 15 日）：昨午后得畅汗，热退身凉（36.6℃），病者神气益然，舌苔退薄过半，咳嗽大减，胁脘舒和。前方去厚朴，加石斛 15g，糯稻根须 20g，柴胡减为 10g，又 3 剂而诸症悉退，改用六君子汤加黄芪、芍药、怀山药、白扁豆、石斛等培补肺脾，遂日渐康复，月底 X 线复查阴性。

**按语：**《伤寒论》云："伤寒瘥以后，更发热者，小柴胡汤主之。"徐灵胎《伤寒论类方·小柴胡汤条下》云："此复症也，非劳复，非女劳复，乃正气不充，余邪未尽，留于半表半里之间，故亦用小柴胡汤。"患者第二次出院时，虽未痊愈，亦已向瘥，唯久病迁延百日，正气未充，余邪未尽，故数日后更发热，即徐氏所云"复症"也。来诊时，既无太阳表证（无头痛恶寒），又无阳明里证（虽不大便，但腹软不痛），更无三阴之虚寒与营血之炽热，可知病邪仍在气分，正如徐氏所谓"留于半表半里之间"也。患者主诉之口苦，胸胁痞胀，脘闷食少及脉弦细，皆少阳证。虽无寒热往来，然仲景明言："伤寒中风，有柴胡证，但见一证便是，不必悉具。"且"身有微热，或咳者"，亦是小柴胡汤所主。但余为 X 线确诊之"肺炎"二字所左右，临床思维囿于"肺经"，以致初诊犯"实实"，二诊犯"虚虚"之禁。三诊吸取教训，排除干扰，仔细辨证，病情始有转机。

此病服小柴胡汤得畅汗而解。仲景于少阳病禁汗而重用柴胡，可知柴胡非发汗药也。其所以得汗之机理，仲景曾于《伤寒论》第230条申明小柴胡汤之功效："上焦得通，津液得下，胃气因和，身濈然汗出而解也。"正是小柴胡汤能扶正祛邪，调和内外，疏瀹气机，故正气复，邪外达，汗出而解。叶天士治温病邪留三焦，如伤寒中之少阳病者，畏忌柴胡不用，改用杏仁、厚朴、茯苓等类及温胆汤之走泄，望其战汗而解，实乃从仲景书脱胎而来，其法亦轻灵可师。今患者苔白不燥，故立方时兼采叶氏之长，于小柴胡汤中加杏仁开上，陈皮、厚朴宣中，茯苓导下，既和解表里之半，又分消上下之势，相得益彰，故收捷效（此案刊载于《新中医》1986年第9期，文字有出入，今据原始稿）。

# 第五节  老年肺炎（冬温伏热）

周某，男，82岁，某厂退休职工。年前曾患胃病甚重，来本院门诊，余用《金匮要略》麦门冬汤治愈，健康良好。1973年初冬，患者去广州旅游，感受冬温，复因饮食不节，甘肥炙煿无度，遂发火病。在广州经X线确诊为大叶性肺炎，中西药物治疗经旬，未见好转，家人护送返莞，来医院门诊。其人神志尚清，下肢浮肿，发热持续不退（38.5～39℃），喘咳不已，痰涎如白胶，言语难出，胸膈痞塞，胁脘疼痛，汤水只能缓进，时有呃逆，尿短便窒。脉数时止，寸关浮滑，舌质老敛干绛，舌苔黄滑腻浊。家人诉说已有医者说，老年喘咳，面肿，呃逆，脉歇止，皆不治，故已准备后事，但细辨此病，却不尽然。种种恶候，实由冬温阳邪与饮食积热，内外交蒸，烁液成痰，阻遏气机，肺失清肃，胃失通降所致，治之得宜，尚可却疾延年。拟用小陷胸汤荡涤胸膈热痰，苇茎汤肃肺宣络，合温胆汤和胃降逆。处方：黄连9g，半夏9g，全瓜蒌15g，苇茎30g，冬瓜仁24g，薏苡仁24g，北杏仁9g，陈皮6g，茯苓15g，竹茹15g，枳壳6g。

次日复诊，热降至37.6℃，呃除，脉无歇止，喘咳减，得溏便一次。前方再进1剂，热净，痰喘大减，能食稠粥，唯浮肿未消，小便未畅，仿叶天士治邪干阳位、喘而肿胀之法。处方：枇杷叶9g，北杏仁9g，焦栀皮9g，香豉9g，茯苓皮 30g，滑石 30g，通草 9g，薏苡仁 24g，瓜蒌皮 9g，白茅根 30g，1 剂即小便通畅，3 剂浮肿全消，能食软饭。但仍有咳嗽，牵引胁痛，咽干口燥，舌苔退薄七八，舌质仍干红，用俞根初桑丹泻白汤法，以清肺泻肝。处方：桑叶12g，牡丹皮 9g，桑白皮 15g，地骨皮 15g，甘草 4.5g，川贝母 6g，竹茹 15g，橘络 6g，南沙参 15g，紫菀 9g，3 剂胁痛全止，咳嗽尚余些少，唯咽干口燥，气怯神倦，改用清养肺胃，1 周而愈。至今经年，健康如常，每餐进食四两，能步行 5 千米。

# 第六节　老年肺炎（阴虚肺燥）

李某，女，87 岁，住莞城镇。1974 年 8 月下旬，感受秋温之邪，发热喘咳，在某院门诊 X 线检查诊断为大叶性肺炎。患者年老，不愿住院，医用抗生素两日，发热喘咳如故。改服中药，用辛凉轻剂四日，未效，病情日重，又延宕三日，病趋危，乃抬来我院门诊。患者神志昏瞀，似醒非醒，似睡非睡，耳失聪，口失语，给水尚能吞咽。身灼热（39℃），气喘促，时作呛咳，大便秘结，小便失禁，肢体时作震颤。脉弦细数，时时歇止，唇焦，舌干绛无苔。处方用三甲复脉汤合清燥救肺汤加减：生地黄 24g，阿胶 12g，胡麻仁 9g，甘草 4.5g，麦冬 15g，白芍 15g，牡蛎 24g，龟甲 24g，珍珠壳 24g，石膏 30g，北沙参 15g，北杏仁 9g，桑叶 9g。

此方连服两日，体温降至正常，咳疏喘减，神识渐清，乃去石膏、桑叶，加石斛、怀山药、百合、橘皮善后调理，胃纳日佳，活至 90 多岁。

**按语：**顾名思义，肺炎乃肺家疾患，病在上焦，而此例兼用下焦药者，乃鉴于病者之素质故也。《医宗金鉴·伤寒心法要诀》云："六气感人，为病同也，人受之生病异也。推原其人，形之厚薄，脏之寒热非一也，或从寒化，或从热化，或从虚化，或从实化，故多端不齐也。"此例为高龄患者，平素脏阴不足，阳气独亢，故温邪上受，易化燥火，重劫其阴；阴竭于下，则上燥愈甚，而孤阳则上冒为厥。然此与邪陷心包不同，故不用牛黄丸、至宝丹及清营凉血之剂，径用三甲复脉汤育阴潜阳，清燥救肺汤沃焦救焚，双管齐下，故虽高龄重病，亦能速效。

又按语：肺位最高，为五脏六腑之华盖，主卫，外合皮毛，故肺炎为病，多来自外感；外感有风寒暑湿燥火之不同，而治法各异。再论其传变，则头绪更繁，有邪入肺络，热痰蕴聚者；有胸膈积热，气壅不通者；有化燥伤津，肺叶焦枯者；有逆传心包，气营同病者；有阳虚外感，寒痰壅盛者。若迁延日久，变幻尤多，有邪留百日，竟在一经又移者；有发病数日，即迭现下焦证候者；诸如此类，殊难尽述。故肺炎之治，非一方一法所能尽事。昔年见有用麻杏石甘汤加鱼腥草、蒲公英，谓之"抗菌消炎，止咳平喘"，统治一切男女老幼肺炎，以求中医处方之"规范化"。当时余曾总结一年中住院之小儿肺炎213例，其中误用麻杏石甘汤致津气两伤，喘汗昏痉者比比皆是。由此可见，以西套中，力求简化，则中医学术将沉沦湮灭，无从发展矣。

然则肺炎之治，有法可循乎？曰："有，法在《伤寒论》之六经及《温热论》之卫气营血辨证论治中，精熟伤寒论和温病学说，自能以不变应万变，治疗肺炎，则游刃有余也。"平生所治甚多，现选采单用中药治愈者数例，分述于上。论年龄则老幼悬殊，论体质则强弱各异，而发病季节和治疗经过又有不同，故寒热攻补诸法亦因人而施。其中亦有大同小异者，学者于细微处探求，自能举一反三矣。

# 第七节　老年肺心病急性发作

## 一、老年肺心病急性发作（阴虚痰饮，风邪闭肺）

张某，男，72岁，退休职工，久患痰嗽，曾于1987年12月月底因冬寒喘发，入院治疗，诊断为慢性肺源性心脏病。余用生脉地黄汤为主方，随症加入玄参、蛤壳、川贝母、沙参、天冬、百合等金水相生之法得效，以平素肝阳偏亢，血压偏高，不受温补故也。出院后年余颇安。1989年6月，气候反常，初则炎酷迫人，继而淫雨连绵，凉风候至，患者感受时邪，发热三日，喘咳甚剧，于6月11日入院。体温38.5℃，血压170/110mmHg。患者面赤发热，汗多而头额颈背尤甚，咳嗽气促痰鸣，稍动则喘促更甚，呼吸（36次/分）若不相接续，汗亦涔涔多出，神情烦躁，口干渴饮，大便不行，纳呆脘闷，心悸慌乱。脉大数（130次/分）而坚，间有歇止，舌干绛，苔黄浊。血常规：白细胞$17.9×10^9$/L，中性分叶核粒细胞比例89%，淋巴细胞比例10%，单核细胞比例1%，红细胞$5.8×10^{12}$/L，血红蛋白173g/L，血沉102mm/h；X线示：慢性支气管炎，肺气肿合并感染；心电图：肢导联低电压，心肌损害，右心房负荷过重。诊断：慢性肺源性心脏病急性发作。病情危重，入院后即予吸氧，西药用抗感染处理，中药用辛凉解表、降气除痰之剂。翌晨，请余用药。余曰："患者年事已高，脏阴不足，加以久嗽伤气，肺肾两虚是其本。由于气不化津，津液蕴聚为痰，痰之产生虽溯源于本虚，而痰之存在，又是标实，故各种病理产物，中医皆谓内在之邪也。此刻复感温邪，以致内外交迫，肺卫心营受其熏灼而变生诸证。昨进清热祛邪，治法无误。然此病毕竟是本虚标实，故不可不兼顾其虚。喻氏清燥救肺汤乃两者兼顾之良方。"处方：西洋参10g（另炖），火麻仁15g，枇杷叶15g，石膏20g，北杏仁15g，麦冬15g，桑叶15g，北沙参15g，甘草5g，川贝母10g，瓜蒌仁15g（即喻氏原方暂去阿胶，而加北沙参、川贝母、瓜蒌仁清肺涤痰）。

此药投剂即效，热渐降，喘咳渐减，精神睡眠日好。此后悉本此法加减，便秘暂用大黄一两日，纳差则加竹茹、麦冬，津少则加玉竹、石斛、百合，外邪解后，去石膏、桑叶，仍用阿胶，加龟甲、牡蛎。7月19日能步行出院。出院时血常规：白细胞$7.0×10^9$/L，中性粒细胞比例69%，嗜酸细胞比例1%，淋巴细胞比例26%，单核细胞比例4%，红细胞$4.49×10^{12}$/L，血红蛋白132g/L，血沉60mm/h。

患者出院后每月来医院门诊一两次，服生脉地黄汤等补肺肾药，以为带疾延年之计，生活能自理。

## 二、慢性肺心病急性发作（温邪化燥）

李某，男，68岁，退休职工，有数十年吸烟史。近10年来久嗽不愈，且日趋严重，常喘促不得卧。1996年春夏之交，感受风温时邪，发热喘咳，入某院治疗，诊断为慢性肺源性心脏病，心肺功能失代偿期。中西药物并投，效果不显，病情危重，乃舁回家中，已准备后事，姑邀余一诊，以决生死。

5月7日初诊，病者骨瘦如柴，面色暗晦，翕翕发热（37～38℃），头项汗出，气喘痰鸣，呼长吸短，呈现三凹征。神思恍惚，烦躁不眠，语言难出，间有错语。颈静脉怒张，膝以下凹陷水肿，指甲口唇发绀，咽干口燥，渴不引饮，干呕恶食，脉浮细数促（125次/分，频发期前收缩），舌质老瘦而绛，舌尖起红粒，苔薄，干燥如沙，此久嗽肺肾大虚，复感温邪化火，肺叶焦枯，化源将绝，而邪热内迫心营危候，急进清燥救肺汤合生脉散、安宫牛黄丸加味，以希万一。处方：西洋参15g，麦冬15g，五味子10g，石膏30g，阿胶20g，火麻仁20g，桑叶12g，枇杷叶10g，甘草5g，川贝母10g，天竺黄10g，玄参20g，蛤壳20g，安宫牛黄丸一枚和服，3剂。

二诊：热退（36.7℃），汗出少，能闭目入睡片时，外邪暂解，险候未过。前方去桑叶、枇杷叶，加天冬15g，北沙参20g，3剂。三诊：神志清，发绀稍退，浮肿未消，喘咳未减，但排痰较易，脉不浮，仍细数（108次/分），舌苔化净而光绛不鲜，仍干呕恶食，且兼大便溏薄。清凉之药不宜续进，滋补之剂又不能过早，转方清养心肺，兼顾脾胃：西洋参15g，麦冬15g，五味子10g，阿胶20g，川贝母15g，南杏仁15g，怀山药25g，北沙参20g，炙甘草5g，石斛15g，白扁豆20g，谷芽20g。

用本方加减，治之匝月，病情渐有起色，日能进食，大便成形，夜睡安和，神思清朗，肿消过半，发绀亦退。唯稍动则气喘，呼吸若不相接续，脉仍细数，舌红无苔，此肺肾久虚，根蒂不固，非朝夕可愈，转方峻补肺肾，用人参固本丸、六味地黄丸加补肾纳气之蛤蚧、胡桃、五味子等，仍须照顾脾胃。1方：生地黄15g，熟地黄20g，天冬15g，麦冬15g，人参15g（西洋参、吉林参各半），怀山药20g，山茱萸15g，五味子10g，阿胶15g，蛤蚧一对，胡桃肉15g，龟甲25g，川贝母15g，炙甘草5g，隔日1剂。2方：六神汤，太子参15g，白术10g，茯苓15g，炙甘草5g，怀山药20g，白扁豆20g，加石斛15g，谷芽20g，每周1～2剂。两方交替服用至春节之前，已将半载，病者能生活自理，扶杖出门散步。

**按语：** 曾有医刊报道："从大量临床资料表明，肺心病急性发作期，用辛凉解表、清热涤痰之法（如麻杏石甘汤、银翘散）远较用温阳利水、温补肺肾之法（如小青龙汤、真武汤、肾气丸诸方）为优。"（《中医杂志》1988 年第 6 期）此论与余多年临床体会不谋而合。从 20 世纪 80 年代初，余运用清燥救肺汤加减治疗肺心病急性发作逾 50 例，能缓解症状，延长患者生命。而本例则是近年病例中之最危重者，亦用清燥救肺汤加味而获效。

试将清燥救肺汤之药物分为两组：一组乃桑叶、枇杷叶、石膏、杏仁、甘草，一望而知与麻杏石甘汤同义，仅用桑叶、枇杷叶之辛凉微苦，解表降气，以代麻黄之温散耳。此组乃治其标邪者也。另一组乃人参、胡麻仁（从仲景法，宜用火麻仁）、阿胶、麦冬、甘草，乃复脉汤去桂枝、生姜、大枣，以养心肺之气阴，此治其本虚者也，因肺心病急性发作毕竟是本虚标实之证，故喻氏此方最为合拍。

第二例既有外邪化火，化源将绝之呼吸功能衰竭之证，又有烦躁无寐，神思恍惚，言语错愕等肺性脑病之先兆，是邪陷心营，将成内闭危候，此时清燥救肺汤已独力难支，必须用安宫牛黄丸以清心凉营开窍，始克有济。至于豁痰止嗽之品，除常用川贝母、天竺黄外，余每用玄参、蛤壳两药最妙。蛤黛散乃李防御治愈宋徽宗宠妃痰嗽之方而传于世，王妃养尊处优，积热生痰，故宜用青黛之苦寒清降，而此例津气两虚，苦寒则化燥，故易以玄参之咸寒养阴。王孟英所辑之《鸡鸣录》，有参贝六贤散（西洋参、川贝母、胆南星、半夏、橘红、甘草、玄参、蛤壳），主治久嗽胸膈不舒，痰多食少极效，用玄参、蛤壳加入温燥涤痰药中，大有深意。余将其加入救肺汤中，可增强其除痰止嗽之效，故患者服药 3 剂，即热退汗收。外邪得解，乃去桑叶、枇杷叶之清疏，加天冬、沙参之清补。

余治慢病，时刻重视脾胃功能，病者服凉药多剂，虽得诸病递减，但胃纳仍差，且兼大便溏薄，"有胃气则生，无胃气则死"，故撤去凉药，加入扶持脾胃之品，必须中焦健旺，乃可顾及其他。

"冰冻三尺，非一日之寒"，根蒂不固，非朝夕可愈，故最后用峻补肺肾之药以培其根本，仍时刻扶持脾胃，病者带病延年，已逾一载，将来有无反复，则殊难预料也。

# 第八节　寒痰喘咳

西正街种福庵一老尼名丽公者，年逾花甲，一生茹素，平日咳嗽痰多。1945 年夏月，阴雨连绵，偶感风寒，即咳嗽痰喘，头眩，心悸，干呕，纳差。其徒辈均与本城时医相稔，于是东延西请，日易一医，而投药罔效。后延余至，诊脉浮濡而迟，苔薄白。患者自言背部有一冷气如掌大，余疏小青龙汤与之。其徒持方商于某医，医摇首曰："古人夏月无用麻黄之理，此方不可服。"仍用款冬花、紫花地丁、茅苇、南杏仁、川贝母、百合等疲药治之，病愈剧，三日后竟不能起床。不得已，再招余诊。余问曰："前方不效乎？何以病至于此？"其徒具述如上。诊其脉转沉迟，眩晕，呕逆不已，而浊痰上泛，咳嗽不能着枕，心中悸动，胁下拘痛。余曰："前次外邪尚在上焦，本可速愈，奈何迁延时日，病传卜焦，须治之数日也。"疏真武汤予之，嘱曰："幸勿与人商量，不然，又谓古人夏月无用附子之理也。"老尼服药后，是夜即能安枕，次日再服 1 剂，病减过半。后以苓桂术甘汤加五味子、干姜、胡桃肉、冬虫夏草善后而痊。嘱其常用红枣、黑豆、煨姜、糯米、党参煎水代茶。食素之人不食荤腥，不能用血肉有情之品调补，而此方有温养肺、脾、肾三经之妙。老尼遵嘱常服，痰嗽宿疾渐瘳，寿至 80 余岁。

# 第九节　热痰喘咳

生徒王某之父，住新涌，1945 年冬日患病，医治经旬不效，王生请余往视。见病者以棉被垫背而坐，喘咳气咻咻然，痰白如胶，身畔置暖水壶，频频少饮。问之，曰："病已十日，初起恶寒，发热而已，以为小恙，就近求医者诊治，已易三医矣，奈何不效。"诊其脉浮数而弦，舌黄腻而干，边尖红。余问曰："下午有寒热乎？"曰："然。"问："夜烦不得卧乎？小便不利乎？"皆曰："然。"

阅其前方，乃杏仁、贝母、瓜蒌、枇杷叶平淡之品。余即处猪苓汤，少佐沉香予之。约明天再往诊视。次日，此老偕王生步行至余寓，曰："真妙药，服后小便特多，喘咳大减，一夜安睡，今晨舒服许多，故能前来，免先生跋涉也。"再予前方增损，数日而痊。考仲景猪苓汤一见于阳明病篇，一见于少阴病篇，少阴病篇云："少阴病，下利六七日，咳而呕渴，心烦不得眠者，猪苓汤主之。"治饮当从小便去之，乃仲景示人之大法。真武汤、肾气丸诸方乃温阳利水，治痰饮属寒者之法，人皆知之。若育阴利水，治痰饮属热者之法，医者多忽，而猪苓汤实乃妙剂。余每用加沉香少许，既可降痰气之上逆以平喘，又可助下焦之气化以利水，奏效尤捷也。

# 第十章　循环系统疾病

## 第一节　心律失常（心阴亏损，心阳式微）

彭某，男，52岁，干部，有心肌劳损、心律失常病史。1991年9月因公来莞，以劳累过度，突然频发期前收缩，继发心房颤动，西医用去乙酰毛花苷、心律平等药治之，虽得暂时缓解，仍反复发作，时轻时重，9月12日来诊，其人形神憔悴，面色苍白暗晦，短气，言语不相接续，稍动则头额汗出如珠，手凉，手部发抖，自述心悸怔忡，头晕胸闷，脉沉细数而乱，三五不参，重按欲绝，舌胖深红，边尖色暗，有少许瘀斑，苔黄腻浊，论脉乃心阴亏损，心阳式微，阴阳有不相恋之势。论舌则痰瘀郁结。从程门雪先生"时病重苔，慢病重脉"之意，予参附龙牡汤合炙甘草汤加减：吉林参20g，附子25g，麦冬15g，五味子10g，炙甘草15g，桂枝10g，龙骨30g，牡蛎30g，煨姜10g，大枣20g，阿胶15g。

1剂汗大减，手温，再剂心悸怔忡减，脉数不乱（心房颤动得控制），仍时有结代（期前收缩未止），3剂汗全止，头晕胸闷亦除，神色转好，脉时有中止。但心烦，少寐，口干舌燥。此时心阳重振，乃撤去温药，转方以养心阴为主，益心气为辅：吉林参20g，麦冬15g，五味子10g，炙甘草10g，生地黄15g，熟地黄15g，阿胶15g，酸枣仁15g，黄芪20g，龟甲30g，龙骨30g，牡蛎30g。

此方连服 10 剂，诸恙悉蠲，睡安，神倦，脉仍细数，但无结代，舌苔退薄，舌质仍暗晦，善后之方以养阴益气为主，化痰祛瘀为辅：吉林参 20g，麦冬 15g，五味子 10g，炙甘草 10g，龙眼肉 15g，黄芪 20g，茯苓 30g，半夏 12g，橘皮 6g，田三七 6g，丹参 15g，隔日 1 剂，常服。

十月中旬，患者返回南京，元旦前托人送来书画两幅，并告知服药后一切安好，已正常工作矣。

**按语：**《伤寒论》中炙甘草汤用大量炙甘草，甘以缓急，熟地黄、麦冬、阿胶、火麻仁补心阴，人参、桂枝、生姜、大枣补心阳，具调燮阴阳、补气养血之功，乃治心动悸、脉结代之祖方。而此例已出现神衰气短，肢凉汗出之心阳式微征候，单用炙甘草汤缓不济急，故暂去方中熟地黄、火麻仁之寒，重用附子大温以振心阳，又加龙骨、牡蛎之固涩，五味子之敛补，以防其外脱。3 剂即得心阳重振，险浪已平，然心阴亏损则比较突出，若续用温药，恐其劫阴，乃撤去附子、生姜、桂枝，而还用原方之熟地黄、火麻仁（从柯韵伯意，以酸枣仁代之），加入龟甲潜心阳，黄芪固卫气，合成和平峻补之剂，旬日即得脉复神昌。

气不旺则生痰，血不行则凝瘀，乃此病之标证。病急之际，无暇顾及，而善后之方，须全面权衡标本。故于大队养阴益气药中，加入茯苓、橘半之涤痰，丹参、三七之祛瘀，皆消而不克之品，故患者服之颇安，近期疗效尚称满意。

# 第二节 病毒性心肌炎（热邪伤津耗气）

黄某，女，22 岁，职工，1995 年 12 月 5 日初诊。患者因公外出，劳累复感冬温时邪，发热不退，继而心悸，胸膺气逆，曾在某市某医院住院，诊断为病毒性心肌炎，三天未愈，乃返莞就医。来诊时发热蒸蒸（39℃），面赤，口渴，汗多，头项强痛，背微恶寒，脉浮大数而间歇不匀，心尖区有 Ⅱ 级收缩期杂音。心电图示：T 波倒置，ST 段下移，伴室性期前收缩。此乃阳明表邪未解，里热耗气伤津。先予白虎汤加味：石膏、芦根各 30g，葛根 20g，西洋参、麦冬、竹叶、丝瓜络、知母、甘草各15g，两剂。

药后热退，汗止，头痛止，唯口干心烦而悸，脉结如故。改用生脉散、复脉汤加减化裁，以生津益气养心：西洋参、麦冬、石斛各15g，五味子、炙甘草各15g，玄参、玉竹各20g，生地黄25g，牡蛎30g。此方加减调理半月，脉和病退，春节后心电图复查无异常，至今将两年，健康良好。

按语：《伤寒论·辨太阳病脉证并治》第177条云："伤寒，脉结代，心动悸，炙甘草汤主之。"诸注家皆认为："既曰伤寒，可知邪气未解。"尤在泾更解释其机理，曰："脉结代者，邪气郁滞而营卫涩少也；心动悸者，神气不振而'都城'震惊也。虽有邪气，而攻邪之法，无所施矣。"由此可知，《伤寒论》中所说之脉结代，心动悸乃感受伤寒（外感热性病之总称）之邪气所致，并非素有宿疾者，此与西医学所说之病毒性心肌炎相似，故中医自古以来，已有治疗心肌炎之方药。

前人认为，脉结代乃病危之象，验之临床，亦不尽然，而尤氏所云："虽有邪气，而攻邪之法，无所施矣。"亦不可固执。即如此例，虽见脉结代，心动悸，但病情尚非危重。且有高热汗出、口渴、脉大之阳明经证，若遽投补益，则有资邪助火之弊；若纯用攻邪，不兼顾其虚，又恐正气更伤。故用白虎、葛根、竹叶、丝瓜络以迅清阳明表里之邪热；又遵仲景法，加大甘草用量，又以西洋参、麦冬顾护心肺之阴。两剂即热退汗收，邪气外解，即转用复脉汤合生脉散加减化裁，以养心阴，固心气。后以此法为基础，治疗病毒性心肌炎多例，均获安康。

# 第十一章　消化系统疾病

## 第一节　呃逆（阴虚，风阳犯胃）

谢某，男，59 岁，教授，1992 年 7 月 21 日入院。既往史：32 年前曾患十二指肠溃疡及慢性胃炎，20 年前已做胃大部分切除手术，近 5 年来，患冠心病至今未愈，病情尚不严重。

今年 7 月 13 日，患者无明显诱因突然出现左下腹疼痛甚剧，尿频急，点滴不畅，第 2 日，干呕作呃，在广州某医院治疗，诊断为"肾绞痛"，1 周后腹痛缓解，小便仍黄短，呃逆未止，乃来我院治疗。血液及小便化验均无异常，B 超检查未发现结石，而左侧输尿管行径有压痛，左肾区亦有叩击痛，诊断为"泌尿系统感染"。用西药消炎治疗，溺黄减退，仍呃逆未止，用中药连苏饮合温胆汤加减两剂，呃逆反频，昼夜不止，寝食皆废。26 日请余会诊。

患者形神俱惫，言语声低，面黄带青，约每分钟呃逆一次，呃声不扬，而似有热气上冲，从腹至头，则头晕昏重如厥，不能起坐。咽喉干燥，饮水不解，小便微黄，大便干结，舌质正红，苔薄黄而干，脉大数而劲，左坚似革。辨证为阴虚阳化内风上胃，犯胃乘颠。胃气失降，上逆故呃，内风上扰故晕，予育阴潜阳、和胃降逆之剂：龟甲 30g，鳖甲 25g，石决明 25g，太子参 20g，北沙参 20g，生地黄 20g，麦冬 15g，白芍 25g，炙甘草 5g，石斛 15g，代赭石 20g，木蝴蝶 15g，紫苏梗 15g，竹茹 15g，水煎成一大碗，少少呷下。

1剂呃逆大减，2剂全止，3剂眩晕平，能起坐，进食安睡。31日出院，处一方常服善后：西洋参10g，麦冬15g，怀山药20g，半夏7g，玉竹20g，石决明25g，龟甲25g，生地黄20g，白芍20g，炙甘草7g，北沙参15g，石斛15g。随访半年，健康工作如常。

**按语：**呃逆一证，古籍多说病在中焦，然王叔和《脉经·序》有云："呃逆发下焦之问。"故并不限于中焦矣。昔年曾有误服补中益气汤升提致呃者，余用育阴潜降之法治愈（见《竹头木屑集》），此乃补偏救弊之变局耳。而此例并无误治，前所用之黄连、紫苏子、温胆汤，亦是常法，虽未见效，但非有错。余之所以径用育阴潜阳、和胃降逆之法者，一是根据患者之病史，二是凭脉验症。患者乃知识分子，平日思虑劳神过度，医家云："烦劳则阳张。"且年近花甲，"人年四十，阴气自半"矣。又曾进行手术及患有冠心病，其阴虚之本质，殆无疑义。其脉大而数，"男子平人脉大为劳"，兼数则是阳浮之象，左手坚劲似革，"革如按鼓识阴亡"也。程门雪云："慢病重脉。"脉症合参，显然是阴虚于下，阳亢于上，化风上冒为患。叶氏《临证指南医案·痉厥门》治顾某一案，可供借鉴，医家云："形瘦面青，阴虚阳气易冒。诸阳一并，逆为厥；冲气自下犯胃为呃……脉细劲，咽喉皆痛，乃真阴枯槁之象，水液无有，风木大震，此刚剂强镇，不能息其厥冒耳。"所立之方，吴鞠通在《温病条辨·下焦》中使用小定风珠是也。余师其义，立法以育阴潜阳为主，和胃降逆为辅，用三甲复脉汤合旋覆代赭汤加减，去阿胶、火麻仁之滋润，生姜、大枣、半夏之温燥，易以沙参、石斛、竹茹之清养，更有利于和胃。方中旋覆花一味，近年药肆所售者，味辛劣，刺喉，病者服之多呕，余每用木蝴蝶与紫苏梗代之。诸药配合得宜，故效如桴鼓之应。至于善后之方，则以补养胃阴为主，育阴潜阳为辅矣。

# 第二节　急性黄疸型乙型肝炎（阳黄，阴虚湿热）

刘某，男，41岁，医务工作者，有10年乙肝病毒携带史。1996年11月

20 日，患者自觉胃脘痞胀，食欲不振。11 月 23 日，患者发现小便深黄，皮肤、巩膜黄染，次日入某医院留医部治疗。肝功能示：谷丙转氨酶 1102U/L，谷草转氨酶 623U/L，总胆红素 144.4μmol/L，直接胆红素 468μmol/L，间接胆红素 97.6μmol/L。

入院后，西医用护肝疗法。11 月 27 日请余会诊。患者全身黄染如橘子色，小便深黄如茶，脉弦滑数，舌暗红，苔黄厚腻。此湿热邪毒郁聚中焦，用大柴胡汤、茵陈蒿汤、栀子柏皮汤加减：柴胡 15g，半夏 12g，黄芩 15g，黄柏 15g，大黄 15g，栀子 15g，茵陈 25g，田基黄 30g，鸡骨草 30g，郁金 15g，赤芍 15g，金钱草 30g，甘草 5g，2 剂，每日服蝼蛄粥。

二诊：泻下黄秽溏便，胸脘稍舒。前方去大黄，加白花蛇舌草 30g，白茅根 30g。三诊：此方加减服 5 剂，黄疸减退，小便转淡黄，口苦咽干，舌苔退薄，脉弦数。病者平素阴分不足，祛湿清热方中加入育阴增液之品，仿甘露饮意：田基黄 30g，鸡骨草 30g，茵陈 25g，黄柏 10g，玄参 20g，生地黄 25g，麦冬 15g，南沙参 15g，石斛 15g，竹茹 15g，薏苡仁 30g，夏枯草 15g，郁金 15g。此方加减服半月，其间做肝功能检查（12 月 5 日）：谷丙转氨酶 97U/L，谷草转氨酶 102U/L，总胆红素 45μmol/L，直接胆红素 13μmol/L，间接胆红素 32μmol/L。

患者病情大有好转，12 月 8 日出院，单用中药治疗。患者精神颇好，胃纳佳，黄疸退净，小便清，唯晨起口干咽燥，饭后胁脘隐痛，脘微胀，小有劳则腰酸痛，舌净，脉弦细，邪退正虚，面有苍黑斑点，用一贯煎合四君子汤加减：川楝子 15g，北沙参 20g，麦冬 15g，生地黄 20g，白芍 25g，太子参 20g，茯苓 20g，怀山药 20g，甘草 5g，石斛 15g，南豆花 15g，郁金 10g。此乃一贯煎去当归、枸杞子，改用白芍，四君子汤去白术，改用怀山药、石斛，再加南豆花、郁金之清化也。因炉烟虽熄，恐灰中有火，体质虽虚，不宜温药，故用药如此。此方服至 1997 年 1 月中旬，患者病愈。间用四君子汤合六味地黄汤加减，以扶持胃气，顾护真阳，患者神健纳佳，体重增加 5kg。1997 年 5 月 2 日化验检查：谷草转氨酶 49U/L，其余均正常。

**按语：**此例来势甚凶，用西药护肝，中医辨证施治，两者配合，收效甚速。中医处方用药，可分为四个步骤：①患者初诊，病情发展迅猛，邪势鸱张，恐其内陷，治急病，须行霸道也，故用大苦大寒之剂，扫荡其湿毒热邪之巢穴，得以顿挫病势。②病者素禀阴虚，邪势稍挫而阴虚之象已露，然此际主要矛盾仍是邪实，又不可不顾护其虚，故仿甘露饮意，于化湿清热之中稍加养阴增液之品，使不相悖。③及至邪退正虚，则以扶正为主，叶天士《温热论》指出："面色苍者，须要顾其津液，清凉到十分之六七，往往热减身寒者，不可就云虚寒而投补剂，恐炉烟虽熄，灰中有火也，须细察精详，方少少与之，慎不可直率而往也。"故虽用一贯煎合四君子，但撤去温药，成甘平清补之剂，亦即叶氏所云"少少与之"之活用也。④善后之法，扶持脾胃，顾护真阴，则阴气充而体健神昌矣。

# 第三节　热痢（邪热深入少厥）

1944年，莞城乃日伪统治区，其时磺胺及抗生素尚未为开业西医广泛应用。圆沙二甲黄某之妻，是年初春患病，误用温补，遂成滞下，中西药纷投十余日而病日重，已抬出大厅，备办后事，医者亦辞不治。屠户何善荐余视之。病者面色黧悴，壮热如燎，腹痛如绞，日夜无休时，烦躁昏瞀，目不交睫者数日。而滞下红白相兼，日五六十行，唯以厚纸垫床，时时更换。且大渴无度，时作呃逆，一望而知棘手重症。其家为当时权贵，主事人甚多，见余年少，轻蔑而问曰："此病汝能治否？"余曰："《内经》论肠澼滞下云，身热不休者死，腹痛不休者死，是死症重见，幸脉虽细数尚有根，舌质虽绛而黄苔满布，邪虽盛而正犹未溃，当勉力图维。"处大剂黄连阿胶汤去鸡子黄合白头翁汤，加生地黄、乌梅、川楝子、延胡索。是夜腹痛稍减，滞下稍疏，能睡片时。3剂而痢止，热亦退，唯小溲仍涩，心中懊烦。改用猪苓汤加黄柏，少佐肉桂，二进后小便通畅，夜睡颇安。又觉胸痞脘闷，痰多气逆作哕，即用黄连、厚朴、半夏、贝母、茯苓、竹茹、枇杷叶、橘红、沙参、石斛等3剂，吐痰甚多，始知饥进食。后用平肝养胃之品，匝月而安。

**按语：**此病初本不重，只缘有钱人家好补，医者投其所好，遂酿成大症。病交两候，邪热已深入少厥，故用仲景治厥阴热痢之白头翁汤，与治少阴壮火燔炽之黄连阿胶汤治之，生地黄滋心肾之阴而和血，乌梅制肝木之横而止痢，与上两方有相须相济之妙。而金铃子散治一身上下诸病，仅为治标之药耳。药中肯綮，故收捷效。中期溺短失眠，径用仲景育阴利水之猪苓汤，而以通关丸之黄柏、肉桂佐之，又得溺通安寐，经方之效竟如此妙哉。

# 第四节　慢性结肠炎（脾胃虚寒）

陈某，1965 年因在惠阳工作，水土不服，初患泄泻，继而转痢，迁延将三月，适中山医学院某教授率医疗队至，乃请其一诊。经详细检查化验，排除菌痢及阿米巴痢疾，确诊为慢性非特异性结肠炎。并谓此病颇淹缠，嘱其倘用西药不效，可请中医诊治。陈遂返莞求余诊治，缕述其经过如上，其脉弦小而缓，舌质淡，下利完谷不化，气逆上冲，呕恶妨食，夜则肠鸣如雷，腹中隐痛。仿乌梅丸法治之，药用乌梅、附子、桂枝、干姜、细辛、党参、当归、川椒、白术、吴茱萸、黄连、生姜、大枣。七日不更方，下利止，大便成形，陈乃返回工作队，余恐其病根未断，嘱其每周或十日，服本方 1 剂，又以山区水质寒泻，令每晚嚼食附子理中丸一枚，后其病乃得根治。

**按语：**久痢多病及厥阴，唯乌梅丸最有效，余用以建功者屡。唯须仔细辨证，妥为化裁，其效始显。本例舌脉均见虚象，而完谷不化，肠鸣腹痛，均中寒之证，故用乌梅丸去黄柏之寒，黄连亦仅用数分。遵仲景完谷不化，用理中汤之训，故加白术，又恶食欲呕，仿吴茱萸汤之意，故加吴茱萸、生姜、大枣，此太阴厥阴阳明同治之法，投药不谬，故愈病较速。

# 第十二章  泌尿生殖系统疾病

## 第一节  急进性肾炎（邪毒壅塞三焦）

袁某，男，7岁，1996年1月上旬，患者因上呼吸道感染治疗5日后，外证解而见浮肿，少尿，病情日重，求余诊治。患儿全身浮肿，面色苍白，精神疲乏，低热（体温38℃），神昏谵语，鼻衄，呕逆恶食，便秘，尿赤涩（日200mL），舌苔黄腻浊，脉弦数。化验室检查：尿素氮25mmol/L，肌酐234μmol/L，二氧化碳结合力15mmol/L，尿蛋白（+++），尿红细胞（+++），尿白细胞（+++），颗粒管型（++）。西医诊断为急进性肾炎，急性肾功能衰竭。中医辨证为风温邪毒，郁遏三焦，治节不行，水道不通，玄府闭塞。病情危重，予加味神芎导水汤。处方：川芎、大黄、牵牛子、黄连各10g，滑石、白茅根各30g，积雪草50g，黄芩、紫苏叶、竹茹各15g，薄荷5g，日1剂，水煎服。

1剂无动静，2剂泻下秽粪少许，尿量稍多，3剂得畅下，热退神清，鼻衄呕恶止，尿量增（日350mL），病势得挫，转方用展气通津、泄热祛风之枇杷叶煎加味。处方：枇杷叶、苦杏仁、栀子皮各15g，淡豆豉、通草各10g，茯苓皮、薏苡仁、滑石各20g，积雪草、白茅根各30g，黄芩12g。此方加减服用经月，肿消尿畅，化验室检查：尿素氮、肌酐、二氧化碳结合力均正常，尿红细胞（++），尿蛋白（+）。改用清养肺胃养阴之剂，后用六味地黄汤加减善后，连续小便5次而转阴，至今1年余无复发。

**按语：** 急进性肾炎多见于中青年，学龄儿童亦不少见。此病发病急骤，病情发展迅速，常导致急性肾功能衰竭，死亡率高。此例病因外感风温邪毒，化热最速，邪踞肺胃三焦，内迫营血，内闭甚则外脱立至。所幸患儿体质尚可，病程不长，正气未大伤，可用攻逐峻剂，顿挫病势，转危为安。

中医治疗肾炎水肿，古有开鬼门（发汗）、洁净府（利尿）、去菀陈莝（攻下）三法，而刘河间之神芎导水丸则是三法并用，施于重症，每收良效。而积雪草与紫苏叶合用，则有降血氮之功，仅 3 剂，邪从下夺，则溺畅肿消，诸恶候亦随之而退。然余邪未净，仍留三焦，最易俟机复燃，此刻又不堪攻伐，乃用叶天士枇杷叶煎，肃肺化气，通调三焦水道，使邪无滞留之处。且方药轻清，服之匝月，而无克伐之弊。

小儿肾炎若非迁延日久，以实证为多，最忌过早畏虚进补。病愈之后，调理身体，则以健脾益肾为主，仍须步步小心，如健脾则以参苓白术散为主，去甘草之壅，莲子之滞，加佩兰叶、藿梗之芳化，大腹皮、厚朴之疏运；益肾则以六味地黄汤为主，山茱萸之酸涩，加女贞子、墨旱莲之清补，车前子、萆薢之清利，皆补而不滞之法，乃余临证多年之一得也。

# 第二节　急进性肾炎（火炽阴伤）

邓某，男，15 岁，学生，1987 年 1 月 17 日入院。患者两岁时曾患黄疸，体质素虚。十日前碰伤小腿，继发感染，随即咽喉红痛，痛缓解后，即颜面浮肿，四肢远端肿胀，恶寒发热，经门诊治疗未效，17 日呕吐神烦，急诊入院。体温 37.5℃，血压 130/90mmHg，血常规：白细胞 $12 \times 10^9$/L，杆状核粒细胞比例 1%，中性分叶核粒细胞比例 78%，淋巴细胞比例 21%，红细胞 $3.73 \times 10^{12}$/L，血红蛋白 118g/L，尿素氮 51.7mmol/L，二氧化碳结合力 36mmol/L，诊断：急性肾炎合并急性肾衰。用宣肺行水、清热解毒之法治疗四日，浮肿减退，小便反转深黄带赤，神烦，心悸，纳呆，呕逆。23 日晨突然眩晕跌仆，昏不知人，汗出，心电图显示：频发性室性期前收缩（呈三联律），经救治苏醒后，即血尿如注，色纯赤，溺时无痛感。尿检：血红蛋白尿（+），蛋白（+++），红细胞（+++），白细胞（＋），尿素氮升至 55mmol/L。是日请余会诊。诊其脉结代缓大空豁，舌质干红不华，苔薄黄而燥。眩晕不能稍动，动则心悸汗出，静则心烦口渴，目中冒火，问其溺时无痛觉，但觉尿如热汤，可知非有淋浊砂石，此西医学所谓急进性肾炎。先按阳邪内陷、迫血妄行、心阴损耗立法，湿热余邪，徐图后治。方用大补阴丸、人参固汤本加减：龟甲 25g，生地黄 30g，知母 15g，黄柏 15g，西洋参 15g，麦冬 15g，天冬 15g，北芪 20g，甘草 5g，墨旱莲 20g，白茅根 30g，银花炭 10g。

二诊（1 月 24 日）：精神稍振，血尿如前，方中加阿胶 15g。

三诊（1 月 26 日会诊）：前方已服 3 剂，眩晕已止，脉结代亦渐减，溺红稍淡，转混浊，口秽，腹满，心烦，大便四日未解，正气稍振，改用滋阴泻火通腑：西洋参 15g，玄参 25g，生地黄 30g，麦冬 15g，大黄 12g，滑石 25g，白茅根 30g，蒲黄 10g，栀子 15g，琥珀 10g，甘草 5g，露兜勒根 30g。另用鲜积雪草 500g 捣汁和服。

四诊：上方连进 3 剂，每日解坚粪数枚，第三日始解溏粪；烦热大减，能进食，小便量亦增，脉之结代仍见于清晨时，尿素氮降至 40mmol/L，尿检：尿蛋白（＋＋），红细胞（＋＋＋），血红蛋白尿阴性。此时湿热之邪渐解，心肾之阴仍虚，再拟六味地黄合复脉法，以治其本：西洋参 10g，阿胶 20g，麦冬 15g，白芍 25g，炙甘草 5g，生地黄 30g，怀山药 20g，茯苓 20g，山萸黄 15g，牡丹皮 15g，泽泻 25g，女贞子 20g，墨旱莲 20g。

此后悉本此法加减，治之匝月，诸恙悉蠲。3 月 3 日出院，出院时检查血常规：白细胞 $8.0 \times 10^9$/L，中性分叶核粒细胞比例 68%，淋巴细胞比例 32%，红细胞 $3.84 \times 10^{12}$/L，血红蛋白 112g/L，尿素氮 23mmol/L，二氧化碳结合力 61mmol/L，小便未见异常。

出院后患者常来门诊检查，健康良好。

**按语：**此病血氮升高，血尿如注，眩晕失神，脉结代，心动悸，显示心肾功能皆受损害，而病能速愈者，关键在于权衡邪正消长之机。在湿热邪势甚张之际，猝然晕厥，血尿，脉结代，故急急益气、强心、育阴潜阳以止血，无暇顾及湿热。《伤寒论》第 177 条云："伤寒，脉结代，心动悸，炙甘草汤主之。"既曰"伤寒"，是知尚有邪气未解也，而脉结代，心动悸，则"都城"震撼，虽有邪气，而攻取之法，亦无所施，待里虚渐复，方可攻邪。余遵仲景之法，故先用人参、黄芪、龟甲、地黄以匡其正；次用大黄、滑石、栀子、积雪草以攻其邪，又于扶正剂中佐以凉血清火；祛邪方内辅以益气养阴，此临证变化之妙也。

# 第三节　慢性肾功能衰竭（湿郁化火）

黄某，56岁，高坲乡供销社职员，1983年8月，患者自觉疲乏溺少，晨起面肿而求医。疑为慢性肾炎，广服中西药物，未见效果。1984年2月，患者入某院留医部，诊断为尿毒症，治疗2个月，病无进退，劝患者往广州做血液透析。因患者以年过半百，久治不愈，不愿跋涉转院，乃出院来我院门诊治疗。5月24日初诊：血液检查：白细胞 $9.6 \times 10^9/L$，红细胞 $2.1 \times 10^{12}/L$，血红蛋白72g/L，非蛋白氮98mg/dL，二氧化碳结合力18mmol/L。尿检：尿蛋白（＋），红细胞（＋），白细胞（＋）。

患者形神衰惫，面肿，色灰暗，唇绀，头目昏眩，心悸，呼吸深长，时作太息，中脘痞闷，哕呃频频，口秽喷人，带有氨味，不饥不渴，只进稀糜，多食则呕，便秘，溺少，闭目则神糊呓语，醒时了了。舌质紫晦，苔白厚腻浊，表面罩黄，脉细数，略有弦象。此病本虚标实，分清泌浊失职，以致水湿浊邪蕴聚三焦，气机窒塞，久郁化火。湿火犯胃则呕哕呃逆，上冲则头眩目昏，凌心则悸，蒙蔽膻中则神糊呓语，拟加减温胆汤分消走泄，冀邪势松解。

第一方：半夏、枳壳各15g，紫苏、茯苓各30g，陈皮5g，竹茹20g，黄连、郁金各10g，积雪草60g。

二诊：服5剂后，睡眠好，呓语息，眩晕呕哕稍减，小便量仍少，浮肿未消，乃去郁金，加杏仁10g，枇杷叶15g，轻苦微辛，以降肺气，以肺为水之上源也。服7剂，小便量稍增，仍黄辣，胃纳略醒，舌苔退薄三四分，脉仍细数。小便检查：尿蛋白（＋＋），红细胞（＋），白细胞（＋）。湿浊暂得松化，高龄脉细数如此，肾阴亏虚显然，似应于补肾阴中佐清火化湿。改用知柏八味汤加车前子、萆薢、白茅根，嘱服3剂。

三诊（6月7日）：据云服第1剂即脘痞纳差，心悸头眩。服第2剂更呕逆恶食，心烦懊侬，胸中隐痛。第3剂已不敢再服。视其舌苔复厚腻如前，而脉之细数者如故也。复查非蛋白氮120mg/dL，二氧化碳结合力28mmol/L。盖湿热之邪未净，误用山茱萸、地黄之腻补，于病刺谬，以致反复，再用温胆汤加泄热化浊、和中消导之品。第二方：半夏、枳壳、香豉、焦山栀、山楂各15g，陈皮5g，竹茹20g，黄连10g，积雪草100g，麦芽、茯苓、紫苏各30g。

四诊：上方服第1剂即诸恙均减，服至第6剂后去山楂、麦芽，加薏苡仁30g，滑石25g。

五诊：上方服至第15剂，复查非蛋白氮82mg/dL，二氧化碳结合力32mmol/L，此时患者每日能进稀饭三碗，呕哕已止，大便三日一行，小便量中等，口中尚有氨味。舌苔退薄，仍腻浊不净，胸脘仍有痞满。而气怯声低，神倦，肢体乏力，面肿未消。疾病虽有转机，而虚实交错，投剂须慎。仍主温胆汤法，稍加扶正之品。第三方：半夏、麦冬、枳壳、太子参各15g，茯苓、紫苏各30g，陈皮5g，积雪草60g，竹茹、北沙参、扁豆各20g。此方服后颇安，以后隔日1剂，连服两个月。8月15日检查：非蛋白氮64mg/dL，二氧化碳结合力45mmol/L。

六诊：8月19日，患者起居不慎，外感风邪，恶寒发热（38.8℃），头痛，咳嗽痰多，胸痞呕恶，便溏，口渴。即投杏苏散加葛根、黄芩、豆卷，两剂而头痛、便溏均止，唯咳嗽甚剧，气喘痰多，胸痞恶食，干呕嗳气，舌苔复厚，非蛋白氮复升至78mg/dL，再进温胆汤，加降气涤痰之品。第四方：半夏、枳壳、紫苏子、莱菔子、瓜蒌仁各15g，陈皮5g，茯苓30g，竹茹、紫苏梗各20g，积雪草60g，白芥子、北杏仁各10g。

七诊：5剂而喘咳止，痰稀少，舌苔退薄。唯胃纳不佳，便溏失禁（此乃诸子仁等中药滑润之副作用），再改用第三方加木瓜消补并行之法，10剂始泻止纳增，复查非蛋白氮降至62mg/dL。此时患者神气渐佳，能步行半小时，头目胸脘舒和，唯多食仍恶心气逆，入寐咽干，大便时溏时硬。

八诊：9月5日，为处一善后之方，仍用温胆法加补脾养胃药。第五方：

半夏、枳壳、白术、麦冬各 15g，茯苓、积雪草各 30g，陈皮 5g，竹茹、紫苏、党参、黄芪、北沙参、扁豆各 20g。此方长期间歇服食，随证加一两味，至 1985 年初，浮肿消退八九分，患者恢复工作，仍间歇服药（每周 1～2 剂），8 月初来医院复查，一如常人。血常规：白细胞 $6.7×10^9$/L，红细胞 $3.4×10^{12}$/L，血红蛋白 112g/L，非蛋白氮 46mg/dL，二氧化碳结合力 40.8mmol/L，尿检：尿蛋白（+），红细胞少许，白细胞少许，尿比重 1：1.007。盖尿毒症已控制经年，而肾功能尚未恢复，近期疗效尚称满意，将来变幻，仍未能预料（病者存活 4 年多，于 1988 年复发不治）。

**按语：** 叶天士《温热论》云："邪留三焦，亦如伤寒中之少阳病也……此则分消一上下之势，如温胆汤之走泄。"余师其义，温胆汤可广泛应用于"邪留三焦"之杂病，不独治温病也。此方主要作用，在于"走泄"二字。"走"者，辛宣流动，舒展气机也，如方中半夏、陈皮之属。"泄"则有两义，即泄降热邪与渗泄湿邪。前者如竹茹、枳实之寒，后者如茯苓之淡。因三焦乃决渎之官，水道出焉；又为元气之别使，身中气机上下出入之道路；且少阳相火，义流竹二焦。故三焦有邪，多出现气滞、水停、热郁之病机，故叶氏用走泄之品以分消其上下之势也。某某此病，本虽虚而标实，病机亦是水湿郁热，壅遏三焦，故以温胆汤治之。始终不用甘草者，以甘能聚水，且中满者忌之。加积雪草、紫苏者，积雪草甘淡而寒，泄热除湿，与竹茹、枳实、茯苓配合，增强"泄"之作用，且能降非蛋白氮，本院用之已 10 多年，效果颇佳；紫苏味辛，叶能宣上，梗能运中，与陈皮、半夏相伍，可增强"走"之作用，且自古以来，用之解鱼虾蟹毒（异性蛋白），可能对氮质血症有一定作用。两药用量颇大，且久服经年，并无任何副作用。

在主方不变之基础上，又随症灵活加味。初诊时，湿热蒙蔽膻中，故加黄连、郁金苦泄芳透；误进山茱萸、地黄致变后，即加栀子、豆豉、山楂、麦芽，以泄郁热，祛陈腐，消腻滞；在大势已平，气液不足时，合薛氏参麦散甘凉清补；后因外邪引动伏饮，则加杏仁、瓜蒌、紫苏子、莱菔子、白芥子降气涤痰；至于善后方中，加入人参、黄芪、白术补脾，沙参、麦冬、扁豆养胃，翼邪正消长之机，继续向有利于机体方面转化。

此病反复两次，一乃由患者起居不慎，一乃医者之误。初诊之际，其脉极细而甚数（心率 98 次 / 分），余即认为此乃"高龄脏阴不足"，且又因为"慢性肾衰""蛋白尿"等刻板印象，以为此病之本乃肾阴亏虚无疑。但以标证甚急，不得不先治其标耳。投剂才得小效，在胸脘仍闷、舌苔未退时，即迫不及待，用六味地黄滋补肾阴，犹谓方中有知母、黄柏、车前子、草薢、白茅根等可兼顾实证，岂料药病刺谬，祸不旋踵。其实，此病病位始终在上中焦，并无肾虚见证（如脑鸣、耳响、目花、腰酸、膝软、遗精等），小便虽稍黄短，亦不频数，断无从下焦用药之理。于今思之，心犹怦然（此案曾刊载于《新中医》1986 年第 7 期）。

# 第四节　紫癜性肾炎（风热迫伤血络）

尹某，男，6 岁，1995 年 12 月初因感外邪，又过食鱼虾，即发热、恶寒、头痛、骨楚，继而四肢发红色斑疹，瘙痒难忍，西医用抗过敏药治之七日不愈。继而血尿、形浮，检查（摘要）：血沉 30mm/h，血小板、凝血时间、出血时间正常，尿蛋白（±），红细胞（++++），白细胞少许，诊断为紫癜性肾炎，余诊其脉浮大滑数，舌正红苔黄。现寒热、头痛、骨楚等表证仍未解，疏方：蝉蜕15g，僵蚕 15g，石膏 30g，浮萍 15g，金银花 15g，栀子皮 12g，丝瓜络 15g，荆芥 10g，黄芩 10g，滑石 20g，石韦 15g，白茅根 30g。

生徒见方，问曰："血尿及斑疹并见，何不用血分药？"余曰："病由风热邪毒郁于肌表，血络为热所迫外渗而为斑疹，热邪下迫太阳之腑而为血尿，舌脉与症状皆无邪传营血之据，今表证仍在，不宜过早用血分药。叶氏云：若不循先后缓急之法，虑其动手便错，反致慌张矣。"故先用轻透风热之剂，解其肌表之邪，佐以淡渗通调水道，乃正本清源之法。1 剂而寒热、头痛、骨楚尽解，2剂而瘙痒大减，小便量多，此时红色斑疹转为瘀紫，是外证已解，而离经之血郁而为瘀，须加入凉血散血之品，然与温邪逆传究有不同。方用：生地黄、益母草、白芍、冬瓜皮各 15g，白茅根、滑石各 20g，丹参、丝瓜络、金银花各

10g，甘草 5g，三七 3g。3 剂，斑疹消退，诸恙向安，不劳余药。

**按语：** 从此例可知，小儿肾病虽见血尿，未必邪在血分，且小儿稚阴未充，稚阳未长，易实易虚。凉血之药易伤阳，散瘀之药易伤气，若非审证得当，不可妄投，确须用者，又不可过峻也。

# 第十三章　神经系统疾病

## 第一节　多发性神经炎（暑热内蕴）

李某，男，57岁，工人，1981年8月11日入院。病者一向健康，5日前患感冒发热，头痛，经西医治疗后好转。8月10日晚又出现头痛、心悸，并觉四肢麻痹乏力，即到甲医院门诊（用西药不详），11日晨起床，病情加重，改到乙医院门诊（用西药不详），下午麻痹益甚，呈向心性发展，渐至四肢活动不灵，不能行走，四时许由家人背负入院。值班医生初步诊断意见为"多发性神经炎"，见病势急骤，且时将入暮，当即用西药处理。12日晨，患者病情加重，四肢完全瘫痪。上午八时，患者开始出现排尿困难，胸膈拘急，短气似喘，进食时一饭粒误入气管，咳嗽十余分钟始能排出。当时请余会诊，见病者形体壮实，面赤神清，对答如流，唯全身瘫软，不能动弹，肌张力降低；腱反射消失，未引出病理神经反射。自诉头痛，心烦，口干渴饮，数日来大便干结，小溲黄短。身有微热，唇焦，舌质深红，苔黄燥，口秽喷人，脉数，左弦劲，右滑大（心率88次/分），血常规：白细胞$21×10^9$/L，杆状核粒细胞比例2%，中性分叶核粒细胞比例83%，淋巴细胞比例15%。余曰："此热痿也，乃暑邪深伏阳明所致大实似虚，急宜清解。"处方：石膏60g，知母15g，甘草5g，生地黄30g，葛根20g，羚羊角5g，丝瓜络20g，桑枝30g，白茅根30g，薏苡仁30g，银花藤30g，连翘15g，板蓝根15g。西药同昨。会诊后，先用西药，严密监测病情，中午患者自觉呼吸窘迫，吞咽不利，病情继续恶化，家人惶恐。下午一时，中药煎好，少量频进，至一时半服完，嘱其安卧，静观其变。五时许，病者自觉气顺，且自动排尿，晚餐进食流利，能进稠粥一大碗，夜睡颇酣。

二诊（8月13日）：8月13日晨，患者已能起床下地，唯酸楚乏力。体温36.8℃，脉仍弦大数，舌黄未退，口秽溲赤。守原方1剂。

三诊（8月14日）：血常规：白细胞 $16.5×10^9/L$，杆状核粒细胞比例2%，中性分叶核粒细胞比例77%，淋巴细胞比例20%，大单核细胞比例1%。病者能扶杖步行，续守原方，当日大便通畅。

四诊（8月15日）：仍用前方，不予加减。或谓患者体温正常，且病退七八分，恐药过寒凉者。余曰："中医之寒热，不等于体温计之高低。病者舌苔未净，脉弦大未和，余烬未熄，祛邪务尽，庶无后患。"守方至8月17日，共服7剂，诸恙悉安，脉和舌净。血常规：白细胞 $9.5×10^9/L$，中性分叶核粒细胞比例73%，嗜酸细胞比例2%，淋巴细胞比例25%。始改用薛氏参麦散合增液汤，加玉竹、桑枝等调理数日，患者康复出院。

**按语：**此例病势甚急，虽经西药连续治疗仍未好转，已开始出现吞咽困难，肋间肌及膈肌麻痹等危险征象，而服中药后4小时即见效果，且愈病之速出乎意料，可知中医不但能治急重病，且投剂中肯，则效如桴鼓也。

此病属中医学"痿证"范畴。中医治痿方法繁多，不拘一格。除慢性者多虚或夹痰瘀外，其由感受时邪而发者，最多风阳化燥。所谓"肺叶焦则痿"，亦有因"湿热不攘，大筋软短，小筋弛张"者，而此例则由于暑热深伏所致。叶天士云："夏暑发自阳明。"《素问·痿论》云："治痿者独取阳明何也？阳明者，五脏六腑之海，主润宗筋，宗筋主束骨而利机关也。"此病脉症合参，皆一派阳明蕴热之象。热伤津液，则宗筋失养，机关不利而痿，故径用大剂白虎汤为主，加生地黄滋养阴液，葛根升发清阳以涵濡筋脉。阳明里热常引动厥阴风木，且肝主筋，故用羚羊角、桑枝以清肝息风。而白茅根、丝瓜络、薏苡仁皆阳明经药，既可佐白虎解热，又有宣通脉络之功。同时考虑病由外感时邪引起，且血常规示白细胞偏高，故加用金银花、连翘、板蓝根以透邪解毒（抗感染），如此复合成方，药味虽多而中肯，故能获效。

## 第二节　热病后期眼球震颤全身瘫痪（阴损及阳）

刘某，男，6岁，大岭山公社人，起病8日，先高热，随即神昏，当地西医诊断为"流行性脑膜炎？"治疗两日，热不退，服中药两剂，得热退神清，继而震颤恐怖，全身瘫痪，再经中西医治四日不效，乃来莞就医。1963年8月2日黄昏入院，由值班西医医生处理，给磺胺3.5g分次服，肌内注射青霉素60万单位（分3次），翌晨请余诊治。

患儿呈急性重病容，面肌绷急，瘦洁而白，神志虽清，但呈惊惶恐怖状，全身瘫痪，不能坐立，眼球震颤不停，瞳孔对光反射迟钝，手足亦有轻度抖动，但无抽搐，颈项微强，上半身溱然自汗，头额尤多。身凉，肢末微冷，体温36.5℃，时作干呕，食入片时即吐。腹平软，微陷，无痞块及压痛。巴氏征（＋），克氏征（＋），脉沉弦细数，舌质干绛，苔黄而干。血常规：白细胞$15.0 \times 10^9$/L，杆状核粒细胞比例3%，中性分叶核粒细胞比例70%，嗜酸性粒细胞比例4%，淋巴细胞比例23%，红细胞$2.65 \times 10^{12}$/L，血红蛋白85g/L。西医仍按昨日方药处理，并加颠茄酊、氯丙嗪等。余亦仿暑邪内陷厥阴、热极生风之例，以羚角钩藤汤加减治之：羚羊角1.5g，钩藤6g，蝉蜕15只，川贝母6g，竹茹12g，白芍10g，桑叶10g，玄参10g，生地黄12g，麦冬10g，沙参12g。

二诊：当日中西药并进，疾病无起色。夜间巡视，见患儿彻夜不眠，见人来则惶恐鼓颔战栗。8月4日晨，患儿舌脉如故，身凉，汗续出，强扶之起坐，则惊呼心中悸痛。即改用育阴扶元、潜阳镇摄之剂治疗：人参3g，龟甲24g，鳖甲24g，牡蛎24g，龙骨24g，生地黄18g，麦冬12g，白芍10g，阿胶6g，炙甘草3g，酸枣仁10g，至宝丹1瓶（西医用药如前，加葡萄糖静脉注射）。

三诊：当夜患儿睡眠颇好。五日晨视之，症状仍不稍减，舌质干绛如故，且苔心变黑。余颇踌躇，乃邀老中医数人会诊。咸谓前方育阴潜阳之力虽宏，但清火之力不足，更虑其有伏痰，众商仍用前方加羚羊角3g，胆南星4.5g，天竺黄10g。

四诊：6日晨，脉更细数，舌黑更甚，震颤恐怖，身凉汗泄如故。当日化验报告、脑脊液检查、涂片及培养均未发现脑膜炎双球菌（当时检查只注意找菌，未做脑脊液常规检查，是一大遗憾），余思之再三，乃与西医商曰："此大虚证也，病交两候，阴精消浅将匮，所现诸症，病属肝肾阴竭，脉络空虚，内风升腾，阳浮外越之象。姑勿论此证是否流行性脑膜炎，但脑脊液既无细菌发现，可否暂停磺胺与青霉素？试用补剂如何？"西医深以为然，遂改用维生素 $B_1$、维生素 $B_{12}$ 肌内注射，作为辅佐治疗，暂停其他西药。余遂仿河间地黄饮子之意，去桂枝、附子，加三甲复脉汤加减：龟甲 30g，鳖甲 30g，牡蛎 30g，熟地黄 18g，肉苁蓉 15g，山茱萸 10g，枸杞子 12g，阿胶 10g，麦冬 12g，五味子 2g，石斛 10g，远志 3g，巴戟天 10g，茯苓 12g，白芍 15g，酸枣仁 10g，煎成一碗半，自晨至暮，少量频服。

五诊：次日，恐怖震颤大减，汗出较少，舌黑苔退薄，舌质转淡红。扶之，能稍坐片刻，久则自诉头眩作呕。依前方去石斛、麦冬，加天麻 10g，全蝎尾 6g。连进 3 剂，汗收身和，眼球震颤全止，四肢尚有轻微抖动，能自行起坐，久亦不呕，唯双足无力，不能站立，脉数象大减，舌绛反转为淡红，黑苔退净，乃改用峻补肝肾精血之剂，用虎潜丸法：虎骨 12g，当归 10g，熟地黄 18g，锁阳 10g，牛膝 10g，杜仲 12g，何首乌 10g，玉竹 18g，阿胶 10g，枸杞子 15g，龟甲 30g，鳖甲 30g，牡蛎 30g。一剂即能立，两剂而能行，诸恙悉除。唯舌泛白腻苔，大便溏滞，以暑湿之令，久服滋腻，中焦易钝耳。即改用六君子汤去白术，加藿香、佩兰、薏苡仁、谷芽、糯须两剂，于 8 月 14 日痊愈出院。

**按语：**此病老医皆云罕见。从病情分析，其为热病后期，肝风内动无疑。昔贤对热病风动论治，除因心胃热盛引动肝风者，须用清心营泄胃热之法外，一般常用大法有二：一为凉肝息风以治实（以羚角钩藤汤为代表）；一为滋阴息风以治虚（以定风珠、阿胶鸡子黄汤为代表）。余初治此病时，即以脉象沉弦细数，舌质干绛苔黄，震颤瘫痪，寒栗鼓颔为主要依据，认为是肝经风火，虽有身凉、肢冷、汗泄见症，亦作热深厥深视之，而未加详细分析，遽投以凉肝息风之羚角钩藤汤。是疾病无好转，且患儿彻夜不眠，兼见心中悸痛，显示为阳亢而不入于阴，乃阴虚不受阳纳之象，乃知前法不中病机，即改用定风复脉加减以育阴潜阳，然虑其滋腻留邪，又加至宝丹之芳香清透。服后虽病无增减，但入睡颇安，是阴阳有互交之机，欲以前法再进，唯舌苔变黑，足令狐疑。老医会诊，多谓小儿纯阳之体，虽属阴虚风动，而舌已变黑，不能不考虑有痰热内伏，乃从众议而以羚羊角、胆南星、天竺黄等泻火除痰之药掺杂其间，故又不效。及细询其母，知在乡治疗八天，所服之药（因旧方已失）剂量颇大，药价颇昂，药味至苦，且有丸散和服。医云此大热证，非用此大剂不为功。由此推测前所服药，大概亦是羚犀紫雪及苦寒清热息风之剂，始恍然忆及喻氏之言："夏月人身之阳，以汗而外泄；人身之阴，以热而内耗。阴阳两俱不足，过用甘温易竭其阴，过用苦寒易亡其阳。"此病乃阴损及阳之候。不但寒凉攻伐最忌，即纯用填阴亦不易奏效，盖无阳则阴无以生化故也。然病至肾阴枯涸，木失滋荣，内风沸腾，脉络空虚，倘药过刚燥，又恐龙相之火升燔，火炽而风更甚，此时用药更宜细酌。考叶氏《临证指南医案》治内风暗动，阴中之阳伤损者，每用地黄饮子去附子、桂枝之刚，取其温煦涵濡，阳生而阴长。余乃仿其法复入三甲复脉汤，即变三甲复脉汤之甘咸寒法为甘咸温法。果然，药能中窍，即效如桴鼓。西药亦改攻为补，以为辅助，共奏其功。此病病情复杂，非细心体会，反复参详，不能奏效也（此案曾刊载于《广东医学·祖国医学版》1964 年第 5 期）。

# 第三节　乙脑愈后继发癫痫（虚风内动）

袁某，男，中堂人，1965 年 1 岁半时患重型乙型脑炎，高热昏迷抽搐，在本院治愈，无后遗症出院。1973 年秋，该孩 9 岁，一日在学校与同学玩耍之际，突然跌仆，头项强直，眼睑、颜面、口唇颤动不已，四肢抽搐频频，痰涎上涌，口喷白沫，面色青暗，紧急送往医院，在途中诸症已减轻，经医院处理苏醒后，神情恍惚，茫然迷惘。嗣后约十天一发，父母四处求医，皆诊断为癫痫，而所用中西药物迄无显效，其母忆当年患乙脑事，遂携儿来莞诣余求治。余先询其近年情况，据云：自 1965 年病愈出院后一向健康，七岁入学，唯反应较迟，记忆力较差，余无异常也，近半年来，常诉头痛，并有霎时之目花眩晕，在当地诊治，医者各持己见，莫衷一是，服药亦无效验，不期竟酿成此大患也。视其人，面色苍白，眼睑灰黑，白睛带青，脉细缓，沉取有弦象，舌质舌苔尚属正常。此病之根，可溯源于幼年所患之乙脑，盖乙脑属中医之暑热动风，病虽幸愈，而真阴已为炎焰所耗，且儿时暑风痉愈后，每种宿根，童年最易萌动。其所谓半年前头痛时作，突发眩晕目花者，已是癫痫小发作之候，惜医者不察耳。眼下脉症合参，是肾阴亏损，虚风内动，乃用加味白金丸一号方制其痫，另以汤药治其本：熟地黄18g，怀山药12g，山茱萸12g，茯苓9g，牡丹皮9g，泽泻9g，龟甲24g，牡蛎24g，天麻9g，全蝎6g，何首乌12g，玉竹15g。

余认为，凡肾阴亏损者，阴不维阳，则虚阳亢升，化风甚易，补肾阴必兼介属潜阳，庶可阴平阳秘，故用六味地黄汤加龟甲、牡蛎也。虚风内动者，用天麻、全蝎息风镇痉之效甚速，然辛温走窜，须与何首乌、玉竹柔润息风之品同用，则刚柔相济，此余历年临证之一得也。

自此日进汤丸不辍，痫竟不发。两月后，母携儿来，神气脉象，皆大好转。白金丸服至1年，汤药间歇服食，病遂愈。随访5年，生活、学习一如常人。

**按语：**白金丸当是古代民间验方，不知始于何时，余最先见于《本草纲目》。李时珍曰："经验方，治失心癫狂，用郁金七两，明矾三两为末，薄糊丸，梧桐子大，每服五十丸，白汤下。有妇人，癫狂十年，至人授此，初服心胸间有物脱去，神气洒然。再服而苏。此惊扰痰血，络聚心窍所致，郁金入心去恶血，明矾化顽痰故也。"明清方书多载此方，用治癫痫。早在20世纪40年代，余用此方治愈多例。据李时珍所云病由痰血聚心窍所致，故余于方中加远志、石菖蒲通窍，胆南星、半夏涤痰，茯苓以安心神。此加味白金丸（一号方）组成之义也。

经过长期临床实践，发现绝大部分之原发性患者，非但痰凝，且兼火郁，须涤痰泻火并施，疗效始著。故于原方加泻火之药，而泻火之药独取牵牛子、苦参者，以两药苦寒沉降，不唯泻火。兼能除湿泄浊，盖痰亦湿浊之类也，又加珍珠层粉潜肝阳，与茯苓养心气同为佐使，唯方中未用风药。余多年观察，痰火郁结乃此病之本，痰潮火盛、内风乃倏然而生耳，此新加白金丸（二号方）之所由作也。目前我院所制者即此方，疗效尚称满意。

然而，此乃通治之剂，乃解决矛盾之共性者，即所谓"辨病治疗"也。但病者年有长幼，气有盛衰，形有厚薄，脏有寒热，病有新久，故临床见症亦千差万异，此乃矛盾之个性，解决之法，必须同时"辨证论治"，加用汤药，谨察阴阳所在而调之，使得其平，亦是提高疗效之关键也。

# 第十四章　风湿免疫疾病

## 第一节　过敏性紫癜（外感邪毒）

王某，男，15岁，中学生。1998年7月下旬，患者乘暑假之便，与同学数人到野外游玩，在草丛中身体为虫咬多处，有痒感，但不甚，以手搔之，则局部皮肤肿胀发红。归家不敢告人，自用红花油擦之，反觉痛痒难受，且向四周扩散。夜难入睡，又觉恶寒发热，肢节酸痛。天明始告知父母，急往某院诊治。医见其臀部、腰背、下肢有多处紫癜，诊断为过敏性紫癜。用抗过敏药、退热药治之两日，自觉痒感稍好，紫癜未消。医又续用前药两日，病无进退，遂转诊于某中医，谓是斑疹重症，用金银花、生地黄、赤芍、牡丹皮、紫草、红花、玄参等药物，症状不减，反增呕恶便溏。7月21日，病已五天，来医院求余诊。自述恶寒发热（37.8℃）如故，身上除有紫癜多处外，兼有淡红色小疹不均匀散布，肢节烘热难受。脉浮弦而数，舌正红，无瘀斑，苔白微黄，此外感风毒，郁于肌肤，以致营卫流行受阻，迫血外溢，予荆防败毒散加减：荆芥15g，防风15g，羌活10g，独活10g，柴胡15g，前胡10g，茯苓15g，甘草5g，蝉蜕10g，僵蚕10g，金银花15g，连翘15g，两剂。

二诊：患者服第1剂药不久，即微汗自出，恶寒罢，热亦降（37.2℃），呕恶止，瘙痒减，能入睡。服第2剂药后，汗多出，热退（36.7℃），身痛大减，全身轻快。

三诊：检视紫癜色转淡，散布之疹子亦不多见，脉不弦而仍浮数。前方去羌活、独活、前胡、枳壳，加桑叶 15g，菊花 15g，玉竹 20g，刺蒺藜 15g，以辛凉息风，又 3 剂而诸恙悉蠲，紫癜消退。

**按语：** 过敏性紫癜究属中医学何病？尚无定论。有谓属血证范畴，或称肌衄，有谓属斑疹者，然此与温邪逆传营血，而发斑疹者，病因不同，而治法迥异。故一见斑疹，忽略其余，套用凉血活血之法不效而反增病。此病由于虫咬，又误擦红花油辛烈之药而起。古人谓虫咬属不内外因，而余谓是外感风毒者，乃根据患者有恶寒、发热、无汗、身痛痒、脉浮弦等表证而定。荆防败毒散发表祛邪之力甚强，又加入蝉蜕、僵蚕抗过敏，金银花、连翘解热毒，故投剂即效。

中医治病着重于平脉辨证，按证立法，依法处方，原无定式。此例表证甚明而无里证，太阳经主表，肺主气属卫，外合皮毛，亦主表。故用太阳经药及肺经药治之得效。又另一例则因过食鱼虾蟹，湿热邪毒，蕴聚阳明胃与大肠，用芒硝、大黄峻下得效（详见下案）。同是一病，而治法则解表、攻里不同，此中医同病异治之妙也。

# 第二节　过敏性紫癜（湿热蕴结，化火发斑）

黄某，男，41 岁，小学教师。1976 年 12 月上旬因恣啖鱼虾，次日即腹痛泄泻，遍身瘙痒，失于调治，第三日身发紫斑，寒热如疟，即入某院治疗四日（西药不详），病无好转，12 月 6 日数人扶持来我院治疗。

患者头面胸背四肢遍布大小斑块，色深红带紫，或融合成片，耳目口鼻肿胀，环唇溃烂，状甚可畏。身灼热（39℃），恶寒，无汗，头痛骨楚，口渴心烦，不眠惊惕，胸脘痞满，腹痛，大便黄黑黏腻，里急肛热，小便短赤。脉沉数，舌胀大难伸，边尖糜烂，舌心苔黄，剥裂出血，灼痛不能食，口气极重，时有鼻衄。当时病床满员，无法加床，嘱其即服中药 1 剂，明晨再设法入院。方用防风通圣散去白术加金银花：防风 12g，荆芥 12g，大黄 20g（后下），芒硝 15g，麻黄 7.5g，赤芍 20g，连翘 20g，栀子 12g，石膏 50g，滑石 40g，黄芩 15g，薄荷 3g，当归须 8g，川芎 8g，甘草 7.5g，金银花 20g。

翌晨来诊，诉药后 3 小时大泻老黄溏便两次，汗出津津，寒热罢，腹痛止，全身轻快，夜寐颇安。今晨体温正常，斑色转淡，头面肿消三四分，脉沉转滑数，唯唇舌溃烂如故，是病势已挫，继用局方甘露饮合泻黄散调治 1 周而愈。

**按语：** 此例乃过食鱼虾发病，显示湿热之邪内蕴肠胃，郁而化火，阳明为多气多血之经，古人谓斑出于阳明，就是此理。来诊之时，患者已出现气血两燔、表里俱实之证候，虽未至于危，而来势颇凶。防风通圣散祛风透表，泻火攻里，兼有凉血解毒之功，施于此证，甚为合拍。患者便溏不结，而仍用芒硝、大黄者，是遵循吴又可"注意逐邪，勿拘结粪"之说，吴氏又指出："况多溏粪失下，但蒸作极臭，如败酱，如藕泥，临死不结者，但得秽恶一去，邪毒从此而消，脉证从此而退。"果然，峻下之后，病势顿挫了。

# 第十五章　妇产科疾病

## 第一节　发热（气虚伤暑，热入血室）

李某，女，22岁，未婚，1992年7月中旬，时方溽暑，而台风夹雨，潺湲三日，风雨过后更炎酷迫人。患者感受暑湿时邪，发热，倦怠，便溏，又失于调治，依旧贪凉饮冷，夜游无度，以致发热经旬不退，日见困顿。医疑为肠伤寒，令其入院。血常规：白细胞$4.4×10^9/L$，中性分叶核粒细胞比例44%，嗜酸性粒细胞比例3%，淋巴细胞比例53%，肥达反应（－）。X线显示：肺纹理稍增粗，余无异常。初步诊断为病毒感染合并支气管炎，用抗病毒药等治疗，结合中药（银翘散、甘露消毒丹之类）治疗四日，体温反升至39.5℃。7月28日经水适来，第2日即断，两季胁及少腹拘急作痛，神烦短气，7月30日请余诊治。发病至今，已将3周，面色憔悴，舌边光红，苔薄白微黄而滑，脉弦大虚数。仲景谓妇人伤寒，经水适来适断，恐其热入血室，予小柴胡汤旋转少阳枢机。处方：柴胡、太子参各15g，黄芩、半夏各12g，炙甘草5g，生姜3片，大枣2枚，赤芍、白芍各10g，服2剂。药后8小时，月经复来而畅，1天半渐止。

二诊：8月1日，据云经净后两胁少腹拘急已解，仍发热弛张（上午38℃，下午39.2℃），微恶寒，无汗，头痛昏沉，目眩不欲开，短气懒言，神倦而烦，肢体无力以动，口干渴喜热饮，纳呆厌食，中脘痞闷，腹满时减，按之柔，大便溏滞，小溲黄短，舌脉如前。病由此女平素劳逸饮食失节，中气先伤，复感暑湿时邪，内外交困，遂致缠绵，所服辛凉苦寒，皆不中病，抗生素亦无济于事，乃用东垣清暑益气汤，去养血之当归，加补气渗湿之茯苓，和中祛湿不用苍术、青皮之辛燥，改用南豆花、大豆卷之清化。处方：西洋参、茯苓、麦冬、葛根、泽泻、大豆卷各15g，黄芪20g，白术、黄柏、南豆花各12g，炙甘草、五味子、升麻各5g，陈皮3g，两剂。

三诊：上方服1剂，微汗自出，恶寒罢，热降（上午37.2℃，下午38℃）。再进1剂，头目清舒，热续降（上午37℃，下午37.5℃），脘腹里和，便溏止。乃去升麻、黄柏、神曲，加石斛15g，怀山药20g，又3剂而安。后本此法，治疗多例皆效。

**按语：**《伤寒论》论妇人热入血室云："妇人中风，七八日续得寒热，发作有时，经水适断，此为热入血室，其血必结，故使之如疟状，发作有时，小柴胡汤主之。"此例发热二十余日，而汛适至，一日即断，因无营血分证候，故知"其血必结"，用小柴胡汤旋转少阳枢机，一剂即经水复来。《伤寒论》云："经水适来，昼日明了，暮则谵语，如见鬼状者。"此证百不一见。或是妇人汛期患热病传里，出现阳明腑证，故有此说。而临床常见者，乃妇人患外感热病，经水适来适断，外证解后，仍未复来者，多有续发为痛经、崩、带、瘕气之病，不可不防患于未然。此例有少腹拘急疼痛之兼症，故于小柴胡汤中加入赤芍行血，白芍缓急，乃遵《金匮要略》上工治未病之意。

至于其本病，乃劳倦内伤，脾胃元气大虚，复感暑湿时邪，迁延日久，脾胃元气更伤之故。东垣之清暑益气汤，正为此等病而设也。

# 第二节　恶阻（中阳不振，木来侮土）

同学友祁君之妻，1948年夏，妊娠两月，呕逆恶食。祁父颇涉猎医书，治以人参、茯苓、竹茹、橘红等药不应，延医诊治，有谓中气不足，痰聚胃脘者；有谓气血壅滞，秽浊上攻者，愈治愈剧。祁翁阅《金匮要略》有"设有医者治逆则绝之"一句，遂停药半月，而呕吐如故。寻而症状蜂起，如大病然。不得已，招余视之，其人体膘面白，脉浮缓微弦，舌质淡红，苔白薄而滑，自诉头目重眩，口酸苦，胸胁苦满，默默不欲饮食，食下则脘胀，先吐清涎，继而吐食，吐后始舒，身体酸痛，四肢沉重不用。时方初夏，尚衣棉袄，询之，曰："本不恶风，自觉衣单怯寒耳！"余即疏桂枝汤合小柴胡汤予之。翁疑曰："病不由于外感，桂柴岂可妄用？"余曰："仲景唯平脉辨证，因证立法，据法处方，本无囿于内伤外感也。翁既读《金匮要略》，岂不见妇人妊娠第一方乃桂枝汤乎？病虽非由于外感，实缘其人阳气素虚，妊娠之初，气血下聚以养胎元，故上中焦阳气不充，中州无以生化，而少阳木气郁遏，横来侮土，故有种种见症。余以桂枝汤扶上中焦之阳，小柴胡汤疏少阳之枢，俾清阳振布，内外调和，诸恙可已也。"果然，药进两剂而诸恙悉退，唯疲乏食欲未佳耳。翁问："此时可绝药乎？"余曰："未也，中阳犹虚，不从本治，当复病。"令隔日服小建中汤加人参、黄芪1剂，半月后，快步健啖，面色红润矣。祁翁自此不敢言医。

# 第三节　妊娠蓄血如狂（暑热气血互结）

徐某，乃清末秀才而知医，与余为忘年交。1945年夏，其三媳妇妊娠五月患暑病，徐老惑于王好古六合汤之说，谓孕妇不拘何病，皆以养血安胎为主，仿其法，用四物汤加柴胡、葛根，服3剂，病日增，高热烦躁。第四日下午，忽谵妄发狂，如见鬼状，少腹急结，按之呼痛，二便闭塞，烦渴引饮，频呼四肢麻木不已。家人谓鬼祟为患，欲召巫祝。徐老无法，急招余至。余曰："乃药误也，暑热之邪已深入下焦血分，有类伤寒蓄血证。仲景所言蓄血证当小便自利，今小便复不利者，是不独血分受病，且兼气分热结也。幸其人体素强，胎元未伤，治得其宜，母子可安。"宗仲景法，用桃仁、大黄、芒硝、桂枝、甘草、牡丹皮、赤芍、栀子、金银花、丝瓜络、滑石等味。徐老见方大骇，谓方中碍胎禁忌之药十居七八，颇怪余少年孟浪。余曰：《内经》明训，'有故无殒'，治病即安胎也，再因循则热迫胎腐，母子俱危矣！"力主服之。是夜泻下黑胶粪，小水亦行，即热减神清。遂用黄芩、竹茹、金银花、栀子、玄参、生地黄、芦根、西瓜翠衣、丝瓜络、扁豆花等清热解暑、凉血养阴之品，调治数日而安。至冬，诞一女。

# 第十六章　儿科疾病

## 第一节　上呼吸道感染（风温上受，肺胃同病）

陈某，男，1岁，东莞市城区人。患儿于2005年8月30日早上发热，体温40℃，次日体温39℃，9月1日入我院住院部治疗，西医用抗病毒药不效。发热持续8天不退，呈弛张热，体温38～39℃，2005年9月7日请何老会诊。患儿形体消瘦，面赤，烦躁，夜啼，发热（体温38℃），咳嗽，声嘶，近2日大便稀溏如泥浆，每日排4～5次，纳呆，寐差，溺黄。舌质红，苔黄腻，脉浮滑数，腹濡软。2005年9月1日查血常规：白细胞5.5×10⁹/L，中性粒细胞比例7.6%，中间细胞比例11.0%，淋巴细胞比例81.4%，淋巴细胞4.5×10⁹/L。此例发热持续8日不退，脉症合参，此为风温夹湿，卫气同病，表邪尚未尽解，邪热由肺胃下注大肠所致。法当疏风解表，升泄温邪，镇咳止泻，方拟正柴胡饮合陈氏升泄法加减：葛根10g（煨熟），豆卷10g，陈皮2g，生甘草3g，桔梗6g，黄芩8g，柴胡10g，防风10g，白芍10g，桑叶10g，连翘10g，浙贝母12g，2剂，两碗半水煎成小半碗，分两次服。

二诊：服用前方1剂，发热即退净，2剂则大便正常，唯咳嗽，夜寐仍差，舌脉同前。此乃邪热得挫，法当和解少阳，分消走泄，除痰止咳，方用柴胡温胆汤加减：柴胡10g，半夏10g，黄芩10g，桑叶8g，生甘草3g，南沙参12g，川贝母8g，枳壳6g，苦杏仁8g，竹茹8g，橘红2g，2剂。

**按语：** 叶天士《幼科要略》有"柴胡劫肝阴，葛根竭胃汁"之说，后之温病家之宗叶氏者，畏柴胡、葛根如虎，何老认为此乃智者一失。何老以善治外感热性病名重南粤，他运用柴胡、葛根治温病，凡60余载，从无劫肝阴、竭胃汁之弊。此例病虽不重，而发热8日不退，何老用陈平伯治温邪发热、咳嗽、下利、胸痞之升泄法（见《温热经纬·陈平伯外感温病》，合张景岳新方八阵正柴胡饮，1剂而热全退，可为善用古方治温病之范例。

# 第二节 小儿肺炎

## 一、支气管肺炎（痰热壅肺）

温某，男，3岁，东莞市黄江镇人。患儿于2005年8月25日感冒，发热（体温39.2℃），咳嗽，某医院西医诊断为上呼吸道感染，用抗生素治疗，热退，咳嗽不减。2005年9月2日入我院住院部治疗，X线检查提示支气管肺炎，血常规检查提示正常，请何老会诊。其人形体消瘦，面色淡黄，咳嗽频频，伴有痰声，活动时气促，胃纳、二便、睡眠均正常，双侧扁桃体Ⅱ度肿大、充血，双肺闻及湿性啰音。舌质红，苔薄黄，脉浮滑数。

此为感受风热之邪，邪热壅肺，致肺失清肃。法当宣肺降气，清热化痰止咳，方拟麻杏芩鱼汤合苇茎汤加减：麻黄5g，苦杏仁8g，黄芩8g，生甘草3g，鱼腥草10g（后下），苇茎15g，冬瓜仁12g，薏苡仁12g，桃仁8g，浙贝母8g，蝉蜕8g，天竺黄6g，地龙8g，瓜蒌仁8g，3剂。

二诊：咳嗽大减，然痰多，活动时仍有气促。舌质红，苔黄，脉浮滑数。邪热渐退，法当清肺化痰，降气平喘，拟温胆汤加减：玄参10g，海蛤壳10g，蝉蜕8g，地龙10g，半夏8g，川贝母8g，茯苓12g，陈皮2g，生甘草3g，竹茹8g，瓜蒌仁8g，麦冬10g，乌梅3g，葶苈子8g，2剂。

**按语：** 麻杏甘石汤乃治肺炎常用良方。何老临床体会，大部分患儿服石膏后会出现大便溏泄，乃改用黄芩、鱼腥草（后下）代替石膏，既无便溏之弊，且抗邪之力较强。再合苇茎汤之清降，屡收良效。

## 二、支气管肺炎（邪郁少阳，痰热壅肺）

苏某，男，9个月，东莞市万江镇人。患儿于2005年8月23日发热，体温持续在38～38.5℃，西医予抗炎、抗病毒等治疗，未见好转，血常规：白细胞（19～22.7）×10⁹/L，疑为白血病，转到广州某医院治疗，经做骨髓穿刺，排除白血病，继续用抗生素、抗病毒药治疗。近十多日低热缠绵不退（体温37.2℃），下午体温较高，体温38℃，咳嗽。9月15日入我院住院部治疗，请何老会诊。患儿形瘦面黄，烦躁，夜寐不安，咳嗽频频，咳声重浊，喉间痰鸣，双肺呼吸音粗，闻及湿啰音。舌质红，苔黄腻，脉浮滑数。

2005年9月17日血常规检查提示：白细胞20.8×10⁹/L，中性粒细胞比例20%～30%，中间细胞比例8.7%，淋巴细胞比例71.0%，中性粒细胞7.0×10⁹/L，淋巴细胞16.1×10⁹/L，红细胞5.43×10¹²/L，血红蛋白116g/L。二便常规正常。X线示：双肺支气管肺炎。

此病乃感受风温时邪，初期卫气同病，蒸蒸发热，经西医治疗，表热虽退，而邪留半表半里，故低热不退，下午较高。且温邪犯肺，痰热壅阻，故咳嗽痰鸣，治宜和解少阳，宣肺清热，除痰止咳，方拟小柴胡汤合苇茎汤加减：柴胡6g，麦冬5g，黄芩3g，苇茎10g，冬瓜仁10g，薏苡仁10g，瓜蒌仁5g，麻黄1.5g，苦杏仁6g，生甘草2g，鱼腥草5g（后下），川贝母6g，地龙6g，2剂。此方乃小柴胡汤去人参、生姜、大枣之温，苇茎汤以瓜蒌仁易桃仁之入血分，加麻黄、苦杏仁、地龙平喘，川贝母除痰，鱼腥草清热解毒。

二诊：热退，咳减，痰涎、鼻涕仍多，脉浮数象减，仍滑。此为少阳半表半里之邪已解，然肺热未清，痰涎未净，转方宣肺清热，除痰止咳，方拟苇茎汤合麻杏芩鱼汤加减：麻黄1g，苦杏仁6g，生甘草2g，黄芩3g，鱼腥草10g（后下），川贝母5g，瓜蒌仁6g，苇茎12g，冬瓜仁10g，薏苡仁10g，地龙6g，天竺黄5g，蝉蜕5g，葶苈子5g，2剂。

三诊：精神好转，喉间痰鸣消失，肺部体征正常，咳嗽明显减少，仍痰多，夜烦，寐差，大便溏泄，每日2次。脉滑数象续减，舌苔仍微黄腻。肺中痰热未全清，守前方加减：苇茎 10g，冬瓜仁 10g，薏苡仁 10g，瓜蒌仁 8g，麻黄 1.5g，苦杏仁 5g，川贝母 5g，生甘草 2g，天竺黄 6g，鱼腥草 5g（后下），葶苈子 6g，蝉蜕 6g，地龙 6g，麦冬 5g，5 剂。

四诊：咳嗽、痰鸣大减，夜寐稍安，烦躁好转，大便正常，舌苔微黄腻，脉不浮滑，略数。病已向安，唯恐余邪未净，再予肃肺生津，除痰止咳，为善后之计：苇茎 12g，冬瓜仁 12g，薏苡仁 12g，瓜蒌仁 6g，苦杏仁 6g，鱼腥草 10g（后下），川贝母 6g，麦冬 8g，天竺黄 6g，玄参 10g，海蛤壳 10g，紫苏梗 5g，乌梅 3g，2 剂。

**按语：**《伤寒论》中用得最多的方剂是小柴胡汤，而且应用范围最广，不仅是和解少阳之主方，亦治汗后余热不退和热退后复热。此例经西医治疗后表热虽降，而低热稽留不退，应是小柴胡汤的适应证。然风温为阳邪，故去人参、生姜、大枣之温，投剂而热全退。又温邪上受，首先犯肺，肺为邪热壅阻，失其宣降之性，故咳嗽痰鸣，持续未愈。何老治此例，自始至终用苇茎汤，此乃何老之心法。《备急千金要方》之苇茎汤原治肺痈，被后世推广应用。如王孟英《温热经纬》评价此方说："不仅为治肺痈之妙药，且可瘳肺痹之危疴。""肺痹"首见于《黄帝内经》，乃一切外来邪毒犯肺，致肺气壅塞不通之病。何老用治此例肺炎，因病在气分，乃去桃仁之破血，代以瓜蒌仁清痰热，此是善用古方治今病之范例。

何老治幼儿药量一般较大，原因是：①治幼儿中药，只煎 1 次（成人煎 2～3 次），药中有效成分只煎出六成左右。②幼儿给药较难，每哭闹不肯服，强灌之，多从口角流出，入胃者最多一半左右。故何老治幼儿之普通药（如苇茎），用成人量 1/3 左右，猛烈药（如麻黄）用成人量 1/5 左右。

## 三、肺炎（风温犯肺，邪郁少阳）

龙某，男，9 岁，东莞市城区人。患儿于 2005 年 9 月 23 日来诊，据其母云：1 周前患儿出现发热，体温 38.5～39.2℃，午后及夜间体温明显升高，微恶寒，咳嗽频繁，胃纳、二便均正常，9 月 19 日 X 线提示：双肺纹理增粗，左下肺心角处见斑片状影，境界不甚清晰，心膈影正常。西医诊断为左下肺感染，用抗生素（具体药物不详）治疗未见好转。其人形体偏胖，面色稍赤，双侧扁桃体Ⅱ度肿大，充血。咳声重浊，咳嗽时可闻及痰声。双肺呼吸音粗，未闻干湿性啰音。舌质红，苔黄腻，中心苔厚，向边尖渐薄，脉右浮滑数，左弦。此乃温邪上受，首先犯肺，肺失清肃，热痰壅阻；同时，发热多日不解，气分之邪留于半表半里。治宜和解少阳，宣肺除痰，双管齐下，拟小柴胡汤合麻杏甘石汤加减：柴胡12g，半夏12g，黄芩12g，生甘草5g，南沙参15g，防风12g，白芍15g，陈皮3g，麻黄5g，苦杏仁12g，石膏25g，鱼腥草15g（后下），浙贝母12g，苇茎12g，2剂。

二诊：体温降至36.6℃，仍咳嗽，排痰不易。舌质红，苔微腻而干，中心厚苔退薄，脉不浮弦，仍滑数。药中病机，少阳枢机得以旋转，但痰热未清，肺失清肃，宜宣肺除痰止咳，用麻杏甘石汤合苇茎汤、止嗽散加减化裁：麻黄5g，苦杏仁15g，石膏25g，生甘草5g，鱼腥草15g（后下），浙贝母12g，苇茎20g，冬瓜仁20g，薏苡仁20g，瓜蒌仁12g，百部12g，桑叶10g，白前10g，2剂。

三诊：无发热，咳嗽大减，咳嗽时未闻及痰声，舌苔续退，脉和缓。热邪已挫，但痰浊未清。仍须肃肺除痰止咳，方用苇茎汤加减：苇茎20g，冬瓜仁20g，薏苡仁20g，瓜蒌仁15g，紫苏梗12g，苦杏仁12g，半夏10g，麦冬15g，乌梅6g，鱼腥草15g（后下），百部10g，款冬花10g，3剂。

四诊：咳嗽甚少，脉象和缓。痰浊渐清，然发热日久，肺胃津伤，故于前方去鱼腥草、苇茎、冬瓜仁、款冬花，加北沙参、南沙参清养肺胃津液，川贝母除痰止咳。处方：北沙参10g，南沙参10g，紫苏梗12g，苦杏仁12g，半夏12g，麦冬12g，乌梅5g，瓜蒌仁10g，茯苓15g，川贝母10g，薏苡仁20g，3剂。

**按语：**此例西医治之七日发热不退，而用小柴胡汤1剂全退，特色在于舌脉合参，脉右浮滑数，邪热壅肺无疑。而左弦数，应少阳甲木之体。何老辨外感热病舌苔的独特经验是：凡舌苔或白或黄，舌中心较厚，向边尖渐薄者，乃邪在半表半里，历验不爽。径投小柴胡汤即效，然后用麻杏石甘汤合苇茎汤数剂而肺炎痊愈。

## 四、肺炎（风温犯肺，化热生痰）

金某，男，5岁，住东莞市城区。患儿于2005年8月18日发病，初发热（体温38℃），咳嗽，用西药治疗2～3天，热退，但仍咳嗽不已，8月20日X线示右上肺肺炎。西医用抗生素、抗病毒药治疗1周，X线复查提示：右肺炎病灶消失，肺纹理增粗。2005年9月11日来诊，视其人形瘦面黄，神疲，咳声重浊，有痰声。舌质红，苔黄腻，脉滑数。其母代述：咳嗽仍频，痰呈泡沫状，胃纳、二便正常。

此例咳嗽迁延日久，乃风温犯肺，日久外邪化火，灼津液成痰，痰热阻遏肺络，肺失清肃所致。法当宣肺清热，除痰止咳，方拟麻杏芩鱼汤合苇茎汤加减：麻黄5g，苦杏仁10g，黄芩8g，鱼腥草12g（后下），苇茎15g，冬瓜仁15g，薏苡仁15g，桃仁10g，川贝母10g，生甘草5g，紫苏梗10g，乌梅5g，2剂。3碗水煎成大半碗，分两次服。

二诊：服用前方1剂后，咳嗽明显减少，次日咯痰易出，下午咳嗽再减，精神好转。舌苔退薄，脉弦细滑。此乃痰热渐清，肺气得以肃降，故前方去桃仁、乌梅，加瓜蒌仁10g。处方：麻黄3g，苦杏仁10g，黄芩10g，鱼腥草12g（后下），苇茎15g，冬瓜仁15g，薏苡仁15g，川贝母10g，百部10g，生甘草5g，紫苏梗10g，瓜蒌仁10g，3剂。

三诊：咳嗽大减，排出大量白色痰液，精神好，汗出较多，出汗后肌肤湿冷。舌质红，苔薄黄，脉细滑。此乃邪热消退大半，但肺胃气虚，卫气不固。医家曰："两虚一实，偏治其实。"故仍用前方，祛邪务尽，邪去则正安。处方：苇茎15g，冬瓜仁15g，薏苡仁15g，瓜蒌仁10g，鱼腥草12g（后下），苦杏仁12g，麻黄3g，生甘草5g，黄芩10g，百部10g，川贝母10g，紫苏梗10g，3剂。

**按语：**此例肺炎，虽经西医治疗，X线提示病灶消退，然咳嗽未止，痰声重浊，是邪犹恋肺，仍须清解。何老自拟之麻杏芩鱼汤乃麻杏甘石汤之变法。何老认为，肺炎中后期，痰热壅肺络，不必用石膏之达热出表，可改用黄芩清里热之痰（朱丹溪说黄芩治痰，假其下火），合鱼腥草消炎解毒，此时较用麻杏石甘汤为合适。又此例虽有气虚、卫外不固之征象，但未用补药，邪去则正安，小儿生机活泼，病去则自能康复。

## 五、支原体肺炎（热痰壅肺）

吴某，女，15 个月，东莞市城区人。患儿于 2005 年 8 月 17 日来诊，据其母云：2005 年 7 月 20 日患儿发热，咳嗽，气促，经西医治疗后热退，但咳嗽不见好转，某医院检查提示肺炎支原体抗体（＋），X 线示双肺支气管肺炎，中医诊断为风温犯肺，用麻杏甘石汤、桑菊饮等方药治疗，西医用抗生素治疗（具体药物不详），效果不明显。其人形体消瘦，面色淡黄，咳声不扬，双肺听诊可闻及双肺呼吸音粗。纳差，舌质红，苔薄黄，脉浮滑数。

此乃风温犯肺，痰热壅肺，肺失宣降所致。眼下正虚邪恋，脾胃虚弱，腐熟、运化之功能失职。医家云："两虚一实，偏治其实。"本病首须祛邪为先，法当清肺化痰，降气止咳，方拟苇茎汤加减：苇茎 10g，冬瓜仁 15g，瓜蒌仁 10g，川贝母 10g，紫苏梗 8g，苦杏仁 8g，半夏 8g，麦冬 10g，乌梅 5g，2 剂。

二诊：咳嗽减，呼吸稍平顺，舌脉同前。痰热稍除，故守前方合二陈汤加减：川贝母 8g，鱼腥草 10g（后下），苇茎 15g，冬瓜仁 15g，薏苡仁 15g，瓜蒌仁 10g，百部 10g，南沙参 10g，半夏 8g，橘红 2g，生甘草 5g，2 剂。

三诊：咳嗽续减，呼吸平顺，舌质红，苔薄黄，脉滑数。痰热渐清，于前方去半夏、橘红之燥，加桑叶 10g，竹茹 10g，以清热涤痰：川贝母 8g，南沙参 10g，苇茎 15g，冬瓜仁 15g，薏苡仁 15g，瓜蒌仁 10g，鱼腥草 10g（后下），桑叶 10g，竹茹 10g，苦杏仁 8g，生甘草 5g，2 剂。

四诊：咳嗽大减，呼吸平顺，但胃纳仍差。舌质红，苔薄黄，脉细弱。眼下邪热已退，脾胃气虚，痰浊未全清，以补脾健胃为主，佐以降气除痰，方用六君子汤加减：太子参 12g，白术 8g，茯苓 10g，生甘草 5g，橘红 3g，谷芽 15g，半夏 6g，川贝母 8g，紫苏梗 8g，苦杏仁 8g，山药 15g，白扁豆 15g，5 剂。

五诊：咳嗽已减八九分，胃纳正常，面色红润。舌质红，苔薄黄，脉平缓。

痰热已除，脾胃功能渐健，仍予六君子汤加减以善后：太子参 12g，白术 8g，茯苓 10g，生甘草 2g，橘红 2g，半夏 6g，川贝母 8g，五味子 3g，山药 15g，紫苏梗 6g，地龙 8g，5 剂。

**按语：** 何老善用苇茎汤治疗各种邪毒犯肺，导致肺脏壅塞不通之重病，若治肺痈、肺癌，则沿用原方，随症加味。今治小儿肺炎，非顽固久病，常去方中入血分之桃仁，代以善清痰热之瓜蒌仁，甚有巧思。又小儿为稚阴稚阳之体，易寒易热，易实易虚，且脾常不足，故祛邪至十之七八，即当以扶持脾胃为主，祛余邪为辅，此是治儿科之心法。

## 六、支原体肺炎（热痰阻遏肺络）

陈某，女，5 岁，1996 年 7 月 20 日初诊。家人诉说已发病十日，初时低热轻咳，三日后体温升至 39℃，咳嗽加剧，X 线示：右肺中下大片浸润影，PCR 检测示肺炎支原体（＋）。西医诊断为支原体肺炎，先后用青霉素、红霉素等治疗，曾一度好转。1 周后又反复发热，喘咳，中医用麻杏石甘汤、银翘散等不效。

患儿神色尚可，胃纳极差。身热持续（38.5℃左右），上下午温差不大。阵发性呛咳，甚则持续不止，咳至面红汗出，胸痛，小便黄，大便实，舌苔黄厚而浊，脉滑数。询知平素父母溺爱，饮食不节，是内有蕴热，复感暑邪，与内热相搏，热痰阻遏肺络，病属里实而非表热，故辛凉之剂不效。予苇茎汤、泻白散合薛氏治暑邪闭肺之方：苇茎 30g，冬瓜仁 25g，薏苡仁 25g，桃仁 15g，桑白皮 15g，地骨皮 15g，甘草 5g，黄芩 12g，葶苈子 15g，滑石 20g，枇杷叶 10g，2 剂。

二诊：身热下降（上午 37.2℃，下午 38℃），呛咳胸痛大减，能排出黄痰，大便溏黄，舌苔退薄，脉数滑亦减。唯仍脘痞恶食，前方去桑白皮、地骨皮、葶苈子，合温胆汤分消走泄：苇茎 30g，冬瓜仁 25g，薏苡仁 25g，瓜蒌仁 15g，半夏 12g，橘皮 5g，茯苓 20g，竹茹 15g，枳壳 7g，黄芩 10g，滑石 20g，枇杷叶 10g，甘草 5g。

又 3 剂热净身和，咳止八九，改用清养肺胃善后，8 月 3 日 X 线显示病灶消失。

## 七、腺病毒肺炎（热伤气津）

1996 年 11 月 2 日清晨，一黄姓夫妇抱 2 岁男孩来求诊。据述，初起发热咳嗽，在当地中西医治疗三日，病情加重，第四日在某医院住院治疗，经 X 线及化验检查，诊断为腺病毒肺炎，多方治疗七日，病情反复，时轻时重。其间私自出外就诊于某中医，说是"肺热咳"，用麻黄、金银花、连翘、栀子、黄芩、芦根、猴枣牛黄散等治疗，病情加重，故来求诊。

患儿面色苍白，口唇干焦而红，精神萎靡，闭目思睡，身热（38.6℃），头颈汗出，咳嗽气促，咳声不扬，鼻翼微扇，舌质深红，苔薄黄而燥，脉细数（120 次 / 分），此风燥时邪，犯肺化火，火炽伤津耗气之候，即予清燥救肺汤加味，嘱其仍须住院治疗。处方：西洋参 10g，麦冬 10g，石膏 20g，阿胶 10g，甘草 5g，火麻仁 15g，北杏仁 10g，桑叶 10g，枇杷叶 10g，川贝母 10g，玄参 12g，2 剂。

二诊：患儿精神大为好转，能言笑，热降（37.5℃），喘咳减，鼻翼不扇。前方去石膏，加北沙参 15g，2 剂。

三诊：患儿已于昨日出院，热净身和，仍时有咳嗽气怯，排痰不易，脉细数（98 次 / 分），舌苔退薄大半，此余邪未净，津气仍虚，用麦门冬汤合补肺阿胶散加减：西洋参 10g，麦冬 12g，川贝母 10g，甘草 5g，粳米一小撮，阿胶 10g，北杏仁 10g，牛蒡子 10g，鱼腥草 15g，北沙参 15g，怀山药 15g，橘皮 3g，又 3 剂而诸恙悉蠲，用五味异功散加怀山药、北沙参、川贝母、麦冬等清补肺胃，善后而安。

**按语**：肺炎乃婴幼儿最常见之疾病，西医按病因分类名目甚多。中医则按六经证型及卫气营血传变而辨证施治。若药能中肯，疗效不亚于西医。20 世纪 70 年代初，麻疹流行，我院一年中收治麻疹合并肺炎 212 例，全部治愈，可为佐证。

小儿稚阴未充，稚阳未长，得病传变迅速，易实易虚，故临床辨证，须察看周详，尤须分清表里寒热虚实。众所周知，辨表里寒热虚实乃中医入门第一功夫，本不难掌握。然有各承家技，终始顺旧，执死方以治活病者；有以西套中，凭西医之各种检查代号入座用药者，皆置此基本功于脑后，余见甚多。即如第六案，医知为热证，但不分表里，故投剂不效；第七案医亦知为热证，但不辨虚实，用药犯虚虚之禁。此种现象，若不改变而任其发展，则中医学术能否继承发扬，实令人忧心忡忡也。

至于此两例辨证用药之特色，简析如下。

第六案初起虽有发热，但无恶寒、头痛、身痛等表证，且病经一周而再反复，脉不浮而滑数，舌苔厚浊，其为痰热在里甚明，故用苇茎汤肃肺涤痰，泻白散泻火止嗽，又加入薛生白治暑邪内闭肺络、昼夜喘咳不得卧之葶苈子、枇杷叶、六一散，故能迅速荡涤痰热实邪而收捷效。余每谓薛氏此方治痰热里实之喘咳，与麻杏石甘汤治风热表实之喘咳正相对照，各有所宜，惜医者未深究耳。

第七案病发于秋末冬初，天肃气燥。幼儿感受外邪，最易化热伤津耗气。患儿神疲气怯，脉细舌燥，其津气两伤之候甚明，误进辛苦大寒之剂，更增其燥伤其气，故用喻氏清燥救肺汤肃肺气，滋化源以建头功。继用麦门冬汤合补肺阿胶散扶正祛邪而愈。

## 八、小儿肺炎（阳虚感寒）

刘某，男，1岁，住莞城镇。患儿体质素虚，1个月前曾患泄泻，经用附子理中汤治愈。4月初，患支气管肺炎（经X线确诊），因病急，家人先就诊于西医，用多种抗生素联合治疗四日，病情未有改善，乃转诊于中医。患儿面色苍白，唇白而干，白睛淡蓝，壮热（39.5℃），无汗，呛咳痰鸣气促，鼻扇，神气虚怯。舌正红，苔薄白，脉浮紧，重按空豁。此元气大虚，寒邪外束，正不胜邪之候，仿东垣麻黄人参芍药汤法：麻黄3g，桂枝4.5g，炙甘草3g，芍药4.5g，党参9g，五味子3g，黄芪9g，茯苓9g，橘皮3g。

二诊：服药后3小时即微汗溱溱，热降，喘平，次日病情大好，唯余痰嗽而已，改用六君子汤加味：党参6g，白术4.5g，茯苓9g，橘皮3g，炙甘草3g，半夏4.5g，五味子3g，紫苏梗3g，两剂而安。

三诊：后于 7 月间，时方盛暑，又患伤风发热、咳嗽、微喘、汗出，余用桂枝汤加厚朴、杏子，1 剂即愈。可知医者临床须精细辨证，综合考虑患者素质，从而权衡用药。

# 第三节　重型小儿腹泻

## 一、重型小儿腹泻（热盛暴注）

1974 年 10 月，新基乡张某之子，3 岁，始发热，继而泄泻，医用升散、温燥、止涩等药治之，经旬而病益甚。至延余就诊之日，已形肉尽脱，暴注下迫，所下色青黄臭秽，腹中热痛，四肢拘急，时欲作痉，唇焦目赤，大渴引饮，白昼尚明了，日晡以后则烦躁谵妄不宁，小溲短赤不畅。舌质红，苔黄燥而焦，脉弦洪数疾。此乃暑湿内伏，至冬而发，复经误治，悉从火化，是阳明热炽、肝火鸱张之候。处方以白虎汤为主，合葛根芩连汤与白头翁汤加味治之：石膏 30g，知母、葛根、黄芩、黄柏、秦皮各 9g，白头翁、金银花各 12g，滑石 15g，甘草 3g，黄连 6g。

次日，患儿神识略佳，烦渴稍减，而泻未止。或疑余年少，用药孟浪。余曰："犹是药轻不胜病也。"石膏加至 60g，三黄亦加至 12 ～ 15g，投剂即泻减八九分，3 剂而热象悉退，继进清养而安。

**按语：**《伤寒论》虽无白虎汤治下利之文，然运用经方，贵于辨证切当，不能胶柱鼓瑟，仲景示人：误用桂枝汤发汗，大烦渴不解，脉洪大者，用白虎加人参汤救之，与此病之误用升散温燥致变相似；又彼乃邪热迫津液外泄而为大汗，此则邪热迫津液下注而为暴泻，其理可通。况舌苔黄腻，日晡烦躁谵语，皆阳明热炽实据，非大剂白虎不为功。王孟英治石诵羲暑热耳聋泄泻危症，三疏白虎，病家畏其寒凉而不敢服，王氏解释泄泻用白虎之理云："肺移热于大肠，则为肠澼，皆白虎之专司。"其言至为精当，故《随息居重订霍乱论》列白虎汤为暑热吐泻之主方，深得《黄帝内经》"暴注下迫，皆属于热"之旨。余治此例，盖受王氏启发者也。

## 二、重型小儿腹泻（湿胜濡泄）

1959 年余在莞城卫生院工作。9 月初，某领导之子，患儿 10 个月大，患腹泻三日，入院治疗，先由西医诊治。当时医院成立伊始，设备及技术力量均感不足，未能进行静脉输液，只能用生理盐水在大腿内侧皮下注射，并用止泻、抗菌消炎药物。治疗 1 天半，其病不减，而大腿内侧由于注射多次，液体已逐渐不被吸收，乃改请中医治疗。患儿发热（39.7℃），烦躁渴饮，水饮入胃不久，即腹满肠鸣，随即下利淡黄如水样，泻后腹满减，但又烦渴不已，未几，腹满如前。如此渴泻交替，一昼夜间已十余次，而小便涓滴不利。患儿神气疲惫，肌肉松弛，舌正红，苔白不燥，脉浮数而濡。此即《黄帝内经》所谓"湿胜则濡泄"也，用五苓散加味治之：桂枝 6g，猪苓、泽泻、白术各 12g，葛根 9g，茯苓 15g，陈皮 3g，砂仁 4.5g。煎成，趁热少少与之，分多次服完。此药入胃，腹中竟不鸣响，两小时后，微汗出，热降（38.2℃），是夜只泻一次，量减，而小便量增。翌晨，热续降（37.4℃），渴大减，前方加黄芪 15g，下午服完，小便通畅，热除泻止，再进健脾祛湿之品而安。

**按语：** 五苓散本治太阳蓄水证，《伤寒论》第 74 条云："中风发热，六七日不解而烦，有表里证，渴欲饮水，水入则吐者，名曰水逆，五苓散主之。"此言气化不行，水气停潴，津不上承，故口渴；而饮入之水，又不能输化，故上逆而吐。此例亦是湿邪阻气，输布无权，液不升而口渴。然水饮入胃，并不上逆为吐，却下注为泻，证虽稍异而理可相通。况患儿脉浮发热，小便不利，亦五苓散之适应证。仲景治霍乱吐泻，亦有"热多欲饮水者，五苓散主之"之法。故用之以为主方，佐陈皮、砂仁理气健脾而祛其所恶之湿，并用葛根升发清阳而振其敷布之权。诸药合用，相得益彰，故投剂即效。

## 三、重型小儿腹泻（阴阳两伤）

1948 年 7 月，东莞中学卢某之侄女，1 岁半，先感暑邪，服香薷饮 1 剂，即发高热。随进苦寒杂以消导两剂，热稍缓，反泻下黄白溏便多次，口渴，神倦，昏沉嗜睡。易医谓暑入心营，进牛黄丸及清营汤，下午病情陡变：面色灰白如死灰，目露睛瞀，颈软无力，俯仰皆倒，时而半昏半醒，时而烦躁不宁，见水不论甘苦，恣饮如狂。自晨至午，水泻八次，色淡黄味腥，腹满脐突，按之尚软，叩之如鼓，鼻扇，息微而促，四肢厥冷，脉细如丝，数疾无伦。已延中西医两人，皆辞不治。余诊之，病虽危，尚有可救之望，即进附子理中汤合生脉散加熟地黄：人参（另炖）、炒麦冬、熟附子各9g，五味子4.5g，干姜6g，炙甘草3g，天生术12g，炒熟地黄15g。参汤药汁合成一大碗，频频与服。

二诊：下半夜得安睡半宵，仅泻1次，有小便一茶杯。翌晨视之，颈柱不倒，面色转好，脉至数减，仍烦渴不止，除再进前方1剂外，加用：西洋参、天生术各9g，怀山药30g，炒粳米一撮，熬成稠饮，渴则与之。第三日泻止，渴减七八，小便通利，继进健脾益气之品而痊愈。

**按语：** 此病初因暑邪耗气伤津，复经误治重伤其阳，遂倏然转变为阴阳两伤之危证。三阴下利多有口渴见证，尤以幼儿为然，且渴甚者，不论冷水热汤皆喜恣饮，故不能据此以辨寒热。盖此证之口渴乃津液下夺使然，与阳邪燥渴病机迥异；必待泻止脾健，津液不下泄而上输，口渴自止。故仲景治霍乱用理中汤加减，其曰："渴欲得水者，加术，足前成四两半。"即是此义。余宗其法，重用附子理中汤以振其脾肾之阳，辅以生脉散复其耗散之津气。用熟地黄者，乃仿景岳胃关煎之法，且加米炒松，与干姜、附子同用，既无腻滞之弊，而有阴阳相济之妙也。

## 四、重型小儿腹泻（气虚滑脱）

李某，男，2岁，1970年5月起患夏季热，缠绵百日。九月中旬，继患泄泻，门诊治疗5日不效，入某院留医。用西药治之1周，仍无效果，遂转我院治疗。患儿面色灰白，双目无神，形体羸瘦，肌肉松弛，气怯声低，身有微热（37.8℃），口渴唇干，腹满而软，大便水样，色黄白相兼，夹有食物残渣，一昼夜十次以上，小便黄短，舌质暗红不华。苔薄白而干，脉浮大虚数。即用补中益气汤与服：人参6g，黄芪、白术、当归各9g，炙甘草、升麻、陈皮各3g，柴胡4.5g，大枣2枚。

二诊：次日，热降至37.3℃，泻不减，余恙依然。前方去当归之滑肠，加乌梅酸涩，砂仁辛运。

三诊：第三日，患儿泻仍未减。乃细察之，患儿胃纳尚可，然食后逾时，即肠鸣而泻，泻时全无痛苦。余始恍然大悟，此病不仅中气下陷，且大肠亦滑脱失禁矣。遂用仲景赤石脂禹余粮汤合补中益气汤加减：赤石脂、禹余粮各15g，人参、炮姜各6g，炒怀山药30g，煨葛根、黄芪、白术各9g，砂仁4.5g，升麻、炙甘草各3g，1剂即泻减一半，3剂大便成糊状，诸恙递减，调理旬日而安。

**按语：** 过去余治小儿腹泻多日不止，身为微热，脉浮大而虚者，多宗《黄帝内经》"清气在下，则生飧泄"之旨，用补中益气汤辄效。今治此例，未曾细究，即依样画葫芦，及至两进不效，如憬然审察，乃知病已累及下焦。《伤寒论》第159条云："利不止，医以理中汤与之，利益甚。理中者，理中焦，此利在下焦，赤石脂禹余粮汤主之。"正为此证而设。个人临床体会，认为此方与桃花汤合用更佳，不必拘泥于少阴便脓血之条文也。方中丁姜炮黑取其守，用怀山药代粳米者，乃张锡纯法也。两方相合，药仅四味，而效果殊佳。或随证加味，如煨葛根之升清，人参、白术之守补，砂仁之健运等，更可增强疗效。

## 五、重型小儿腹泻（寒热错杂）

彭某，男，1975年3月患泄泻，其母惑于"千金难买春头泻"之谬说，不以为意，自购消导药与之服食经旬，病重时始入院治疗，诊断为"中毒性消化不良"，1周后病情好转，唯泄泻未止耳。竟自动出院，辗转就医于各门诊中西医之间，甚至日易一医，皆无显效。4月初来我院就诊时，病已38天。据云：现一昼夜仍泻10次左右，泻时肠鸣音亢进，先下稀水，完谷不化，继则里急后重，努责频频，又滞下黄色黏液少许，或带鲜血（检视之乃肛门红肿破损所致，与肠道无关）。口渴思饮，多饮则吐，知饥而不欲食，强食则呕逆，小便黄短而混。视其人，肌肉尽削，神气极疲，昏睡露睛，时而惊惕搐搦，时而烦躁呼叫，咬牙抓衣，息微而促，四肢厥冷而后脑发热（体温38.2℃）。腹满如鼓，青筋暴露，遍布灯火爆痕（曾经社会医生用灯火爆法）。舌质晦暗，尖边起红刺，苔黄燥，脉弦细数，重按则涩弱似散。余曰："此病甚重，刻下不但火衰土败，惊厥已作，且加肝木偏旺，疏泄太过，寒热虚实错杂，处方用药，实费周折。"乃仿仲景乌梅丸法加减：乌梅、黄连、肉豆蔻、丁香、全蝎、钩藤各4.5g，附子、白术各9g，炮姜6g，党参18g，五味子、炙甘草各3g。每日另用西洋参6g，粳米一撮，熬饮代茶。

1剂夜睡稍安，烦渴减，搐搦缓；2剂四肢温，后脑热退；3剂搐搦全止，泄泻减。从第4剂始，去钩藤、全蝎，加补骨脂9g。服至7剂，大便每日4次，成糊状，无里急后重感，进食不呕。乃去黄连、丁香，加黄芪、茯苓各15g，服至15剂，诸恶候悉退。又半月大便始成形，继进大补脾肾之剂，遂日渐康复。

**按语：**此即幼科所谓"慢脾风"之病，实由误治酿成。初来诊时，其母出示前方一叠，乃知医者多为假象所惑：有见其舌刺燥渴，作热邪烁津治者，不知乃津液下夺，阴不上承之故；有见其腹满绷急，作胃肠积滞治者，不知乃脾虚气滞，运化无权之故；有见其小便混浊，作湿热困阻治者，不知乃下泉枯竭，阳不流布之故；有见其惊厥神迷，作心肝积热治者，不知乃元气匮乏，心神失守之故；遂致迁延日久，恶候蜂起矣。审其病机，颇类厥阴病之乌梅丸证。章虚谷论乌梅丸云："木邪肆横，中土必困，故以辛热甘温助脾胃之阳，而重用酸以平肝，佐苦寒泻火。"余师其意立方，但患儿兼见风动神衰危象，故加入《谢映庐医案》之大回生汤法，化裁成方，谨守病机，药随证转，因而获效。附：《谢映庐医案》大回生汤方，药物组成：人参、白术、黄芪、附子、酸枣仁、枸杞子、茯苓、肉桂、丁香、白豆蔻、钩藤、全蝎、甘草，煎成入赤石脂末和服（原书无药量）。原书云："治小儿夏月吐泻及杂病误治成慢脾风证，一切脾肾虚寒，发病惊风，实有起死回生之功。"（上述五案曾刊载于《新中医》1984年第7期）

# 第四节　小儿盗汗（阳明火盛）

张某，男，4岁，1995年12月26日初诊。其母云，患儿于初冬患感冒高热，先服中药未退热，西医除用肌内注射、静脉注射外（药物不详），加服退热药物，即大汗出，热退病愈。但此后寐则汗出，以头颈为多，西医谓药物发汗后，皮肤汗腺分泌过多所致，无须特殊治疗。中医谓发汗后体虚，用人参、黄芪、五味子、浮小麦、牡蛎等多剂，汗出愈多，乃停用中西药，服食民间单方如黄芪煲鲫鱼、黑豆煲塘虱、猪蹄甲、黄花胶等，遍试无效。现不分昼夜，寐则汗出，自头至颈，如初沐未干，沾濡枕席，胸背四肢较少。睡时躁扰不安，醒则精神萎靡，不思饮食，小便涩少，小便黄短，口秽，舌苔黄厚而干，脉浮数，嘱其摒绝补品，改食清淡粥粉，拟辛甘寒之剂，以清泄阳明：石膏25g，知母12g，甘草5g，粳米百粒，竹叶10g，北沙参15g，麦冬10g，芦根20g，2剂，每日1剂。

二诊：盗汗已减过半，脉不浮仍数，舌不干仍黄，效不更方。前方加竹茹12g，2剂。

三诊：汗出再减，但未全止，脉已不数，舌苔稍退，前方去石膏，加西洋参6g，3剂。

四诊：汗仍未止，睡中磨牙，口秽、纳差如故，黄苔未退，改用保和丸加减，以清胃中热滞：莱菔子15g，山楂20g，神曲10g，麦芽20g，陈皮5g，半夏10g，茯苓15g，制大黄7g，枳实8g，麦冬12g，知母10g，2剂。

五诊：泻下黄秽溏便3次，盗汗全止，睡安，胃纳稍振。舌苔退薄大半，前方去大黄、知母，加鸡内金10g，调理而安。

**按语：** 古人曾有"小儿盗汗不须医"之说，因小儿生机活泼，代谢旺盛，故夜汗稍多，并非病态。然此例则是冬温发汗后外热退而里热未除，《存存斋医话稿》有阳明悍气上升头部，大汗出，俗名"蒸笼头"之说，与此例正合。故径用白虎汤加味，清泄阳明里热，投剂即效。然汗止七八分之后，迄未全止，脉虽不数，而舌黄口秽，纳差，乃滋补食物，留聚胃腑，积滞生热，则非白虎汤所能治。后用保和丸加味，推荡蕴积，以竟全功。古无用保和丸治盗汗之成法，在乎医者审察病机，灵活运用耳。

# 第五节　小儿暑热证（气虚发热）

胡某，男，3岁，1991年6月中旬患暑热证。先西医用退热、抗炎及激素等治之未效。中医见其发热、无汗、口渴，用麻黄、香薷、荆芥、防风、金银花、连翘、栀子、黄芩等治之三日，反高热（39.5℃），无汗，烦渴，易医谓前药伤津，用玄参、生地黄、麦冬、知母、天花粉、芦根等2剂，症不减，反增腹痛、泄泻、纳呆神倦。余诊其脉浮濡而数，舌红苔薄黄而干，先用东垣清暑益气汤加减：西洋参10g，黄芪10g，升麻5g，葛根10g，麦冬10g，五味子5g，甘草3g，白术8g，茯苓10g，陈皮3g，苍术6g，神曲6g，黄柏5g，糯稻根须10g，南豆花10g，谷芽15g，3剂后，腹痛泄泻止，胃纳稍佳，即改用生脉六神汤（西洋参、麦冬、五味子、白术、茯苓、炙甘草、怀山药、白扁豆、象牙丝、牡蛎、糯稻根须、黄芪）加乌梅，治之七日，热稍缓（38.3～39℃），渴稍减，家人误信旁言，谓是疳积，往某医处割治，兼服疳积散三次。热陡升（40.2℃），大渴，溺奇多，神气消索。再次就诊，其脉浮数无力，舌干红无苔，不但肺脾元气大虚，而肾阴亦伤矣，仍用生脉六神汤，酌加熟地黄、山茱萸、桑螵蛸、芡实、龟甲、枸杞子等出入为方，此后恪守此法，5剂而热稍降，10剂渴溺稍减，半月后始得微汗，服38剂乃愈。

1992年7月，又发热无汗口渴如前，急来就诊，先用加减竹叶石膏汤3剂（竹叶、石膏、北沙参、麦冬、石斛、西洋参、西瓜翠衣、莲叶、五味子、葛根、怀山药）。继用生脉六神汤，半月而安，嘱其常服参苓白术散，遂日渐康强。

**按语：**小儿暑热证俗称"夏季热"，其证候特点是持续发热（多在39℃或更高），无汗或少汗，烦渴，多尿。然不具备伤寒之六经证型，又不循温病卫气营血之传变，故病属内伤而非外感。昔人有言："夏月人身之阳，以汗而外泄；人身之阴，以热而内耗。阴阳两俱不足。"况小儿稚阴未充，稚阳未长，更不耐夏日之蒸炎。故禀赋薄弱，或病后失调，或呵护过度，肌肤柔脆者，易患此病，且致缠绵。六神汤即四君子汤加怀山药、扁豆，乃补气扶脾之主方，余更扩充之，加黄芪合生脉散以大补元气，生津敛液，象牙丝与牡蛎、糯稻根须可安心神而退阴分燔灼之热。唯是病难速已，医者病家勿求近功。此例初起混投辛温解表、苦寒清里、甘寒救津，不仅不能退热，反增腹痛、泄泻、纳呆，故先用东垣清暑益气汤加减，以治药误。后家人惑于谬论，服疳积散消导克伐，一误再误，以至肾阴亦伤，几经周折，乃得康复。

# 第六节 小儿暑热证误治致危（阴阳两伤）

李某，男，2岁，1970年夏，患儿久热不退，医作暑湿治，广服辛凉、苦寒、淡渗、芳化之剂，遍试各种抗生素，热仍不解，反日渐羸瘦。复四处寻访善治疳者，挑、割、丸散纷投，亦无一效。七月中旬，入院留医，病已两月余。体温持续在38.5～39.5℃，午夜及凌晨较高，大肉尽削，面尖颈细，眼入唇焦，皮肤干涩无汗，日间尚安静玩耍，夜则烦躁，啼哭不宁，大渴引饮，饮水甚多，饮已即溺，清长如水，胸腹平软，无咳嗽，胃纳稍差，大便先干后软，每日一行。脉浮大而数，不鼓指，舌深红，苔薄黄干燥。其父母问有何方法可以退热。余曰："此俗所称夏季热也，有治病之法，无退热之方，病愈则热自退耳。"用生脉散加龙骨、牡蛎、芍药、炙甘草、怀山药、芡实、百合、糯稻根须、桑螵蛸等药治之，并在曲池穴注射胶性钙为佐，如是者五日，热略退二三分，渴饮多尿稍减，精神胃口颇好。余适因公外出，接诊者变法治之，服药后，患儿腹泻两次，体温陡升至41.8℃，渴饮无度，小便奇多，彻夜烦扰。余连夜往视之，见其神气衰惫，干呕拒食，舌干起刺，色绛而枯，中心焦黑，脉浮大虚数，一息八至。余翻阅前方，乃麻黄、豆豉、石膏、栀子、黄连、黄芩、黄柏、滑石、金银花、甘草等药，盖三黄石膏汤加味也。病势急，余即用全真一气汤（高丽参、麦冬、五味子、熟地黄、白术、附子）去牛膝，重加炙甘草，取甘守津还之意，令其即服。众见方骇然，余乃问今晨用三黄石膏汤之理。答曰："壮热久不退，是暑邪已入里矣；始终无汗者，可知表亦未解也，脉浮大数，浮为表，数为热，大脉为阳明热盛，且有烦渴引饮，而舌赤苔黄燥，亦为实证甚明，故用麻黄、豆豉发越表邪，黄连、黄芩、黄柏、栀子直清里热，石膏治阳明之热渴，六一散以凉解暑邪，热者寒之，此一定之理也。"余曰："既属暑邪，何以初起，并无恶寒、头痛、咳嗽等表证？病已久延，何以既不顺传气分出现少阳三焦及阳明腑证？高热持续日久，何以总不逆传营分而出现神昏谵语之证？邪热燔灼，小便必黄短，何以反清长如水？可知此病以内因为主，非外感也。经余所治甚多，患者多为5岁以下幼儿，斯时稚阴未充，稚阳未长，而盛暑季节，人身阴阳两有不足，机体不能与外界环境相适应，乃生本病。夫水饮入胃，散精于脾，上输于肺，肺气化则敷布全身，若气为热所伤，则津液不能四布，唯有倾注于下，加以下元不固，故尿奇多而渴不已，且皮肤干涩无汗。至于发热不退之理，古籍少载，叶氏《幼科要略》曾有论述，但不为人注意，其言曰：'病有解表后复热，攻里热已复热，利小便愈后复热，养阴滋清，热亦不除者，此元气无所归着，阳浮则倏然热矣，六神汤主之'。故此病之主因乃元气无所归，发热机理乃阴阳失调，阳不恋阴，浮越于外也。治病必求诸本，故余曾谓有治病之法，无退热之方。若只知见热投凉，势必越治越坏。谢映庐曾治一典型病例，乃历经治逆而成坏病，用大剂人参、鹿茸、附子、桂枝三十剂始愈，详见《谢映庐医案》。今此病才见转机，竟误用温散重劫其阴，复加苦寒重伤其阳，阴阳愈不交恋，故病情转重，急以全真一气汤阴阳兼顾，滋上燥，培中土，固下元，或能拨乱反正耳！"患儿服药后4小时，躁扰渐缓，闭目入睡，是夜烦渴、尿量均减，体温降至38.8℃。3剂后，去白术、附子，复加怀山药、芡实、龙骨、牡蛎、桑螵蛸、百合、糯稻根须、黄芪、扁豆等出入为方。半月后，体温降至37.5℃左右，睡安，渴尿已减六七，遂出院，继续门诊调治。唯以娇养呵护太过，厚衣重裘，避风畏日，反常招外感。饮食禁忌太多，以致脾胃虚弱。服药累月，仍羸瘦不堪。余问有亲人在农村否？其父曰："有外祖母在乡间。"余劝其寄养外婆家，且生活起居须一如乡村儿童，毋得特殊，如此必能康复。其父母依余所嘱，翌年夏月携儿来见余致谢，已面圆唇红，肤黑肢壮，与前判若两人焉。

附所用方：①生脉龙牡汤加味：太子参15g，五味子25g，麦冬10g，龙骨15g，牡蛎15g，白芍12g，炙甘草5g，山药15g，芡实12g，百合12g，糯稻根须15g，桑螵蛸6g。②全真一气汤加减：高丽参5g，麦冬15g，五味子10g，熟地黄12g，白术10g，熟附子10g，炙甘草5g。

# 第七节　小儿暑热证并发麻疹（肺脾气虚）

卢某，男，2岁，1970年患夏季热，医用竹叶石膏汤、王氏清暑益气汤等，高热已控制，但低热缠绵不退，更医数手，中西药物并进，迄无显效。有医者诊断为疳积，用苦寒消导药多剂，病情反趋恶化。7月中旬来医院门诊，患儿面白如纸，毛发稀疏色悴，双目无神，腹膨肢细，性情暴戾乖僻，上午低热，下午发热（38℃），口渴厌食，小便清长。夜则烦躁引饮，尿量亦多，大便稀溏。舌正红，苔白腻，根部厚而黄滑，脉濡数。此亦元气无所归着之病，当以培补后天为主，用生脉六神汤加糯稻根须、橘皮等药治之，半月而热退，症状递减，而体虚尚未恢复也。怡又感染麻疹，家人遂转儿科治之，服金银花、连翘、紫草、赤芍、栀子、黄芩等药3剂，麻出不透，仅头面胸背部稀疏数点，而壮热不退（39℃），神疲气怯，且兼腹泻稀溏，再来就诊。诊其脉虽浮数而重按虚大，舌质不绛，苔黄而光滑，是正虚不能托邪外达，故疹出不透，径用七味白术散加蝉蜕、桔梗，一剂而疹子大出，便溏亦止。但咳频，乃去木香、香附，加北杏仁、枇杷叶、牛蒡子，3剂，疹渐收没，咳亦平息。唯低热稽留不退，渴饮溺多之证再见，仍用生脉六神汤加高丽参治之，遂日渐康复，调理至秋后，体胖活泼矣。

**按语：**小儿夏季热之证治，余已于上例详论之矣。此例病情较上例为轻，余仍选录之者，因此例在治疗期间合并麻疹故也。专儿科者用常法治之，疹不透而病反加重，余投以七味白术散，即应手取效。当时实习生问此中是否有独得之秘？余曰："数十年来，经余所治之麻疹，数以千计，而用七味白术散者，此为第一例耳。考古今儿科方书，亦无用七味白术散治麻疹之文，而此例发病于长夏湿盛之时，其体质又是肺脾气虚，不能托邪外出，便有用七味白术散之理。患儿就诊前，余从未想到用七味白术散治麻疹者，及详细辨证，据理立法，依法选方，于是七味白术散就可顺手拈来矣。故医者临床，当心有定识，古人谓"病万变，药亦万变"，诚确论也。

附：自拟生脉六神汤（治小儿夏季热迁延日久，曾服清络饮、竹叶石膏汤、王氏清暑益气汤等方不效者），药物组成：西洋参5g（或用太子参10g），麦冬5g，五味子5g（去核，后下），白术5g，茯苓5g，炙甘草3g，怀山药10g，白扁豆10g，糯稻根须10g（为2岁小儿量）。气虚甚者加黄芪5g；大便溏泄加煨葛根5g；夜烦惊悸加象牙丝5g，蝉蜕3g；溺奇多加制芡实10g，桑螵蛸5g；口生白腐加鲜西瓜翠衣10g。

# 第八节　口渴多尿症（暑热耗气伤津）

陈某，女，3岁半，1997年6月中感受暑邪，发热（体温40℃），中西药物并进，壮热持续1周，始缓缓下降，半日乃退。然热退后，口渴不已，尿频而清长，西医疑为尿崩症，但除检得尿比重略低外（1∶1.008），未做其他检查确诊。有中医说是夏季热（小儿暑热证），但已热退身和，微汗溅然，亦不相符。服用辛凉清利之剂，渴更甚而尿益多。8月5日前来就诊。患儿面色不华，肌肉松软，精神萎靡，懒言少动。口渴索饮频频，少顷即溺，晚间遗尿多次。脉细濡而数（108次/分），舌干红苔少，诊断为暑热耗气伤津，邪虽退而肺肾两虚也。予生脉地黄汤加味：西洋参10g，麦冬10g，五味子3g，生地黄15g，山茱萸10g，怀山药12g，茯苓10g，牡丹皮10g，泽泻10g，天冬10g，牡蛎15g，3剂，每日1剂，水煎两次，频服。

二诊：渴溺稍减，夜间遗尿如故，前方加芡实20g，3剂，服法如前。

三诊：口渴未再减，但不引饮，少呷即止，不久又索饮如前，小便仍频，遗尿未止。近日每张口伸舌，则作干呕，胃纳不佳，大便溏滞，舌泛白滑苔，脉仍细濡而数。转方以益气健脾为主，六神汤加黄芪升阳，陈皮、砂仁温运，乌梅、木瓜酸敛。处方：吉林参10g，白术10g，茯苓10g，炙甘草3g，怀山药

15g，白扁豆15g，黄芪10g，陈皮3g，砂仁3g，乌梅3g，木瓜8g，此方服3剂，干呕止，大便成形，胃纳转佳，后以此为基础，或加谷芽、石斛养胃，或加益智仁、芡实固肾，治疗半月，渴止，小便正常，健康良好。

**按语：** 夏日人身之阳，以汗而外泄；人身之阴，以热而内耗。阴阳两俱不足。热病瘥后，常有气阴两虚见证，辛凉苦寒淡渗之剂不宜再投。余治此例，初用补肺生津、滋肾益阴之法，始则小效，继则不效者，盖小儿脾常不足故也。且经前者中西药物泄热逐邪，脾元备受克伐，故不能耐受山茱萸、生地黄、天冬、麦冬之柔腻也。干呕、便溏、纳呆，皆脾胃气馁之实据，即转用扶持脾胃之法，脾胃健则津液流布而渴止；土厚则能制水，而溺频亦愈矣。此例病虽治愈，而诊断未明，谓是"尿崩症"则证据不足，说是"暑热证"更与临床实际不符，故姑名之曰："小儿口渴多尿症。"

# 第九节　血小板减少性紫癜（阳热内盛，迫血妄行）

吴某，7个月，1972年春患血小板减少性紫癜，初起即中西药物并投。中医用桃仁、红花、地黄、芍药、牡丹皮、栀子、紫草等活血止血药，紫癜反多出。遂入省某医院治疗4个多月，紫癜消退，血小板回升。出院后10日，紫癜再现。中医谓久病属虚，用十全大补汤等药，紫癜益多。4月初来医院门诊，检查：血红蛋白60g/L，血小板$2.3 \times 10^9$/L。腰以下斑块成片，色赤带紫，胸背散布疹子，鼻舌时时衄血，便秘溲赤，烦躁易惊，唇舌干焦，脉沉弦细数，皆一派阳热内盛之象。《黄帝内经》谓："阴络伤，则血外溢。"是此病之本，虚乃出血所致，是标。医者徒治其标，补之则血热更炽，脉络更伤，血溢愈甚。乃用甘咸寒降、滋阴潜阳之剂，以制其阳气升动，以犀角地黄汤加味：广角4.5g，生地黄24g，牡丹皮9g，白芍9g，阿胶9g，龟甲18g，藕节9g。

2剂衄止，3剂紫癜开始消退，乃去广角，加二至丸。此后紫癜日消，面色日渐红润，2月后复查：血红蛋白95g/L，血小板$10.5 \times 10^9$/L。半年后再检查，血常规恢复正常，随访8年未发。

**按语：** 此例前医之误有二。其一，一见患儿发斑，即从温病发斑施治，用凉血散血之药，致紫癜多出。温病发斑，证属外感，外邪由卫气内陷营血，必有高热等症状。而此例并无外感热性病之临床表现，病属内伤，故凉血散血之药克伐气阴而病增。其二，医者以西套中，临床思维为化验单所左右，认为"减少"两字，就等于"虚"，误用温补，则阳更亢而阴更伤。何老精细辨证，掌握病机，故投剂即效。又治此例小儿，药量甚大。何老认为，一是病情较重，而所用之育阴潜阳药物性质和缓，不比芒硝、大黄、干姜、附子之猛，故量须较大。其次，小儿给药困难，每哭闹不吮，或吐，一剂中药只能灌服四五成，故剂量不能按年龄比例而定。

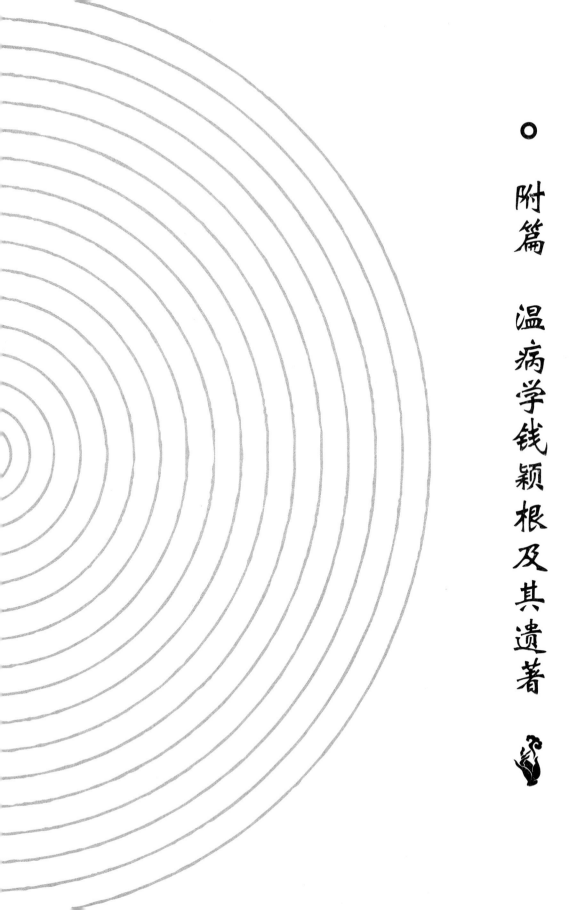

附篇　温病学钱颖根及其遗著

清末民初，东莞名医辈出，其中以钱颖根为巨擘焉。

《东莞县志·钱颖根小传》云："钱颖根，万家租人，少聪悟，读书观大意，精于医。同时以医名者钱谷人、罗漪兰。颖根后出，名居其上。就医者错踵于门。儿科尤妙，所著《婴儿初生十则》为世所宝，时比之钱乙。"

又钱颖根之外曾孙邓志彭（已故政协委员）为《暑证篇》所作跋云："右《暑证篇》先外曾大父钱公颖根之遗著也。公以医名同光间，首开吾邑温病家法，平生屡起大症，自谓善劈柴皴，治暑尤有起死回生之妙。所居脉沥洲，就诊之舟，常满河干。性有巧思，尝自制铜壶滴漏。又妙解音律，每夜必弹琴以自遣。年五十九，卒于家。先外大父辅宸公治医亦有声，能世其业，不幸早逝，藏书散失殆尽。志彭志学之年，在外家所见者，唯王氏《证治准绳》残卷。"钱氏之遗闻轶事，可信者，仅此而已。

世传钱颖根尝就业于钱菊人（《东莞县志》误为钱谷人），时温病学说传播未广，菊人治六经感证，不外麻桂羌防诸法，后颖根得《温病条辨》读之，采用辛凉、甘寒、芳化诸方治疗温热暑湿，投剂辄效，曩日就诊于菊人之病者，多转就颖根诊。菊人惊叹，以为青出于蓝而胜于蓝，遂遣归。于是颖根声名大噪，过于其师云。然此事无可稽考。想当日两人皆享盛名，或时相过从，切磋医术，而菊人年齿较长，好事者乃附令为美谈耳。

钱颖根之门人，其著者有欧月生与叶兰台。

欧月生，芦村欧墩人，初为私塾师，后遇钱于舟次，遂拜投门下，尽传其学，亦以善治温病大行于清末民初间。其子祝居，亦有医名，孙德明，能继祖业，早年侨居香岛。谢其彦老中医（已故政协委员）曾向余谈及其父谢景丸乃欧月生之入室弟子，是则钱氏之学术余绪，绵延不绝，至谢氏兰桂，更发扬光大之矣。

叶兰台及其子少兰、再兰，孙仲蘅（兰孙），三代均以医名于莞城，其小字辈之继承医业者迄今不替焉。

《婴儿初生十则》乃钱氏与门人答问所记，言简意赅，皆经验总结，无面壁虚构之谈，钱氏云："内科四诊，婴儿只用其二，望闻而已。"故此书极重望诊，察苗窍，观神色，即可知脏腑之寒热虚实，多有发前人所未发者。而所用方，药猛剂大，饶有胆识；且针挑、艾灸、外治诸法悉备，非于此道三折肱者不能为。故此书一出，医家竞相传抄，奉为圭臬。宣统二年，勉行善社曾募资付梓，以广流传，本邑官绅尹庆举为此书作序，钱氏儿科学术乃不致湮没。

然而，数十年来，钱氏治暑之书，迄未见传。治暑乃钱氏绝技，何以不遗片言只字以惠后人？同道常以为憾。1962年秋，县人民政府召开我县第一次名老中医会议，席间，志彭先生出其珍藏之手抄本二帙，一为邓寿生氏医案，一乃钱氏之《暑证篇》也。是篇乃志彭先生多年搜求，至1945年始于友人处抄得之孤本，故弥足珍贵。全书仿条辨体例，凡三十五条。语言简洁质朴，而方药皆自出机杼，成一家言。以"感暑"及"暑湿"为两大纲，兼及暑风、暑痫、暑狂、暑疟诸证，按卫气营血之浅深，条分缕析，平脉辨证，因证立法，依法制方，是师古而不为古所拘者，其裨益后学，实非浅鲜。但由于辗转传抄之误，其中字句有不可通者，前后文亦有不贯之处，惜无别本可校。志彭、翼农二老，嘱余加以整理。1962年冬，于诊余暇暑，爰为之重新编次润色，务求不乖原意。间有阙疑之处，或钱氏未发之旨，则附以管窥，盖亦补苴罅漏、张皇幽眇之意。书成，名曰《重订暑证篇》，与《婴儿初生十则》合订重印数百册，分发卫协会会员，至此，钱氏治暑之术，亦得广为传播矣。

# 重订暑证篇

钱颖根著，何炎燊整理

## 钱颖根小传

钱颖根万家租人，少聪悟。读书观大意，精于医，同时以医名者钱谷人、罗漪兰，颖根后出，名居其上。就医者错踵于门，儿科尤妙。所著《婴儿初生十则》为世所宝，时比之钱乙。

——录自《东莞县志》

## 序

尝闻医界前辈言，曩昔东莞医家皆以伤寒之法治温病。清同光间，有钱颖根先生者，钱菊人之高足也。菊人故邑中名医，以善治虚劳著称于时，唯治外感则一本麻桂羌防之法。迨先生得《温病条辨》读之，治外感辄效，尤长于治暑，屡起沉疴，遂名噪遐迩，过于其师。此后东莞温热之学大行，先生实为之先河焉。余少时闻父老谈先生轶事，心向往之，乃搜求先生之遗书，仅得勉行社所刊《初生婴儿十则》而已。独怪先生治温暑之术，奚竟不遗片言只字以惠后人？常以为憾。今秋邓公志彭于我县名老中医会上，出其珍藏之手抄本二帙，一为邓寿生氏医案；一乃先生所著《暑证篇》也。邓公乃先生之外曾孙，于

1945 年始获录是篇，并以其所闻之先生轶事，跋其篇后。由是先生生人之术，乃不致泯没，而终显于世。

盖贯彻党之中医政策之成果，亦邓公发扬中医药学遗产之素志也。全篇乃条辨体例，都三十五条，语言笃实朴素，无模糊影响之谈，而方药皆自出机杼，成一家言，是师古而不为古所拘者。昔叶子雨氏病"暑之专论代鲜及之，学者无可矩式"，乃重订张司农《伤暑全书》，"冀始学者，有以见暑证之要，可以几于岐黄未显之言"。今先生此篇条分缕析，平脉辨证，因证立法，亦足补张、叶二氏未备之治，其裨益后学，岂浅鲜哉！爰为之编次整理，其由于抄传之误，字句不可通者，略加增删，务求不乖原意，间有阙疑之处，或先生未言之旨，则不揣谫陋，附以管窥。盖欲补苴罅漏，非敢妄逞己见也。至于襄赞其事，匡余不逮，则李老翼农，陈君锦韶，与有力焉。

1962 年 11 月

后学何炎燊题

（一）感暑初病，先伤卫分，舌白烦渴，呕吐频作，小便不利，胸膺胁痛，脉浮，发热无汗，此为热遏上焦，清暑竹茹汤主之。

清暑竹茹汤：淡竹叶 3 钱，葛根 3 钱，瓜蒌皮 3 钱，甜瓜蒂 10 枚，郁金 2 钱，北杏仁 3 钱，鲜竹茹 3 钱，菊花 3 钱。

（二）暑证初起，内无湿滞中焦，故不发疹，舌无红点，但淡红。初起先微恶寒，后但热不寒，头不重，项不强，脉数而滑，葛根天竺黄汤主之。

葛根天竺黄汤：葛根 3 钱，天竺黄 3 钱，淡竹叶 3 钱，瓜蒌皮 2 钱，麦冬 3 钱，菊花 3 钱，连翘 3 钱。

【按】此两条论暑病初起之证治，皆用清凉轻透之品。首条舌白，呕吐，小便不利，是中暑夹湿，故仿仲景太阳中暍之一物瓜蒂散，以瓜蒂能去一身之水气也；次条不夹湿，而舌红，脉滑数，以暑为火气，内通于心，最易劫液入营，故用天竺黄、麦冬、连翘清心保液也。两方皆用葛根。根据吾人临床经验，葛根乃优良之辛凉解表药，病在卫分及阳明气分用之最宜，绝无如叶氏所云"劫胃汁"之弊。陆渊雷云："毒害性物质，必须排泄于皮肤者，皆当与汗俱出，故葛根汤为必用之方……葛根尤极平善，观于葛根粉充食饵，可知绝无副作用，而时医读王孟英书，亦畏忌终身不敢用，何耶？"今先生治暑常用葛根，可谓独具卓识，不为昔人成说所拘，非时医所能匹俦矣。

（三）感暑身热，头痛舌白，咳嗽唾浊，或咳甚脘痛，暑遏肺中，蒙蔽清窍，勿犯中下二焦，四叶汤主之。肺气上逆而喘者，亦可与之。

四叶汤：桑叶3钱，荷叶3钱，淡竹叶3钱，丝瓜叶1两，郁金2钱，瓜蒌皮3钱，北杏仁3钱，马兜铃1钱（现已禁用）。

（四）暑热伤肺，壅遏上焦，咳而变喘者，苇茎射干汤主之。

苇茎射干汤：鲜苇茎8钱，射干3钱，枇杷叶3钱（去毛），鲜丝瓜叶8钱，马兜铃1钱（现已禁用），冬瓜皮8钱，瓜蒌皮3钱，连翘3钱。

**【按】**此两条论暑热犯肺之证治。盖无形暑热，郁遏肺中，清肃之令不行，故气逆于上，而咳喘交作。若认证不清，误用温散、苦寒则正伤；误用甘凉滋清则邪留。此两方皆用轻扬彻邪、清肃上焦、轻苦微辛之品，除暑热、降肺气，则咳喘乃愈，是深得"治上焦如羽"之旨者。

（五）感暑，病在阳明，但热不恶寒，面垢目痛，鼻干口渴，舌黄边赤，溺红而短，无汗，脉芤数或长濡，生脉葛根汤主之。

生脉葛根汤：西洋参3钱，五味子3分（去核），麦冬3钱，葛根3钱，连翘2钱，金银花3钱，鲜荷叶8钱，栀子3钱。

（六）感暑，头痛目痛，面赤，身热，自汗大渴引饮，溺赤而短，脉浮数而芤，生脉银翘饮主之。

生脉银翘饮：西洋参3钱，五味子3分（去核），麦冬3钱，金银花3钱，连翘2钱，鲜荷叶8钱，鲜丝瓜叶8钱，鲜苦瓜汁5钱。

（七）感暑头痛，目痛，面赤身热，自汗大渴引饮，烦躁不得眠，脉洪数而芤，生脉白虎汤主之。

生脉白虎汤：石膏8钱，知母3钱，甘草2钱，粳米1撮，西洋参3钱，五味子3分（去核），麦冬3钱，栀子3钱。

（八）感暑热盛汗多，小便赤短，午后必潮热烦躁不宁，无表证者，石膏清暑汤主之。

石膏清暑汤：石膏6钱，知母3钱，西洋参3钱，五味子3分（去核），麦冬3钱，木通3钱，莲子心3钱，连翘心2钱。

【按】上4条皆论暑热在气分之证治。第5条无汗，故仍用葛根汤，解肌以透阳明之表；第6条里热虽盛，脉象仍浮，故用银翘散、鲜荷叶、鲜丝瓜叶清凉祛暑，加鲜苦瓜汁苦寒清里热；第7条阳明里热证具，故用白虎汤；第8条则气分热炽，渐欲入营，故加木通、莲子心、连翘心以清心解热也。

此四条皆用生脉散。昔徐洄溪、王孟英谓生脉散乃用于伤暑之后，存其津液，非治暑之剂，误用则收住邪气而杀人云。然则先生用之于暑邪方盛之际，何也？考《黄帝内经》论伤寒伤暑之异，曰："气盛身寒，得之伤寒，气虚身热，得之伤暑。"盖夏月人身阴气在内，因热而耗；阳气在外，因汗而泄。故周伯度云："凡暑脉必虚，治暑必兼顾其虚，白虎汤若不加入人参，则不可以治暑。"可知先生用生脉饮治暑，实本于轩岐、仲景之旨。而易人参为西洋参之甘寒，合麦冬以清心保肺，生津除烦，治暑热燔炽，津液被劫，元气受伤，汗渴脉芤者，谁谓不宜？且五味子之用，乃取其酸与甘合而化阴，为佐使之品。非取其敛涩固脱，故仅用三分，此先生化裁古方之妙也。且此四方用生脉饮或配葛根、银翘，或合白虎汤加栀子，扶正祛邪，两者兼顾，则又非如洄溪所谓庸医滥用以治暑病者所可比拟矣。

（九）感暑午后潮热，缠绵不已，舌尖红而中白，自汗微渴，溺赤而短，脉数而弦，病在膜原，解暑清膜汤主之。

解暑清膜汤：西洋参3钱，鲜丝瓜叶8钱，鲜冬瓜皮8钱，鲜荷叶8钱，鲜芦根1两，瓜蒌皮3钱，薏苡仁5钱，茯苓5钱，猪苓3钱（原注：上方俱用轻清之品，不得杂以麦冬）。

【按】何秀山云："《内经》言邪气内薄五脏，横连膜原。膜者，横膈之膜；原者空隙之处。外通肌腠，内近胃腑，即三焦之关键，为内外交界之地，实一身之半表半里也。凡外邪每由膜原入内，内邪每由膜原达外，此吴又可治疫邪初犯膜原，所以有达原饮之作也。"然吴氏达原饮，专治湿秽重浊之邪，故用槟榔、厚朴之锐、草果之烈。而无形暑热，邪留膜原，又非达原饮可治。温病诸名家鲜论及之。此条足补前哲所未备。又先生治暑之方用麦冬者甚多，此处却谆谆告诫"不得杂以麦冬"，可知先生是善用麦冬治暑，而非滥用麦冬者也。

（十）暑热伤营，舌绛口渴，潮热自汗，溺赤而短，面红目赤，或两胁引痛，夜则甚剧，消暑清宫汤主之。

消暑清宫汤：鲜西瓜翠衣 2 两，鲜苦瓜汁 5 钱，鲜荷叶 8 钱，绿豆皮 5 钱，玄参 3 钱，生地黄 8 钱，麦冬 3 钱，牡丹皮 2 钱，西洋参 3 钱，天竺黄 3 钱。

（十一）暑热伤营，舌绛而干，阴络被伤，自汗脉洪，口渴引饮，少有劳则血外溢，加味人参白虎汤主之。

加味白虎人参汤：西洋参 3 钱，石膏 8 钱，知母 3 钱，粉草 1 钱，牛膝 3 钱，三七 1 钱，桃仁 3 钱，大黄炭 1 钱，栀子 3 钱。

【按】此方应有生地黄，疑传抄脱略。本条暑邪怫郁，气血两燔，故仿玉女煎，再加凉血散血之品也。

（十二）暑热伤营，壮热狂妄，谵语不休，大渴引饮，脉洪数而滑，溺赤而短，热结旁流，泄泻清水，宜急下之，白虎大黄汤主之。

白虎大黄汤：石膏 8 钱，知母 3 钱，大黄 3 钱，生浸槐花 3 钱，元明粉 3 钱，天花粉 3 钱，冰 1 两（冷冲）。

（十三）暑热归营，阴络受伤，脉数而虚，午后烦躁，口渴引饮，舌绛唇焦，小便短赤，神呆失语。或半月尚未发声，似中风非中风病，难骤愈，宜清宫甘露饮从缓调治。

清宫甘露饮：玄参 3 钱，麦冬 3 钱，竹叶心 3 钱，连翘心 3 钱，莲子心 2 钱，生地黄 5 钱，木通 2 钱，猪苓 3 钱，泽泻 3 钱，寒水石 5 钱，滑石 5 钱，石膏 5 钱（原注：上方连服 5 剂，渐减其分量）。

【按】此证之神呆失语，乃暑热稽留、营阴受劫所致。误认中风固非，即用芳香通窍，亦不合拍。本方取河间淮阴之方合并而化裁之，有祛暑利尿、泻火存阴之功。

【按】上四条论暑热入营之证治。

（十四）暑热伤络，脊柱强直，肢节不能屈伸，或瘛疭弄舌，俗名暑风，羚羊解暑汤主之。

羚羊解暑汤：羚羊角1钱，元明粉3钱，玄参3钱，朱砂5厘，牛黄3分，天竺黄3钱，蝉蜕1钱，僵蚕3钱，天麻3钱，地龙3钱。

（十五）暑风入络，因暑热归心，心火内炽，风从火发，郁于经络，身热自汗，舌红苔黄，口渴引饮，浑身麻木，四肢抽搐，俄然作止，日数十次，脉浮数微紧，清暑搜风汤主之。

清暑搜风汤：西洋参3钱，丝瓜叶8钱，银花藤3钱，栀子皮3钱，西瓜翠衣2两，芦根3钱，钩藤3钱，地龙4钱，木瓜5钱，荷叶1两。

【按】上两条论暑风之证治，一则平肝镇痉除痰，一则祛暑疏风透络，学者当于其异同之处细究之。

（十六）暑热归脑，烦躁不眠，夜热尤甚，或壮热如焚，欲卧于泥水中，小便短赤，大便闭塞，自汗出，奔走，狂妄，独语不休，或哭或笑，名曰暑狂，羚犀石膏汤主之。

羚犀石膏汤：犀角1钱，羚羊角1钱，石膏8钱，知母3钱，大黄3钱（生浸），元明粉3钱，朱砂5厘，天竺黄3钱，寒冰2两（冷冲）。

（十七）暑热入心通肝，血壅于上，面赤唇焦，陡然怒目痛骂，不避亲疏，躁扰狂妄，名曰暑狂，与前条有别（按前条阳明经腑同病，本条乃心肝血中伏火也），犀角南星汤主之。

犀角南星汤：犀角尖1钱，胆南星3钱，金银花3钱，牡丹皮2钱，莲子心3钱，牛黄3分，牛膝3钱，酸枣仁3钱，轻粉5厘，元明粉4钱。

【按】上两条论暑狂证治，皆用下法，足见先生阅历有得。余昔治此病，凡医用清心凉肝、除痰通窍、安神等法不愈者，方中加入滚痰丸或当归龙荟丸下之即效。近人经验有用大黄，每剂用至4两者，昔贤有云："试看兴王佐命臣，哪有一个和平老？"观此益信。

（十八）暑痫证，陡然目珠上瞪，牙关紧闭，伴有痰声，人事不省，逾刻汗出始苏，而午后潮热，舌绛唇焦，精神疲惫，溺赤脉虚，因暑伏于内，而水谷蕴结聚为痰湿，与热相搏，故痫发作。暑退痰消，痫证自止，小儿尤易犯此，消暑蠲痰汤主之。

消暑蠲痰汤：天竺黄3钱，连翘3钱，栀子3钱，竹心3钱，寒水石5钱，牛黄8分，胆南星3钱，石菖蒲2钱，苍术2钱。

**【按】** 此方解暑、清心、涤痰、通窍、燥湿，稳实精当，切合病情，非老手不能为。

（十九）暑热日久，潮热稽留，势必伤阴，自汗津竭，面目萎黄，唇舌俱淡，动则目眩怔忡，潮则脉大，退则脉虚。若徒清热则阴愈虚，而元阳亦随败；徒补则潮热固留，势难顷解。潮一日不解，阴一日受亏，清暑育阴汤主之。

清暑育阴汤：桑寄生3钱，桂花寄生3钱，杜仲3钱，鳖甲8钱，龟甲8钱，西洋参5钱，何首乌1钱，酸枣仁1钱，阿胶3钱，大枣3枚。

**【按】** 桂花寄生治阴虚潮热、骨蒸甚佳。

（二十）暑伤元气，胃阴受损，时人多禁米，际此内虚，非得阳生于内，则阴不长，可与三才粥。

三才粥：晚造白粳米1撮，西洋参5钱，天冬5钱，生地黄5钱。

**【按】** 以上二十条论暑热之证治。以下则论暑湿、暑疟。

（二十一）暑湿证初起，无汗身热，头重恶风，气虚溺赤，舌尖起红点，中有白苔，溺赤而短，脉数而濡，香苏一石汤主之。

香苏一石汤：香薷2钱，扁豆皮3钱，川厚朴2钱，紫苏叶3钱，滑石5钱，连翘3钱，栀子3钱，薄荷3分。

（二十二）暑湿证，身热气虚，无汗面垢，舌苔起红点，中有黄白苔，恶风脉数，香苏二苓散主之。

香苏二苓散：香薷2钱，紫苏叶2钱，川厚朴2钱，猪苓3钱，茯苓3钱，连翘3钱，薄荷3分，泽泻3钱，滑石5钱，木通2钱。

（二十三）暑湿证，午后潮热恶寒，先寒后热，头重面垢，无汗，苔黄而厚，舌尖起红点，溺赤而短，脉数而濡，柴胡香石汤主之。

柴胡香石汤：柴胡3钱，香薷2钱，滑石5钱，川厚朴2钱，黄芩1钱，栀子3钱，连翘3钱，甘菊3钱，薄荷3分。

（二十四）暑湿证，午后潮热，微恶寒，自汗，热无定候，不得为疟，渴者，柴胡生脉散主之。

柴胡生脉散：柴胡3钱，麦冬3钱，五味子3分，天花粉3钱，天竺黄3钱，连翘3钱，滑石5钱，通草2钱，泽泻3钱。

【按】自叶天士、王孟英倡"柴胡劫肝阴"之说后，温热家多畏忌柴胡，不敢放胆使用。考柴胡气味苦，微寒，质极轻虚，具升发疏达之性，柯韵伯称为"治寒热往来之第一品药"，徐灵胎谓其"能于顽土中疏理滞气"，俞根初治四时感证用柴胡之方达十六首。可知柴胡不但可用于伤寒，亦可用于温病。20年来，余用柴胡治时证不下数千，皆随手辄效，无劫肝阴之弊。唯其升发疏达之性，于热邪亢盛、津液损耗者不宜耳。先生此篇治暑证偏于热盛伤津者，虽有潮热恶寒，亦不用柴胡。而治暑证偏于湿重，发寒热者，则以柴胡为君，可谓先得我心矣。

（二十五）暑湿证，但潮热不恶寒，无汗，目痛鼻干，溺赤微渴，发白疹者，葛升翘菊汤主之。

葛升翘菊汤：葛根3钱，升麻8分，连翘3钱，甘菊3钱，防风2钱，西洋参2钱，瓜蒌皮3钱，扁豆皮3钱。

【按】此条所谓白疹者，即白㾦也。病有轻重之殊，而传变不一。此乃言其轻者，如叶氏所云"湿郁卫分，汗出不彻"者是也。故以轻扬升透、益气化湿为治。若由于湿热重浊之气所伤，及日久气液枯者，当随症变法，未可胶柱鼓瑟也。

（二十六）暑湿证，壮火蚀气，气伤神疲，大汗如雨，面色萎黄，神呆气脱，元气将越，当重用参芪，冀其急转，若无力措办或用丽参一两代人参一二钱，并重用参芪生脉散主之。

参芪生脉散：人参2钱，北芪8钱，五味子3分，麦冬3钱，野术3钱，炙甘草1钱，大枣3枚。

【按】此方五味子分量，似可用至1钱至钱半。张锡纯用大量山茱萸配人参以补气救脱，可供参考。

（二十七）暑湿伤气，湿从寒化，汗多不止，潮热则脉数，热退则脉微，若妄用苦寒伤气，气伤则阴无所附，当与重剂频服，参芪固本汤主之。

参芪固本汤：人参3钱，北芪5钱，五味子3分，连翘1钱，白术3钱，泽泻3钱，滑石5钱，麦冬2钱，扁豆皮3钱。

【按】此条既曰"湿从寒化"，且"气伤""汗多"，又方名"固本"，而药则有连翘、滑石等味，疑传抄之误。

（二十八）暑湿伤阳，潮热自汗，脉微，舌赤。伏阴在内，不可苦寒伐其生气，参术归芍汤主之。

参术归芍汤：西洋参3钱，北芪3钱，当归1钱，白芍1钱，白术3钱，白扁豆3钱，大枣3枚。

（二十九）暑疟，先寒后热，发有定候，自汗引饮，小便赤短而浊，舌边红中黄，常山连翘汤主之。

常山连翘汤：常山3钱，连翘3钱，金银花3钱，葛根3钱，天花粉3钱，天竺黄3钱，鲜荷叶2两，蝉蜕1钱。

（三十）暑疟，间日而作，脉细数，面赤舌绛，大渴引饮，汗出亦多，狂躁妄言，或溲涩便溏，西瓜知母汤主之。

西瓜知母汤：西瓜翠衣2两，知母3钱，莲子心2钱，淡竹叶3钱，金银花3钱，玄参3钱，竹茹3钱，鲜荷叶2两。

（三十一）暑疟，间二日发作，寒少热多，脉弦而细，尺中数疾，作于子夜，口渴引饮，龟甲石斛汤主之。

龟甲石斛汤：龟甲8钱，石斛2钱，鳖甲8钱，天冬3钱，麦冬3钱，玄参2钱，杜仲3钱，桑叶3钱，地骨皮3钱。

（三十二）暑疟，热盛伤气，自汗神疲，举动失灵，胫亦渐肿，寒多热少，脉芤而细，参芪益气汤主之。

参芪益气汤：人参3钱，黄芪5钱，当归1钱，野术3钱，何首乌1钱，地骨皮3钱，杜仲3钱，熟地黄3钱。

（三十三）暑疟，缠绵日久，真阴受伤，唇面俱白，面目手足萎黄、微肿，疟退无汗，动则怔忡，脉大中空或弦急，野术汤主之。

野术汤：野术3钱，杜仲3钱，何首乌1钱，鳖甲8钱，龟甲胶3钱

（和），桑寄生 3 钱，人参 3 钱，乌豆衣 3 钱，当归 5 分（勿多）。

（三十四）伏暑成疟，误服温散，大渴口干，烦躁不眠，脉滑而数，苔黄便赤，脘闷喜呕，可与常山连翘饮。不呕而渴者，竹叶石膏汤去半夏主之。

常山连翘饮（见前第二十九条）：即竹叶石膏汤去半夏，竹叶 3 钱，石膏 4 钱，麦冬 3 钱，甘草 1 钱，人参 1 钱，生姜 2 片，粳米 1 撮。

（三十五）伏暑成疟，间日发作，寒多热微，目垂鼻冷，额上微汗，舌根淡红，口渴脉数，是阴虚阳越，熟地归芪汤主之。

熟地归芪汤：熟地黄 5 钱，北芪 3 钱，当归 1 钱，鳖甲 8 钱，阿胶 3 钱，何首乌 1 钱，杜仲 3 钱，枸杞子 3 钱。

【按】先生于补剂中用当归者，最多不过 1 钱，少则 5 分，且注明"勿多"，实有深意在焉。夫暑为阳邪，最易劫阴，且"气虚身热，得之伤暑"，暑又最易伤气。当归虽云补血，究是辛窜之品，于阴伤气怯之证，不甚相宜。然则奈何用之？考《神农本草经》载当归治"温疟寒热，洗洗在皮肤中"，乃阳邪踬于阴分，营卫不和，经脉争道所致。观仲景厥阴病篇六方，用当归者有四，可知当归能开发血中所郁之阳气，以和营卫阴、除寒热。今先生此篇用当归者三方，皆有寒热之证，所取于当归者殆此。故少少用之，为补阴益气之佐使，盖善用当归者也。


# 跋

上《暑证篇》先外曾大父钱公颖根之遗著也。公以医名，同光间，首开吾邑温病家法。平生屡起大症，自谓善劈柴叟。治暑尤有起死回生之妙。所居脉沥洲，就诊之舟，常满河干。性有巧思，尝自制铜壶滴漏，又妙解音律，每夜必弹琴自遣，年五十九卒于家。

先外大父，辅宸公治医亦有声，能世其业，不幸早逝，藏书散失殆尽。志彭志学之年，在外家所见者，唯王氏《证治准绳》残卷而已，求公所著书，不可得也。其后在坊间得《初生婴儿十则》刊本，又从友人处移录兹篇，乃得读公遗著，念治暑为公绝技，故兹篇弥足珍贵。志彭油泽之余，觉篇中所论，虽为温病家言，然治法多，别具手眼，方皆自制，于温病一道，可谓独树一帜矣。至篇中字句，间有不可通者，想出传抄之误，以无别本可校，姑拟其旧，以待研究。公之一二遗闻轶事，平昔闻诸吾母者，谨著于篇，聊备家乘云。

1945 年 8 月

外曾孙邓志彭谨跋

# 年　谱

1938 年 9 月至 1941 年 12 月，日寇侵华，莞城沦陷，丧父、破产、失学，在家自学中医。

1942 年 1 月至 1949 年 12 月，在莞城开业中医，加入东莞县中医公会，主持日常工作。

1950 年 3 月，中华人民共和国成立后，中医公会改组，任理事长。

1950 年 5 月至 1955 年，当选莞城镇人民代表会议常务委员。

1952 年 6 月至 1958 年 8 月，成立新生中医联合诊所，任所长，直到 1958 年 8 月莞城卫生院成立。

1956 年 9 月，当选中国人民政治协商会议东莞县第一届委员会常务委员。

1958 年 8 月，莞城卫生院成立，主持留医部工作。

1958 年 9 月，当选中国人民政治协商会议东莞县第二届委员会常务委员。主持开办东莞县第一届中医学徒班。

1959 年 4 月，在《广东中医》发表两篇麻疹论文，被中国科学院科学情报研究所选采，译为外文文摘，在苏联医刊发表。

1959 年 12 月，先后被评为东莞县特等先进卫生工作者、佛山地区特等先进卫生工作者、广东省一等先进卫生工作者。

1960 年 7 月，被评为广东省文教战线先进工作者，参加广东省文教群英会。

1962 年 4 月，当选中国人民政治协商会议东莞县第三届委员会常务委员。

1962 年 9 月，主持开办东莞县第二届中医学徒班。

1965 年 9 月，上书广东省卫生厅，要求成立东莞县中医院，获得批准，东莞县中医院于 1965 年 12 月 1 日正式成立。

1966 年 9 月至 1969 年 4 月，"文革"开始，被批斗、囚禁两年 7 个月，后在革命干部和贫下中农强烈要求下获得"解放"，恢复医疗工作。

1972 年 8 月，任东莞县中医院科研组长，并主管留医部工作。

1973 年 7 月，主持开办东莞县第三届中医学徒班。

1973 年 10 月至 1975 年 9 月，先后两次被评为东莞县卫生先进工作者。

1976 年 6 月，主持开办东莞县第四届中医学徒班。

1977 年 12 月，当选中国人民政治协商会议广东省第四届委员会委员。

1978 年 8 月，任东莞县中医院副院长。

1978 年 12 月，广东省人民政府授予其"广东省名老中医"称号。

1980 年 5 月，当选中国人民政治协商会议东莞县第四届委员会副主席。

1980 年 12 月，被评定为副主任中医师，1959—1980 年在医刊发表学术论文 29 篇。

1983 年 1 月，当选中国人民政治协商会议广东省第五届委员会委员。

1983 年 6 月，加入中国共产党。

1984 年 4 月，当选中国人民政治协商会议东莞县第五届委员会副主席。

1984 年至 1986 年，多次被评为县（地）优秀共产党员、科技先进工作者、省卫生先进工作者。

1986 年 12 月，卫生部授予其"全国卫生文明先进工作者"称号。

1987 年 11 月，被评定为主任中医师，1980—1987 年在医刊发表学术论文 14 篇。

1988 年 1 月，当选中国人民政治协商会议广东省第六届委员会委员，当选东莞市中医学会理事长。

1988 年 8 月，任东莞市中医院名誉院长。

1989 年，向广东省委书记林若上书，请求迅速成立广东省中医药管理局，引起省委重视。受到林若同志的接见。

1990 年 5 月，第一部专著《常用方歌阐释》出版。

1990 年 10 月，代表广东省出席全国继承老中医药专家经验拜师大会。

1991 年 7 月，获得国务院政府特殊津贴。

1991 年 8 月，第二部专著《竹头木屑集》出版。

1992 年 3 月，获聘广州中医药大学兼职教授，广东省中医药专家委员会顾问，广东省中医药学会仲景学说委员会顾问。

1993 年 6 月，当选东莞市科学技术协会第四届名誉主席。

1995 年 8 月，第三部专著《何炎燊临证试效方》出版。

1987 年至 1995 年在医刊发表学术论文 18 篇。

1995 年 9 月，东莞市档案局建立全市第一个名人档案《何炎燊档案》。

1996 年 2 月，中央电视台于 2 月 2 日《天涯共此时》节目中介绍何炎燊生平及学术成就。

1997 年 12 月，当选东莞市科学技术协会第五届名誉主席。

1998 年 7 月，第四部专著《双乐室医集》出版。

1998 年 9 月—1999 年 4 月，由马凤彬等人研究整理的《中医名家何炎燊临证经验与学术思想研究》先后被东莞市科委评为科技进步一等奖、广东省中医药管理局科技进步一等奖。

2001 年 1 月，中国中医药出版社组织编写的《中国百年百名中医临床家丛书·何炎燊》出版发行。

2001 年 8 月，在中国共产党建党 80 周年之际，何炎燊被评为东莞市 80 名优秀党员之一。

2002 年 12 月，《何炎燊医著选集》由广东高等教育出版社出版，受到好评。

2004 年 7 月，何炎燊被市委评为东莞市优秀老党员。

2004 年 7 月，被聘为中华全国中医药学会终身理事（见报）。

2004 年 10 月，当选东莞市中医学会第四届理事长。

2007 年，被聘为广东省中医药学会终身理事。

2007 年 4 月，"十五国家科技攻关计划·名老中医何炎燊学术思想、经验传承研究"历时两年的积极工作，通过国家委托广东省中医药局验收。经专家评审，得到了高度评价，以 95.76 分的成绩，名列广东省 4 个课题中第一名。

2009 年 11 月，《岭南中医药名家何炎燊》一书由广东科技出版社出版。

2010 年 1 月，由何炎燊指导，叶立昌、马凤彬主编，《何炎燊临证试效方（增补修订本）》由羊城晚报出版社出版，受到读者好评。

2010 年 10 月，东莞万江发生基孔肯雅热疫情，何炎燊再次勇挑重担，开出中医药方，以协助基孔肯雅热的防治。

2011 年 7 月，中国共产党成立 90 周年，何炎燊被市委评为东莞市"最具有影响力的优秀老共产党员"。

2011 年农历十月初六，何炎燊 90 岁寿辰，广东省、广州市各级领导及亲友等 300 余人前往祝寿。何炎燊即席发言，认为共产党员虽有老年、晚年、残年，但无闲年。一息尚存，当奋斗不息。自己虽年迈体衰，仍坚持上班为群众治病。展望未来，只要自己还有一点工作能力，仍会继续"有一分热发一分光"。何氏之言获得了全场的热烈掌声。

2011 年 11 月，"何炎燊学术思想论坛"召开，中医界参加者 400 余人，东莞市马凤彬、刘石坚、董明国等教授，以及其他省市中医专家学者，围绕何炎燊学术思想，都做了精湛的学术报告，收到了良好效果。

2012 年 7 月，由东莞市中医院组织准备相关材料，推荐何炎燊同志传记入编广东省科学技术协会组织编写出版的《星光灿烂——广东科技人物（四）》。

2013 年 12 月，根据广东省中医药局通知，东莞市中医院组织准备相关材料，推荐何炎燊参评由人力资源社会保障部、国家卫生计生委员会、国家中医药管理局组织的第二届国医大师评选，并于 2014 年 5 月作为广东省两名候选人之一，推荐到国家中医药管理局参与答辩评选。

2016 年 4 月 14 日，东莞市举行名中医药专家传承工作室授牌仪式，为何炎燊等 13 个工作室授牌。仪式上，他获颁国家级和市级传承工作室牌匾。

2017 年 5 月，广东省启动"大医精诚"岭南名中医影像工程，项目由广东省中医药局监制，何炎燊为首批拍摄对象，医院成立拍摄《南粤大医》纪录片工作小组，协助完成拍摄。

2017 年 8 月 30 日，以"弘扬大医精诚，践行核心价值"为主题的广东省中医药先进典型事迹报告会在韶关举行。东莞市中医院护士袁冬儿讲述了广东省著名老中医何炎燊教授作为岭南温病学主要发扬者的行医故事。

2020 年 2 月 7 日，因病逝世，享年 98 岁。

# 编后语

　　何老生前常谆谆教导我们："尊古而不薄今，学古而不泥古，学如积薪，后来居上。"又说："中医药界犹如一个殿堂，前贤是这个殿堂的奠基石，后贤是殿堂的建设者、装修者，前贤启发后人，后人继承并发展前贤的事业，如此循环，中医药得以不断发展。"《伤寒论》是中医辨证论治的基础，温病治病不能离开辨证论治这一原则，《温病学》是《伤寒论》的发展补充，两者不可对立，不可强分伤寒派、温病派，应合而为一，即寒温结合。

　　今得医院党政领导的鼎力支持，经编者的辛勤努力，将何老的寒温结合论编为一辑，确是中医界一大喜事，书成后可实现何老的多年夙愿。通过《寒温融新——何炎燊伤寒温病医验集》一书，俾后学能深入学习理解寒温合流的精髓，从中学习何老"治学严谨，博取众方，不拘一格，兼收并蓄，取其之长，为之所用"的谦虚学风，学习何老的高尚医德，为发展中医事业作出应有的贡献，谨以此书与后学者共勉。

刘石坚

2022 年 8 月